TRAITÉ

DES MALADIES

VÉNÉRIENNES.

TRAITÉ
DES MALADIES
VÉNÉRIENNES,

Traduit du Latin de M. Astruc :

QUATRIEME ÉDITION

Revue & augmentée de Remarques,

Par M. LOUIS, Professeur & Censeur Royal, Chirurgien-Consultant des Armées du Roi, Inspecteur des Hôpitaux Militaires du Royaume, Associé libre de la Société Royale des Sciences de Montpellier, Aggrégé Honoraire du Collège Royal de Médecine de Nancy, &c.

TOME QUATRIEME.

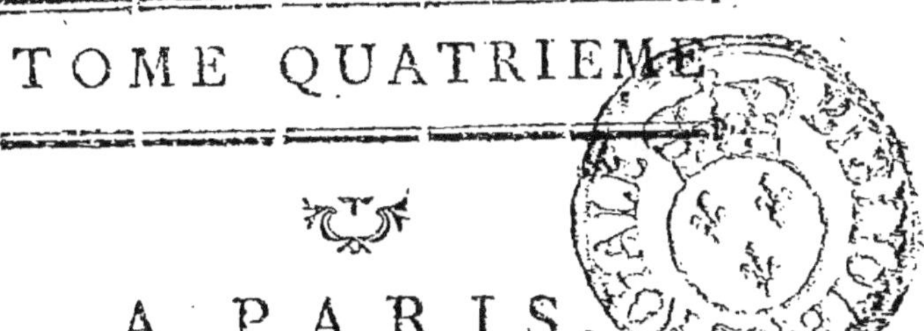

A PARIS,

Chez P. G. CAVELIER, Libraire, rue S. Jacques, près la Fontaine S. Severin, au Lys d'or.

M. DCC. LXXVII.

Avec Approbation, & Privilege du Roi.

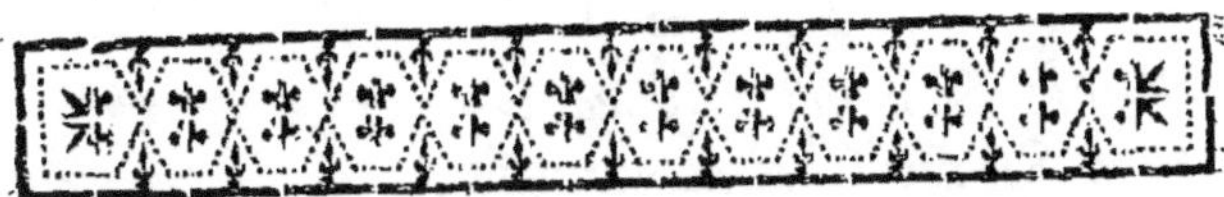

TABLE

Des Chapitres du quatriéme Tome.

LIVRE QUATRIÉME.

Des Causes, du Diagnostic, du Prognostic & du Traitement de la Maladie Vénérienne universelle; *ou de* la Vérole commençante.

Fin de la Table des Chapitres du quatriéme
Tome.

TRAITÉ

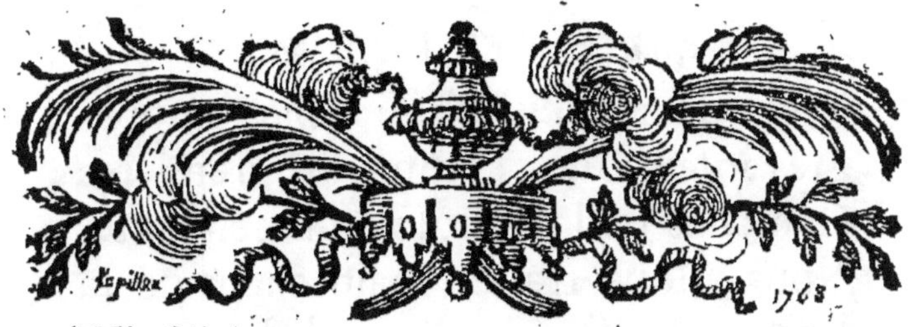

TRAITÉ
DES MALADIES
VÉNÉRIENNES.

LIVRE QUATRIEME.

Des Caufes, du Diagnoftic, du Prognoftic,
& du Traitement de la Maladie Vénérienne
Univerfelle;

o u

De la Vérole confirmée.

CHAPITRE PREMIER.

Defcription de la Vérole confirmée.

Nous avons parlé jufqu'ici des
Maladies Vénériennes locales, qui
dépendent d'un Virus récent, qui
ont leur fiége dans les endroits particuliers par où ce Virus eft entré,

Tome *IV*.   A

& qui deviennent enſuite par un progrès inſenſible , comme les premieres
ébauches de la Vérole commençante.
Nous allons traiter maintenant de la
Vérole confirmée , qui n'affecte pas
ſeulement une ou deux parties du
corps , & ne bleſſe pas ſeulement une
ou deux fonctions de l'économie naturelle , mais qui attaque preſque toutes les parties , & dérange toutes les
fonctions. Ce Mal eſt d'une ſi grande
étendue , & renferme un ſi grand
nombre de divers ſymptômes , qu'il
paroît moins une maladie unique ,
qu'un aſſemblage de toutes les maladies. C'eſt auſſi ce qui fait qu'il eſt
preſque impoſſible de le reſtreindre
dans les bornes étroites d'une défini-
tion , & qu'au lieu de ſe tourmenter
inutilement à le définir , il vaut mieux,
par une deſcription exacte , & par
un dénombrement de ſes principaux
ſymptômes , faire connoître ſa nature, ſon génie & ſon caractere , avec
l'ordre & la liaiſon des effets qu'il
produit. Mais , pour procéder avec
quelque méthode , il eſt néceſſaire
de diſtinguer les ſymptômes qui affectent les parties , d'avec ceux qui
bleſſent les fonctions , & de rapporter

les uns & les autres à certains articles, suivant la différence des parties & des fonctions qu'ils intéressent.

I. Les Maladies Vénériennes des parties génitales augmentent, se renouvellent, ou se montrent pour la premiere fois. 1°. Celles qui existent actuellement, augmentent & deviennent plus malignes. De-là vient que la Gonorrhée Virulente qui accompagne la Vérole, est plus âcre, plus opiniâtre, coule plus long-tems, & redouble plus souvent : ce qui donne lieu à plusieurs callosités dans les prostates, dans les vésicules séminaires, & dans l'urèthre; & à des abscès, des ulcères & des fistules fréquentes dans les mêmes parties.

2°. Celles qui ont paru déja, mais qui sont guéries depuis long-tems, *se renouvellent.* Ainsi, dans la Vérole il survient, sans cause manifeste, des chancres, des poireaux, des verrues & des condylômes aux parties génitales; des crêtes & des fics près de l'anus; des poulains aux aînes; des tumeurs de différente espéce aux testicules, qu'on appelle spermatocèle, varicocèle, sarcocèle, pneumatocèle, & hydrocèle.

A ij

3°. Enfin elles *se montrent pour la premiere fois*, si elles n'ont point encore paru ; de-là vient qu'on voit tous les jours, dans la Vérole, les parties honteuses attaquées de Maladies locales, dont elles avoient été exemptes. Il en faut excepter la Gonorrhée Virulente, qui n'est jamais produite par la Vérole seule, & indépendamment d'un commerce impur : du moins je ne l'ai jamais observé, & je ne sache pas non plus que personne l'ait observé.

Maladies de la peau.

II. La peau est affectée en plusieurs façons ; 1°. elle est couverte, surtout à la poitrine & entre les épaules, de taches unies & plattes, comme les éphélides, de couleur de rose, pourprées, jaunes, ou livides ; tantôt séparées, petites, rondes & semblables à des lentilles ; tantôt plus grandes & plus étendues.

2°. Elle est pleine de galle, de gratelle, de diverses espéces de dartres ; savoir, de dartres séches, suppurées, farineuses, pustuleuses, miliaires, rongeantes, &c.

3°. Elle se gerse & se crevasse dans la paume des mains, & à la plante des pieds, où il se forme des rhaga-

des dures, calleuſes, accompagnées
de démangeaiſon, & d'où il coule
une ſéroſité claire. De-là vient que
l'épiderme étant ſoulevé, & ne ſe
trouvant plus attaché à la peau, s'en
ſépare par lambeaux ; ce qui fait le
pélarelle.

4°. Elle eſt remplie de tubercules
ou puſtules dures, calleuſes, rondes,
peu élevées au bout, ordinairement
ſéches & ſans pus, mais quelquefois
humides & fluantes, écailleuſes, fur-
fureuſes, jaunes, qui ſe trouvent en
grand nombre aux commiſſures des
lèvres & aux aîles du nez, & ſur-
tout autour du front & des tempes,
& derriere les oreilles, où elles ſont
rangées de ſuite à peu près comme
des grains de chapelet ; c'eſt pourquoi on les nomme communément
le *chapelet.* Elle s'étendent de-là peu-
à-peu dans toute la chevelure, &
dans les autres endroits du corps,
principalement dans ceux qui ſont
garnis de poils.

5°. Non-ſeulement les cheveux
tombent ; ce qui laiſſe des endroits
chauves vers les tempes & derriere
la tête, & produit l'*alopécie* : mais
même le poil tombe de preſque tou-

tês les parties du corps qui en font garnies, comme des fourcils, du menton & des aînes ; ce qui produit la *pélade*.

6°. Enfin, les ongles, qui font une dépendance de la peau, deviennent inégaux, épais, ridés, raboteux ; & il fe forme à leurs racines des envies, des panaris, des inflammations & des ulcères, qui les font tomber ; ce qui produit *l'onglade*.

Maladies de la bouche, du nez & du gofier.

III. L'intérieur de la bouche, du nez & du gofier eft affecté ; 1°. la luette, les amygdales & toute la voûte du palais font douloureufes, chaudes, enflammées, ulcérées ; ce qui porte la carie aux os palatins, qui en font bientôt confumés.

2°. Il vient au palais des tubercules & des puftules, qui dégénerent en ulcères ronds, malins, phagédéniques, qui carient quelquefois la voûte offeufe du palais jufques dans les narines.

3°. La membrane pituitaire eft expofée à des polypes fongueux, ulcérés, calleux, carcinomateux ; ou à un grand nombre de puftules, qui produifent des ozènes ou des ulcérations malignes ; d'où il arrive que les os spongieux des narines , les deux os triangulaires du nez , & le *vomer* qui le soutient , étant rongés par la carie , tombent en piéces , & que le nez s'affaisse.

4°. Les organes qui servent à la parole, venant à s'affecter , & à s'affecter de plusieurs façons, la voix change , devient rauque , & même se perd entiérement.

5°. Les gencives font rongées par des aphthes , des abscès , des ulcères ; ce qui cause des maux de dents, les fait branler , les carie , & enfin les fait tomber.

6°. Les endroits par où passe l'air qu'on respire , comme les narines , le gosier & la bouche , étant corrompus , ulcérés, pourris , l'haleine ne sauroit manquer d'être mauvaise.

IV. Des douleurs fréquentes & cruelles se font sentir durant la nuit , sur-tout quand on est au lit, & que le corps est échauffé par les couvertures. Ces douleurs différent par leur nature , leur degré , & les endroits qu'elles attaquent ; elles font tensives , pungitives , pulsatives ou lancinantes ; 1°. tantôt elles occupent les parties musculeuses & membraneuses;

A iv

& ce font des douleurs de *rhumatif-me* : tantôt elles occupent les liga-mens & les tendons qui environnent les jointures ; & ce font des douleurs de *goutte* : tantôt elles occupent à la fois & les mufcles & les jointures ; & ce font des douleurs de *rhumatif-me* & de *goutte*.

2°. Entre les différentes efpéces de douleurs Vénériennes, il n'y en a que trois qui ayent un nom parti-culier : la *fciatique*, qui attaque les parties voifines de l'os ifchion, & tout l'extérieur de la cuiffe : le *lum-bago*, qui occupe les lombes & les mufcles lombaires : les *douleurs of-feufes* ou *oftéocopes*, qui fe font fentir dans les os, comme fi on les bri-foit, ou fi on les perçoit avec une tarriere.

3°. Au refte, les parties où fe font fentir les douleurs Vénériennes, font quelquefois douloureufes & chaudes, fans tumeur ni inflammation. D'au-trefois, au contraire, elles s'enflent & s'enflamment ; ce qui eft fuivi de fuppuration, fi l'on n'y remédie pas. Enfin, ces douleurs font tantôt fixes & permanentes, & tantôt vagues & erratiques.

V. Les os font auffi attaqués de différentes manieres. 1°. Leur milieu, qui eft l'endroit le plus dur & le plus ferré, s'éléve en *exoftofes* plus ou moins groffes, tantôt un peu molles & à demi-pulpeufes, tantôt dures & vraiment offeufes, qui caufent des douleurs cruelles, ou médiocres, & qui même quelquefois font indolentes.

2°. Les extrêmités des os, qui font fpongieufes & moins compactes, forment des *hypéroftofes*, c'eft-à-dire, fe dilatent & groffiffent dans toute leur étendue, mais inégalement, fuivant que le tiffu eft plus ou moins ferré; ce qui produit des tumeurs, des douleurs, des difficultés de fe mouvoir, des *ankylofes*, &c, dans les articulations qui font formées par les têtes de ces os.

3°. Les os fe carient au-dehors, au-dedans, & même dans toute leur fubftance : de-là vient qu'étant alors fragiles, & à moitié rongés, ils fe caffent au moindre effort, & même fans prefque aucun effort.

4°. On a même obfervé, dans les cadavres, que la moelle des os étoit quelquefois enflammée, fuppurée & ulcérée; ce qui avoit caufé dans la

A v

cavité des os, des douleurs horribles, & comme si on les avoit cassés, des abscès, des exostoses, ou des caries.

5°. Il y a aussi des observations qui prouvent que les os pénétrés intimement du Virus Vérolique, se ramollissent quelquefois de telle sorte, qu'on peut les plier comme un morceau de cire, & qu'ils peuvent, en se resserrant, se réduire en un moindre volume; & que, dans cet état, ils sont même sujets à toutes les affections des parties molles, comme la phlogose, l'inflammation, la douleur, la suppuration, l'ulcération, la fistule & la gangrène.

Vices de la lymphe & des glandes lymphatiques.

VI. La lymphe, quand elle est infectée, communique bientôt son vice aux réservoirs & aux vaisseaux qui la contiennent, de même qu'aux parties qu'elle nourrit le plus abondamment. 1°. Ainsi les glandes lymphatiques ou conglobées deviennent grosses & calleuses, & forment au cou, sous les aisselles, aux aînes, dans le mésentere, &c, diverses tumeurs dures, mobiles, circonscrites, entiérement semblables aux tumeurs écrouelleuses.

2°. Les vaisseaux lymphatiques dilatés, étendus & grossis, par le séjour de la lymphe épaisse qui y croupit, forment en différens endroits, des tumeurs gommeuses, c'est-à-dire, molles & enfermées dans un kyste membraneux, lesquelles, suivant la qualité, la couleur & l'épaisseur de la matiere qui y est renfermée, prennent les noms d'*athérômes*, de *méliceris*, ou de *stéatômes*.

3°. La lymphe arrêtée & durcie entre les filets des parties membraneuses ou tendineuses qu'elle nourrit, produit des *nodus* dans les tendons, des *ganglions* dans les nerfs, & des *tophus* dans les ligamens des jointures.

VII. Les yeux sont attaqués de différentes Maladies dans la Vérole : 1°. les paupieres deviennent rudes, épaisses, rouges, sujettes à démanger, chassieuses, calleuses, ulcérées, carcinomateuses ; il s'y forme des boutons, des verrues, & des tubercules connus sous le nom d'*orgeolets*.

2°. La conjonctive est exposée à des ophthalmies longues, opiniâtres, œdémateuses, inflammatoires, ulcéreuses, accompagnées d'un larmoyement continuel , âcre & falé.

3°. La cornée eft couverte de tayes, ou rongée par des puftules & des ulcères , qui enfin aboutiffent au ftaphylôme.

4°. Les humeurs des yeux s'épaiffiffent. L'épaiffiffement de l'humeur vitrée fait le glaucôme ; celui du cryftallin caufe la cataracte ; celui de l'humeur aqueufe produit la fauffe apparence de poils que l'on croit voir voltiger en l'air.

5°. La caroncule lacrymale , qui eft placée au grand angle de l'œil , groffit & produit l'*ægylops* ou onglet : le fac lacrymal ulcéré attire la fiftule lacrymale : l'iris , la prunelle & l'uvée tombent en fuppuration , & donnent lieu à l'*hypopyon* ou abfcès fous la cornée.

Maladies des oreilles. VIII. Les oreilles ont auffi leurs maladies particulieres. 1°. Souvent , fans caufe manifefte , on a un fifflement , un tintement , un bourdonnement , une difficulté d'ouie , une furdité.

2°. L'intérieur des oreilles , comme le conduit auditif, la caiffe du tambour , le finus maftoïdien , le labyrinthe , le limaçon , les canaux demi-circulaires, s'enflámment, s'abfcédent, s'ulcérent avec des douleurs cruelles & infupportables.

3°. Les offelets de l'ouie, le marteau, l'enclume, l'étrier, l'os orbiculaire, & la voûte offeufe de l'oreille fe carient.

4°. Il coule de la ruche ou méat auditif, ou du dedans de l'oreille, comme d'une fiftule, de la lymphe, de la férofité, du pus, de la fanie, qui font d'une puanteur infupportable & prefque cadavéreufe.

IX. Les fonctions éprouvent bientôt la violence de la Maladie, & l'éprouvent de trois façons, par la diminution, par l'abolition, par la dépravation. 1°. On peut obferver quelqu'un de ces vices des fonctions animales, dans la pefanteur de tête ; dans la céphalalgie ou douleur de tête ; foit interne ou externe ; dans les différens maux de tête, qu'on nomme clou, œuf & migraine ; dans le vertige fimple, ou le ténébreux, appellé *fcotomie* : dans l'épilepfie, foit idiopathique, foit fympathique ; dans la convulfion & les mouvemens convulfifs ; dans le tremblement des membres ; dans l'hémiplégie, la paraplé-

Léfion des fonctions animales.

gie, & la paralyſie particuliere; dans l'hydrocéphale; dans les inſomnies opiniâtres, &c.

*Des fonc-
tions vitales.* 2°. On remarque les mêmes vices des fonctions vitales, dans la dyſ-pnée ou difficulté de reſpirer, l'aſth-me, l'orthopnée; dans le crachement de ſang; dans la toux ſéche ou humide; dans la vomique; dans la phthiſie qui vient ou des tubercules, ou de l'ulcère du poumon; dans le tremblement & la palpitation de cœur; dans la défaillance, la ſyn-cope, l'aſphyxie; dans l'inégalité & l'intermittence du pouls, &c.

*Des fonc-
tions naturel-
les.* 3°. On reconnoît les mêmes vices des fonctions naturelles, dans l'inap-pétence; dans l'affection hypochon-driaque; dans le hoquet; dans le vo-miſſement fréquent; dans la diarrhée opiniâtre, bilieuſe, ſéreuſe, ou ſter-coreuſe; dans la lientérie & la paſſion cœliaque; dans les obſtructions ou les skirrhes du foie, de la rate, du pancréas; dans l'ictère jaune & noir; dans l'hydropiſie aſcite, dans les hé-morrhoïdes qui ſont ſéches ou qui fluent, qui ſont calleuſes, enflam-mées, ſuppurées, ulcérées ou carci-nomateuſes.

4°. Les mêmes vices ont lieu pour les fonctions universelles, dans la maigreur de tout le corps, l'atrophie, le marasme; dans la foiblesse, la langueur & l'abattement des forces; dans l'altération de la couleur du visage, la pâleur, la lividité; dans la fièvre intermittente, périodique, irréguliere, erratique; dans la fièvre continue, lente, hectique, colliquative, & qui mene au marasme.

5°. Enfin, les femmes ont en leur particulier des Maladies qui leur sont propres; comme le cancer au sein; la suppression ou l'abondance des régles, les fleurs-blanches, la passion hystérique, l'inflammation, l'abscès, le skirrhe, la gangrène, l'ulcère & le cancer de la matrice: elles sont stériles, ou sujettes à faire de fausses-couches; ou bien les enfans qu'elles mettent au monde, naissent avec un érysipèle universel, exténués, à demi-pourris, & couverts d'ulcères.

On auroit tort cependant de s'imaginer que tous ces symptômes se soient trouvés réunis, ou qu'on les ait jamais observés à la fois dans un même sujet. Ils sont communs aux

Vérolés en général ; mais ils ne le font à aucun Vérolé en particulier. Le Virus, quelque degré d'activité qu'on lui fuppofe dans le corps où il a pénétré, ne fauroit être capable de produire tant de fymptômes fi différens : & quand il en feroit capable, il ne pourroit jamais les produire tous à la fois, parce qu'il y en a plufieurs qui font directement contraires. Mais, pour donner un tableau plus détaillé & plus exact de cette Maladie, il a paru néceffaire de ramaffer & de raffembler la plupart des fymptômes qu'on obferve dans les Vérolés, quoique d'ailleurs chacun d'eux foit affecté d'une maniere particuliere.

On auroit tort auffi de croire que tous ces fymptômes font propres à la Vérole feule, & qu'ils lui font tous effentiels. Il eft évident, au contraire, que, comme il n'y a aucun de ces fymptômes qui appartienne à toutes les efpéces de Vérole, il y en a fort peu auffi qui appartiennent uniquement à la Vérole. La plupart font communs à plufieurs autres Maladies ; & il en eft très peu, ou peut-être point, qui foient fi par-

ticuliérement affectés à la Vérole ,
qu'on puisse les regarder comme véritablement pathognomoniques. Mais
on traitera ce sujet plus au long ci-
dessous , en parlant du *diagnostic*.

On auroit tort enfin de se per-
suader que ce soient-là précisément
tous les symptômes de la Vérole , &
qu'il n'y en ait pas davantage. Nous
avons choisi les principaux & les
plus fréquens , sans prétendre les rapporter tous : pour cela , il eût fallu
passer en revue , non-seulement toutes les Maladies , mais même toutes
les différences des Maladies ; car l'expérience montre que la Vérole est
un véritable protée , & qu'elle peut
prendre la forme de toutes les Maladies , & même de toutes leurs différentes espéces.

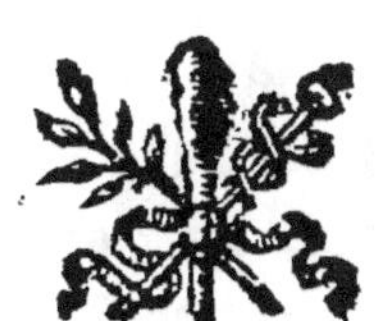

CHAPITRE II.

Causes de la Vérole Confirmée.

Le Virus morbifique se communique par contagion, à une personne saine.

LES symptômes qu'on vient de rapporter, & qui caractérisent la Vérole, n'arrivent jamais, à moins qu'on n'ait eu commerce avec une personne déja gâtée, ou, ce qui revient au même, qu'on n'ait eu avec elle quelque attouchement très-intime. D'où il faut conclure que ces symptômes dépendent nécessairement d'un levain vicieux, qui passe sourdement de la personne gâtée, à celle qui est saine, puisque c'est le seul moyen par où la communication qu'on a eue avec la personne gâtée, peut infecter la personne qui étoit saine.

De-là il se répand par tout le corps.

Mais le Virus reçu par l'habitude du corps, ne sauroit affecter un si grand nombre de parties, & des parties si éloignées, ni déranger tant de fonctions si différentes, à moins qu'il ne se répande dans toutes les parties du corps : & il ne sauroit se répandre dans toutes ces parties, à moins qu'il ne se mêle avec une humeur qui les arrose, qui y circule, & qui l'y porte avec elle. Il s'enfuit donc de-là, que le Virus se mêle réellement avec quelque humeur qui circule dans tout le corps, & que c'est par le moyen de cette humeur qu'il est transmis dans tous les organes & dans toutes les parties du corps.

Or, il n'y a que deux humeurs, le sang & la lymphe, qui, par une circulation non interrompue, arrosent & parcourent sans cesse toutes les parties du corps : ainsi le Virus Vérolique doit se mêler nécessairement avec l'une ou l'autre de ces humeurs, ou, ce qui revient au même, avec toutes les deux : car, quoique ces deux humeurs se séparent dans les extrêmités capillaires des artères, d'où elles sont rapportées au cœur par des vaisseaux particuliers ; savoir, le sang par les veines, & la lymphe par les vaisseaux lymphatiques ; néanmoins elles se confondent de nouveau ensemble dans la souclaviere gauche : après quoi étant broyées, brisées & intimement mélées par la contraction du cœur & des artères, elles se communiquent réciproquement les vices dont elles sont infectées.

Nous n'examinons point ici, ni par quelle route le Virus Vénérien répandu fur une partie, pénetre dans le fang ou dans la lymphe ; ni de quelle maniere, après avoir pénétré goutte à goutte dans le fang, il s'y accroît & s'y multiplie avec plus ou moins de rapidité : ni enfin en quoi confifte cette force, cette énergie, cette activité, qui fait qu'après s'être multiplié, il altère les fluides & corrompt les folides. On a déja expliqué ces queftions au long ci-deffus, dans les *Chapitres II, III & IV* du *Livre II,* où l'on a démontré ;

1°. Que le Virus entroit dans le fang par deux routes, ou par la circulation du fang, qui, en arrofant la partie infectée, enlevoit avec foi quelques gouttes de l'humeur virulente, ou par la circulation de la lymphe, qui, en revenant de la partie malade pour fe mêler de nouveau avec le fang, emportoit pareillement avec foi beaucoup de gouttes du même Virus.

2°. Que le Virus ainfi introduit dans le fang, s'y multiplioit plutôt, ou plus tard, fuivant l'altération qui arrivoit dans la digeftion & dans la fanguification ; ce qui contribuoit à pervertir l'état naturel du fang. C'eft ainfi que les autres Virus , comme celui de l'hydrophobie, du fcorbut , de la pefte , de la galle , &c, fe multiplient dans le fang. C'eft ainfi que les différentes fortes de levains , comme celui du pain , de la bierre , &c, s'augmentent à mefure qu'ils agiffent.

3°. Enfin , que le Virus Vénérien étoit d'une nature acide ou falée acide , corrofive & fixe ; ce qui le rendoit capable d'épaiffir & de coaguler les fluides fulphureux avec lefquels il fe mêloit , de ronger & d'ulcérer les folides qui recevoient fes funeftes impreffions , & de produire , par ces deux raifons , cette foule étonnante de fymptômes dont on a fait le dénombrement.

Mais , quoique l'expérience ait fait voir que toutes les humeurs qui fe féparent d'avec un fang infecté , peuvent elles-mêmes participer de l'infection , & qu'il n'en eft abfolument aucune qui puiffe toujours conferver fa pureté naturelle , il faut néanmoins avouer que le Virus Vénérien , par je ne fais quelle affinité , s'attache à certaines humeurs préférablement à

Le Virus mêlé avec le fang, affecte certaines humeurs plutôt que d'autres.

d'autres , se mêle avec elles plus promptement & plus facilement, & affecte ainsi plus souvent & plus sensiblement les parties pour lesquelles ces humeurs sont destinées , & les fonctions que ces humeurs doivent remplir. D'où vient que , quoiqu'il n'y ait point d'accident, point de mal qui ne puisse dépendre de la Vérole, & se rencontrer avec la Vérole , il y en a quelques-uns qui lui sont plus particuliers, & pour ainsi dire, plus essentiels.

Il est certain , en général, que le Virus étant naturellement gluant & visqueux , doit se mêler très-aisément avec les fluides gras & visqueux , & que par conséquent les humeurs de ce genre ayant le plus d'analogie avec lui , doivent en être attaquées le plus promptement , & ordinairement les premieres. Mais comme le caractere particulier des humeurs , qui, la plupart du tems est inconnu, cause en cela beaucoup de variétés , ce qui rend la regle qu'on vient de proposer, sujette à beaucoup d'exceptions, il paroît nécessaire de dresser une espéce de table de ces affinités particulieres, sur les observations les plus sûres , pour faire voir, d'un coup-d'œil, quels font les fymptômes de la Vérole les plus fréquens & les plus ordinaires ; & par ce moyen, pouvoir prognoftiquer avec plus de certitude ceux qui menacent de près, & ceux qui font plus éloignés.

Ainfi, 1°. la femence prolifique qui fe perfectionne dans les tefticules des hommes, & les autres humeurs féminales qui fe forment dans les proftates, les glandes de COWPER & les lacunes de l'urèthre pour les hommes ; dans les proftates, les glandes de COWPER & les glandes vaginales pour les femmes, font de toutes les humeurs celles qui ont le plus d'affinité avec le Virus Vénérien. Et il n'y a pas lieu d'en être furpris ; car le Virus tenant fon origine primitive d'une femence corrompue, doit conferver fon caractere originaire, & doit par conféquent s'allier très-facilement avec les liqueurs féminales, qui lui font prefque homogènes. De-là vient qu'il arrive toujours que dans les Vérolés, la femence & les humeurs féminales font corrompues, par quelque voie que le Virus ait pénétré ; foit par les parties de la génération dans l'acte Vénérien ; foit par les mammelles en allaitant ; foit par la bouche

Savoir, la femence & les humeurs féminales.

en tettant, ou en donnant des bai-sers ; soit par la peau en couchant avec une personne gâtée, &c. De-là vient aussi que les Maladies locales des parties naturelles, sont si fré-quentes dans la Vérole.

Les deux humeurs de la peau, l'humeur mu-queuse, & l'humeur sé-bacée.

2°. Le second degré d'affinité con-vient aux deux humeurs visqueuses & huileuses qui sont propres à la peau ; savoir à l'humeur *muqueuse*, renfermée dans les cellules du corps réticulaire, qui sont entre la peau & l'épiderme, & à l'humeur *séba-cée*, dont la sécrétion se fait dans des glandes particulieres : de-là cette mul-tiplicité de maladies de la peau, de l'épiderme, des poils, des cheveux & des ongles, si fréquentes dans les Vérolés.

La mucosité de la bouche, & celle des narines.

3°. Le troisiéme degré d'affinité, est pour trois humeurs muqueuses & pituiteuses, qui se séparent dans le gosier & dans le nez ; savoir, 1°. la mucosité que fournissent les amyg-dales & la luette ; 2°. la mucosité qui suinte des glandes palatines, des gen-cives, &c ; 3°. la mucosité que ren-dent les glandes de la membrane pi-tuitaire. C'est de-là que viennent tant de diverses maladies du gosier, du palais

palais, des gencives, & du nez dans les Vérolés.

4°. Nous croyons que le quatriéme degré d'affinité doit être affigné aux humeurs onctueufes & mucilagineu-fes qui fervent à faciliter le mouve-ment des jointures & des mufcles. Ces humeurs font, 1°. la fynovie fournie par les glandes des jointures, pour enduire les têtes des os ; 2°. la lymphe filtrée dans les glandes des membranes qui couvrent les mufcles & les tendons ; 3°. enfin la lymphe qui coule des glandes du périofte, & qui eft deftinée à entretenir la fou-pleffe & la flexibilité de cette mem-brane. C'eft de-là que viennent les différentes douleurs Véroliques, les douleurs de goutte, de rhumatifme, de goutte & de rhumatifme à la fois, les douleurs de fciatique, les douleurs dans les os & dans les lombes.

Les humeurs onctueufes des jointures & des membranes des mufcles.

5°. Le rang d'après appartient à la moëlle des os, tant à celle des gran-des cavités des os, qu'à celle qui eft contenue dans les cellules qui fe trou-vent à leurs extrêmités, & à celle qui eft entre les différentes lames offeu-fes. De-là viennent les exoftofes, les ankylofes & les caries des os, les

La moëlle des os.

inflammations , les suppurations &
les abscès de la moëlle qu'ils contiennent.

La lymphe.   6°. Nous plaçons au sixiéme rang
la lymphe grasse & un peu visqueuse
qui est commune à tout le corps ,
qui arrose & qui nourrit toutes ses
parties. Cette liqueur infectée par
le Virus qui l'épaissit & qui la rend
âcre , distend & tuméfie les glandes
conglobées qu'elle traverse , les vaisseaux lymphatiques qui la rapportent ,
les parties tendineuses & membraneuses qu'elle nourrit : ce qui produit des
écrouelles ou des tumeurs qui en approchent , des tumeurs gommeuses ,
des nodus, des ganglions & des tophus.

Les humeurs lymphatiques des yeux.   7°. Le septiéme degré d'affinité est
dû aux humeurs des yeux & des par-
ties qui en dépendent ; comme 1°.
à l'humeur visqueuse & chassieuse que
fournit le bord des paupieres ; 2°. à
l'humeur sébacée qui sort de la caroncule lacrymale dans le grand angle de l'œil ; 3°. à l'humeur lymphatique & pituiteuse , qui, par une infinité de très-petits orifices , suinte
de toute la surface de la conjonctive
& de la cornée ; 4°. à l'humeur la-

crymale, qui coule de la glande lacrymale placée au-dessus du globe de
l'œil; 5°. aux humeurs lymphatiques,
qui forment l'humeur vitrée, l'humeur
cryſtalline & l'humeur aqueuſe. Les
différens degrés d'infection, d'épaiſſiſſement & d'âcreté dans ces humeurs, produiſent les orgeolets, l'inflammation, la chaſſie, l'inégalité &
les excroiſſances des paupieres, l'onglet de la caroncule lacrymale, le
larmoyement, l'ophthalmie, les tayes,
les puſtules, les phlyctaines & les ulcères de la cornée ; la fiſtule lacrymale, l'abſcès & l'hypopyon ou pus
ſous la cornée, la cataracte, & la
goutte-ſereine, &c, qui cauſent la
diminution ou la perte de la vue.

8°. Nous mettons dans le dernier
rang, le *cerumen* des oreilles & la
bile. Ces deux humeurs éprouvent
auſſi l'action du Virus Vérolique,
mais plus tard ; apparemment parce
que leur acrimonie alkaline émouſſe
durant plus long-tems l'acidité du
Virus. Ainſi le *cerumen* des oreilles,
lorſqu'il eſt infecté & plus épais qu'à
l'ordinaire, produit la phlogoſe, l'inflammation & la douleur dans le conduit de l'oreille ; & s'il a contracté

une acrimonie vicieuse, en rongeant la partie, il y cause des dartres, des rhagades & des exulcérations. La bile de même, viciée & devenue plus visqueuse, croupit dans ses conduits, & produit des obstructions, des engorgemens, des skirrhes dans le foie; d'où viennent l'ulcère, l'hydropisie, les hémorrhoïdes; &, si elle est plus âcre, elle piquotte les intestins; ce qui produit des diarrhées, des dyssenteries, des flux hépatiques.

Il est presque inutile de parler des autres humeurs, telles que la salive, la liqueur stomacale & intestinale, le suc pancréatique, l'humeur bronchiale, & celle de la trachée-artère, les larmes, la sueur, l'urine, &c. Car il est certain que toutes ces humeurs étant plus ténues & plus séreuses que celles dont on vient de faire mention, sont aussi plus tard affectées & moins affectées, & qu'il n'y a entr'elles, aucune, ou presque aucune différence.

Au reste, on ne doit pas compter aveuglément sur cette table d'affinités, & la regarder comme une regle infaillible, dont les symptômes Véroliques ne puissent jamais s'écarter. Les faits de Physique, & sur-tout ceux

de Médecine, ne font guère fufceptibles d'une régularité fi conftante,
parce que tout ce qui dépend du concours de tant de diverfes conditions,
ne peut manquer d'être fujet à bien
des variations & des changemens.
La matière dont il s'agit, peut en
fournir un exemple : car, quoique
la Nature, lorfqu'elle agit librement,
& que tout fe trouve d'ailleurs égal,
femble fe conformer vifiblement à la
regle qu'on a propofée, néanmoins
l'expérience fait voir qu'il arrive fouvent bien des chofes qui troublent &
qui dérangent cet ordre en plufieurs
façons.

En effet, 1°. s'il arrive qu'il y ait
dans quelque partie une foibleffe naturelle, ou accidentelle, ou quelque
vice de conformation ; cela feul,
quand tout le refte feroit égal, fuf-
fira pour faire que cette partie foit
affectée plus promptement que les autres, parce que la circulation s'y trouvant plus gênée, les humeurs viciées
y feront plus retenues, & que le reffort s'y trouvant plus foible, elles
en feront moins fortement exprimées.
C'eft par cette raifon que les maladies
des yeux, des poumons, de la ma-

trice, &c, qui ont précédé, rendent l'impreſſion du Virus Vérolique ſur ces parties plus prompte & plus forte, qu'on ne devroit naturellement l'attendre en ſuivant notre table des affinités.

2°. S'il arrive qu'une humeur trop âcre, trop abondante, trop ſollicitée à couler, ſe porte d'avance avec impétuoſité ſur quelque partie convenable à ſa deſtination, elle entraînera avec elle le Virus Vérolique, qui, par cette raiſon, abordera en plus grande quantité dans cette partie, & y cauſera des ravages avant le tems. C'eſt ainſi qu'une longue diarrhée, un violent enchifrenement, des fleurs-blanches dans les femmes, &c, occaſionnent dans les inteſtins, le nez, le goſier, la matrice, &c, des symptômes auxquels on ne devoit pas s'attendre dans les Vérolés.

3°. S'il arrive qu'une humeur ſoit déja infectée de quelqu'autre Virus, le Virus Vérolique ſurvenant enſuite, en aura plus de force; & ainſi ces deux Virus étant réunis, affecteront plus vîte & plus fortement les parties où va ſe rendre cette humeur. C'eſt ainſi que le Virus écrouelleux, qui

s'unit à la lymphe, & que le Virus
fcorbutique, qui fe mêle avec la falive, augmentent l'activité du Virus
Vérolique, qui eft mêlé avec ces mêmes humeurs, & qui y feroit de-
meuré en repos, & le mettent en état
de produire bien plus vîte ou des tumeurs écrouelleufes dans les glandes
conglobées, ou des ulcères aux gencives.

4°. S'il arrive qu'on ait foin, par
des remédes topiques, de pourvoir
à la confervation de quelque partie
& des humeurs qui y font propres,
cette partie, qui fans cela auroit été
bientôt affectée, ne le fera point du
tout, ou ne le fera que fort tard, &
hors du rang qui lui conviendroit fuivant la table des affinités. C'eft ainfi
que de légeres frictions mercurielles
fur les parties génitales, préviennent
fûrement, ou du moins retardent
long-tems, les Maladies Vénériennes
de ces parties, qui, autrement & fuivant les loix connues de l'affinité,
font attaquées ordinairement les premieres.

5°. Enfin, s'il arrive que quelque
accident caufe un dépôt d'humeurs
dans quelque partie, le Virus Véro-

lique aura par-là plus de facilité à s'arrêter dans cette partie avec l'humeur qui y croupit, & l'affectera par conféquent beaucoup plutôt. C'eft ainfi que dans les Vérolés on voit fouvent paroître tout à coup une exoftofe, à l'occafion d'une contufion à l'os ; une ankylofe, ou une douleur de goutte, à l'occafion d'une entorfe ; une paralyfie de quelque partie, lorfqu'elle a été expofée au froid ; des dartres fur la peau, pour l'avoir eu un peu égratignée, &c.

Peut-être pourroit-on trouver encore plufieurs autres exceptions ou irrégularités femblables ; mais nous avons propofé fincérement celles qui nous font connues. Si l'on en connoît d'autres, on nous fera plaifir de les communiquer. On peut, en tout cas, fe fervir de celles qu'on vient de rapporter, en attendant que l'expérience, qui doit décider de tout en Médecine, ait appris quelque chofe de plus certain. Il faut feulement convenir que ces exceptions, loin d'affoiblir la regle, la confirment au contraire, en faifant voir que la Nature, toujours uniforme, la fuit conftamment, comme une regle fixe,

fans jamais s'en écarter , à moins
qu'elle n'y foit forcée. Ainfi , quoique notre table des affinités ne foit
pas d'une certitude à mériter une entiere créance , elle paroît du moins
affez vraie pour être digne de l'attention d'un Médecin habile ; en ce
qu'elle peut fervir quelquefois , dans
une Vérole commençante , à prognoftiquer les fymptômes qui doivent fur-
venir , & même à les prévenir heureufement ; c'eft pourquoi , dans le
dénombrement des fymptômes de
cette Maladie , & dans l'explication
que nous allons en donner , nous avons
cru devoir nous attacher à cette regle ,
qui eft appuyée fur des obfervations
fûres , plutôt que de fuivre quelqu'autre ordre purement arbitraire & def-
titué de fondement.

CHAPITRE III.

Symptômes de la Vérole confirmée.

§. I.

MALADIES DES PARTIES GÉNITALES.

IL faut diſtinguer, dans les parties génitales, quatre ſortes d'humeurs qui peuvent être infectées du Virus Vérolique, & qui, en étant infectées, peuvent cauſer des maladies locales dans ces parties : 1°, la ſemence féconde des teſticules dans les hommes; 2°. la ſemence inféconde dans les deux ſexes, des proſtates, des glandes de COWPER, & des glandes de l'urèthre dans les hommes; des proſtates, des glandes de COWPER, & des glandes du vagin dans les femmes; 3°. l'humeur ſébacée des glandes cutanées qui occupent le gland & l'intérieur du prépuce dans les hommes, la vulve dans les femmes, & les environs de l'anus dans les deux ſexes; 4°. l'humeur muqueuſe qui ſe trouve entre la peau & l'épiderme du gland, du prépuce & de la vulve, de même que de toutes les autres parties du corps.

I. S'il arrive donc 1°. qu'une Gonorrhée récente fe joigne, au moyen d'un nouveau commerce, à une Vérole ancienne, la femence, tant celle qui des tefticules fe rend dans les véficules féminaires, que celle qui fe fépare dans les proftates & dans les glandes de COWPER, recevra de ce Virus acceffoire une nouvelle corruption, indépendamment de celle que lui communique le fang depuis long-tems infecté. C'eft pourquoi la Gonorrhée entretenue par un foyer continuel, en fera plus maligne, plus opiniâtre, coulera plus long-tems, & fe renouvellera plus fouvent.

Gonorrhée plus maligne & plus opiniâtre.

II. De même la lymphe qui arrofe les réfervoirs féminaires, fe trouvant plus long-tems infectée par la femence ainfi viciée, s'épaiffira davantage, & formera des callofités, qui deviendront chaque jour plus groffes & plus dures, & qui aboutiront fouvent à des abfcès, à des ulcères, ou à des fiftules, comme on l'a déja dit au Chapitre IV, §. II du Livre III.

Et même calleufe & ulcéreufe.

III. Par la même raifon, fi, à la

Chancres, poulain, poi-

reaux, plus fâcheux, & d'une guérison plus difficile.

suite d'un commerce impur, mais récent, une personne qui avoit déja la Vérole, se trouve attaquée de chancres, de poulains, de poireaux, ou de verrues dans les parties, ou de fics à l'anus, le Virus que fournit continuellement le sang, rendra tous ces maux plus fâcheux que n'auroit pû faire le Virus récent. Ainsi les chancres auront un pus plus âcre, & seront plus rongeans ; les poulains, les poireaux, &c, endurcis ou nourris par une lymphe plus épaisse, en seront plus rebelles, & même dégénéreront ordinairement en des callosités plus dures & plus considérables.

Poulains aux aînes.

IV. Que si les Vérolés ont soin de ne se point exposer à un nouveau Virus, du moins ne sauroit-on nier que leurs humeurs séminales ne soient depuis long-tems infectées du levain Vérolique que le sang leur communique. Ainsi la lymphe qui arrose les réservoirs des différentes semences, les testicules, les vésicules séminaires, les prostates, les glandes de COWPER, & qui, en circulant, s'y charge de la partie la plus fine de la semence, doit participer à l'infection, doit s'épaissir outre mesure, doit séjourner dans les glandes des aînes où elle se rend, & doit y produire des poulains, dont on a parlé ci-dessus au Livre III, Chapitre V.

V. S'il arrive même que la semence des testicules vienne à contracter, par le mélange du Virus, un trop grand degré d'épaississement, elle ne pourra ni parcourir les détours & les replis tortueux des vaisseaux spermatiques dans les testicules, ni des testicules remonter jusqu'aux vésicules séminaires ; ce qui causera différentes espéces de tumeurs dans les testicules : si la semence qui croupit & qui s'accumule dans les vaisseaux spermatiques, les distend, elle produira un spermatocèle : si le sang arrêté alors dans les ramifications des veines, vient à les gonfler, il arrivera un varicocèle : si la lymphe, à force d'être retenue, donne lieu à des excroissances dans quelque endroit de la substance des testicules, il se formera un sarcocèle. Enfin, si le séjour du sang ou de la lymphe en fait séparer de la sérosité, ou des vents qui se répandent dans la tunique vaginale, il surviendra un hydrocèle, ou un pneumatocèle.

Spermatocèle, varicocèle, sarcocèle, hydrocèle, ou pneumatocèle des testicules.

VI. Si la femence virulente qui fort d'un Vérolé, dans une pollution nocturne, dans un commerce avec une perfonne même faine, ou dans un écoulement à la fuite de l'urine, s'arrête fur le gland & fur le prépuce dans les hommes, ou fur la vulve dans les femmes, & s'attache affez long-tems pour que les parties les plus fubtiles après avoir pénétré l'épiderme, ayent le tems d'infecter l'humeur muqueufe qui eft au-deffous ; il arrivera que cette humeur ainfi infectée, durcira bientôt les bafes pulpeufes des mammelons de la peau qu'elle humecte ; c'eft pourquoi ces mammelons venant à groffir infenfiblement par le féjour d'une lymphe épaiffie, formeront des poireaux, des verrues & des condylômes, comme on l'a déja dit ci-deffus au Livre III, Chapitre IX.

VII. Si la femence eft fort âcre, & que quelques parties en pénétrent dans quelques-unes des glandes fébacées trop ouvertes, du nombre de celles qui fe trouvent au prépuce, au gland & à la vulve ; l'humeur contenue dans ces glandes en contractera un épaiffiffement vicieux & une qua-

lité virulente ; & par conséquent ,
d'un côté , elle gonflera ces glandes,
& y caufera de petites tumeurs ; & ,
de l'autre , elle les rongera & y produira des chancres , comme on l'a expliqué ci-deffus au Livre III , Chapitre VII.

VIII. Cependant on n'a jamais
remarqué jufqu'ici , que fans un nouveau Virus récemment reçu , le fang ,
quelque infecté qu'il fût d'ailleurs ,
ait jamais communiqué affez de virulence à la femence pour la mettre
en état d'enflammer ou d'ulcérer les
réfervoirs féminaires , & de produire
de fon chef , par ce feul moyen , une
Gonorrhée Virulente. Il peut arriver
néanmoins qu'une vieille Gonorrhée
mal guérie , qui ne couloit plus , fe
renouvelle par le feul vice que le
fang & la lymphe auront contracté
depuis long-tems. Mais il eft bien
plus aifé , comme on voit , de renouveller une Chaude-Piffe , que de
la produire.

IX. Si les matieres fécales qui for-
tent du corps , fe trouvent enduites
d'une mucofité virulente fournie par
les inteftins , elles épaiffiront l'humeur
fébacée des lacunes de l'anus , qui

eſt déja , de ſa nature , épaiſſe & viſqueuſe. Cette humeur venant par-là
à s'accumuler dans ſes réſervoirs ,
les dilatera peu-à-peu , & donnera
lieu à diverſes tumeurs de l'anus , qui
reſſembleront à des fraiſes , à des
meures & à des figues , comme on
l'a fait voir ci-deſſus au Livre III,
Chapitre X.

Rhagades.   X. Si la mucoſité ou l'humeur qui
coule de l'anus , ou qu'on rend avec
les matieres , ſont plus âcres , elles
rongeront les plis de l'anus , & y cau-
ſeront des rhagades , comme on l'a
dit au Livre III , Chapitre X.

XI. Au reſte , les poireaux , les
verrues & les chancres des parties génitales , de même que les fraiſes , les
fics & les rhagades de l'anus , peuvent venir auſſi de la ſeule affinité
qui ſe trouve entre le Virus & l'humeur ſébacée & muqueuſe des parties génitales & de l'anus , ce qui
fait que ces humeurs étant infectées
de la premiere main , par le vice que
le ſang leur communique immédiatement , produiſent tous ces accidens
ſans le ſecours d'aucune autre cauſe.

§. II.

Maladies de la Peau.

Il y a dans la peau deux humeurs qui peuvent aisément s'allier avec le Virus ; l'humeur *muqueuse* renfermée dans les cellules spongieuses du corps réticulaire qui est immédiatement sous l'épiderme ; & l'humeur *sébacée* que fournissent les glandes ou lacunes de la peau. Quant aux deux autres humeurs qui sortent aussi de la peau ; savoir, la sueur & la transpiration insensible, je ne m'y arrête pas, parce qu'elles sont trop fines, trop subtiles & trop aqueuses pour pouvoir s'unir intimement au Virus, qui est, de sa nature, visqueux & épais.

I. S'il arrive donc que l'humeur *muqueuse* soit infectée de Virus, elle en deviendra plus âcre, elle piquottera la surface de la peau, & y causera une démangeaison & une gratelle continuelle : elle rongera même les fibres délicates qui attachent l'épiderme à la peau, &, après l'avoir détaché, elle le soulevera, & produira des ampoules miliaires, pleines d'une sérosité salée, qui en s'ouvrant deviendront autant de petits ulcères ; ce qui produira la galle. Enfin, le mal continuant d'augmenter, la peau s'ulcèrera davantage, & l'épiderme étant, par ce moyen, rongé & desséché, tombera de lui-même ; & ce fera alors une dartre féche, farineufe, véficulaire, miliaire & rongeante.

Gerfures aux paumes des mains.

II. Comme l'épiderme n'eft en aucun endroit plus épais & plus dur qu'à la paume des mains & à la plante des pieds, l'humeur muqueufe qui eft deffous, aura plus de peine à s'échapper à travers les pores de cet épiderme. Ainfi, féjournant plus long-tems, & s'amaffant en plus grande quantité, elle y excitera plus de chaleur & de démangeaifon ; d'où il arrivera que l'épiderme, à force d'être defféché, fe gerfera & fe découpera ; ce qui y formera des rhagades dures, calleufes, accompagnées de démangeaifon, & qui fuinteront de la férofité : quelquefois auffi, après avoir été miné par-deffous dans une certaine étendue, il fe détachera de la peau, & s'enlevera comme une dépouille de ferpent.

Taches de la peau femblables aux Éphélides.

III. Si l'humeur *muqueufe* infectée d'un Virus moins actif & moins âcre, ne ronge que très-légérement, dans de certains endroits, la surface de la peau, sans endommager l'épiderme ; alors les vaisseaux de la peau entr'ou-verts laisseront échapper de petites gouttes de sang, qui altéreront la transparence naturelle de l'humeur muqueuse : ainsi, la peau sera mar-quée de taches plattes, semblables aux éphélides ou taches de hâle ; dis-tinctes entr'elles, si le vice de l'hu-meur muqueuse n'occupe que certains endroits séparés ; plus étendues, si le vice de cette humeur occupe plu-sieurs endroits contigus; livides, purpu-rines, de couleur de rose; jaunes, &c., suivant la quantité plus ou moins grande de sang qui s'échappe, ou suivant que le sang est noir, rouge, couleur de rose, jaune, &c.

IV. Il est certain que tous le poils du corps & les cheveux sont plan-tés dans des espéces de bulbes carti-lagineux, ronds ou ovales, & placés dans l'épaisseur de la peau ; qu'ils sont formés de plusieurs petites fibres ou racines minces, tendres, mucilagi-neuses, & continues avec le fond du bulbe ; que leur augmentation & leur allongement vient de l'accroissement infenfible que donne à ces petites racines une lymphe graffe & muqueufe.

Il s'enfuit donc de-là qu'il doit y avoir trois différentes caufes capables de caufer la chûte des poils & des cheveux : 1°. l'âcreté de la lymphe qui les nourrit, contractée par le mélange du Virus, qui la met en état de détruire leurs plus petites fibres, fans toucher néanmoins aux premieres racines : 2°. l'âcreté de cette même lymphe plus âcre encore, & plus virulente, qui ronge & qui détruit jufqu'à leurs premieres racines : 3°. les petits ulcères de la peau, qui confument & rongent entiérement les glandes mêmes ou bulbes ovales qui leur donnent naiffance. Ce fera par quelqu'une de ces caufes, que les cheveux & les poils des fourcils, des joües, du menton, & de toutes les autres parties du corps où il en croît, tomberont, & que la tête fe trouvera plus ou moins chauve. Si cet accident ne dépend que de la premiere caufe, la Nature ou l'Art peuvent y remédier; mais s'il vient des deux dernieres, il fera abfolument irréparable.

Maladies &
chûte des on-
gles.

V. On fait de même que les ongles, qui fervent à orner & à fortifier

les extrêmités des doigts , font formés par les papilles nerveufes & tendineufes de la peau , unies étroitement
enfemble , molles dans leur origine,
pulpeufes , & environnées du corps
réticulaire de la peau , jufqu'à ce
qu'elles ayent acquis une certaine
fermeté : que dès que les ongles ont
acquis cette fermeté , ils ne croiffent
plus , & ne font allongés & pouffés
en-dehors que par la nourriture que
fournit à leurs racines une lymphe
un peu vifqueufe. Ainfi s'il arrive que
cette lymphe devienne trop épaiffe ou
trop âcre , par le mélange du Virus,
elle dérangera , enflera , rongera &
ulcèrera les fibres molles & pulpeufes des racines des ongles , & rendra
par-là les ongles épais , raboteux ,
fujets à des envies , à des inflammations , à des panaris & à des ulcères
à leurs racines : il arrivera même qu'elle
rongera les racines , & fera tomber
les ongles.

VI. Si l'humeur *fébacée* qui fuinte Puftules cu-
des vaiffeaux ou lacunes de la peau, tanées.
& qui fert à affouplir & à humecter
l'épiderme , fe trouve infectée du Virus ; 1°. elle s'épaiffira, dilatera par
fon féjour les réfervoirs où elle eft

contenue, & formera des pustules cutanées, petites, séparées, dures, rondes & peu élevées ; 2°. elle deviendra plus âcre, & rongeant peu-à-peu
la pointe de ses réservoirs déja dilatés & tuberculeux ; elle causera de
petits ulcères cutanés, durs, calleux,
ronds, ordinairement secs & sans pus,
quelquefois néanmoins humides &
coulans, écailleux, furfuracés, jaunes, &c, qui sont assez ordinaires
aux commissures des lèvres, aux aîles
du nez, dans toute l'étendue des cheveux, & dans toutes les parties garnies de poils, parce que ces endroits
sont pourvus d'un plus grand nombre
de glandes ou de lacunes sébacées.

§. III.

MALADIES DE LA BOUCHE ET DU NEZ.

Il se sépare, dans la bouche, deux
humeurs très-propres à s'unir avec le
Virus ; 1°. l'humeur visqueuse qui
coule des cellules des amygdales,
des glandes de la luette & de tout le
fond du gosier ; 2°. l'humeur sébacée & onctueuse qui suinte des glandes ou lacunes des gencives & du

palais, & qui enduit ordinairement la langue & les dents quand on n'a pas foin de les nettoyer. On peut mettre au même rang la morve, qui, coulant des glandes de la membrane pituitaire, fert à humecter le dedans du nez.

I. Par conféquent, fi la mucofité du gofier vient à être infectée de Virus, d'un côté elle s'épaiffira, féjournera dans les cellules & dans les glandes deftinées à la contenir, les dilatera, & donnera lieu à la compreffion des veines voifines : ce qui caufera le gonflement, la douleur, la phlogofe, l'inflammation des amygdales, de la luette & du fond du gofier, avec la difficulté d'avaler. De l'autre côté, cette mucofité devenant plus âcre, rongera & déchirera ces mêmes parties, & y produira des ulcères malins, rebelles, opiniâtres, rongeans, qui feront fuivis bientôt d'une carie dans les os voifins, laquelle confumera les os palatins, qui font minces : ce qui produira une communication du palais avec le nez.

II. Il faut faire le même raifonnement fur l'humeur fébacée qui fe fépare dans les glandes du palais : car

Ulcères du gofier, avec carie des os palatins.

Ulcères du palais, avec carie de la voûte offeufe.

cette humeur étant infectée, deviendra plus épaisse, s'arrêtera dans ses réservoirs, & en les dilatant, formera à la voûte du palais des tubercules durs, distincts, ronds, peu élevés, tantôt enflammés, & tantôt sans inflammation. Mais en même tems cette humeur ayant acquis plus d'âcreté, rongera la pointe de ces tubercules, & causera des ulcères ronds, malins, rebelles, qui carieront la voûte osseuse du palais, & qui s'ouvriront un passage dans le nez.

Ulcère des gencives, & chûte des dents.

III. Le même raisonnement convient encore pour l'humeur sébacée des gencives, qui étant épaissie par le Virus, & grossissant les glandes qui la contiennent, donnera lieu à des tubercules, & qui devenant en même tems plus âcre, rongera ses propres réservoirs, après les avoir durcis : ce qui formera des aphthes ou ulcères des gencives, des suppurations ulcéreuses au bout des gencives, des abscès entre les gencives & les racines des dents ; enfin, des douleurs, des ébranlemens, des caries & des chûtes des dents, lorsque le pus gagnera jusqu'à la membrane qui les

couvre

couvre dans l'alvéole, & qui leur fert
de périofte.

IV. De même, fi la morve eft
épaiffie par le Virus, elle féjournera
dans les glandes qui la féparent, les
gonflera, & y produira des excroiffances polypeufes, calleufes, fongueufes, ulcéreufes, carcinomateufes, fuivant les différentes qualités de
la lymphe qui les nourrira ; & fi la
morve devient fort âcre par la même
caufe, elle rongera ces glandes, &
caufera des ulcères, des puftules,
des ozènes ou ulcérations malignes,
& même la carie des os fpongieux
des narines, des deux os triangulaires
du nez & du *vomer*, qui les foutient :
ce qui fera écrouler la voûte du nez,
& en applanira le tranchant à un tel
point, que ceux qui avoient auparavant un nez aquilin, deviendront tout
d'un coup camards.

V. La luette étant rongée, les os
palatins, les os fpongieux du nez, &
le vomer étant confumés par la carie ; la voûte du nez étant affaiffée ;
comme l'air qui fort dans l'expiration, trouvera plus d'efpace, il fouf-
frira auffi des modifications nouvelles, qui feront varier le ton de la voix,

Nazillement
& extinction
de voix.

suivant les regles connues de la mu-
sique instrumentale ; ce qui produira
le nazillement, l'enrouement, l'extinction de voix, &c ; à quoi peut
contribuer encore l'enflûre, la dureté,
l'asperité, l'érosion & l'ulcération,
tant de la trachée-artère, que de la
glotte.

Haleine
puante.

VI. L'air qui sort des poumons
dans l'expiration, ne sauroit manquer d'enlever, en passant, quantité
de corpuscules purulens du gosier,
des gencives & des narines, lorsque
ces parties sont ulcérées, & de contracter ainsi une odeur très-fétide. Aussi
les Vérolés, dont la bouche ou le nez
sont attaqués d'ulcères, ont-ils l'haleine extrêmement puante.

§. IV.

DOULEURS VÉROLIQUES.

Le Virus qui pénétre dans le corps,
peut se mêler aisément avec trois sortes d'humeurs que la Nature a destinées pour faciliter le mouvement des
membres. Ces humeurs sont 1°. la
mucosité des muscles, qui sert à humecter leur surface extérieure, & à la

rendre glissante : 2°. la mucosité des jointures, autrement la *synovie*, qui adoucit le frottement des os : 3°. la mucosité du périoste, qui enduit la face externe de cette membrane, & procure aux muscles qui la couvrent, une plus grande liberté pour se mouvoir. C'est de quelqu'un de ces mélanges qu'on doit déduire la cause de toutes les douleurs Véroliques, qui tourmentent si cruellement les malades.

I. Si la mucosité des muscles est infectée de Virus, & qu'elle s'arrête dans ses vaisseaux, elle y causera des ganglions, ou de petites tumeurs dures, qui, en interceptant ou retardant le cours du sang, donneront lieu à une douleur rhumatismale, tensive, pulsative, avec tumeur manifeste, & inflammatoire. Si la mucosité continue de se séparer à l'ordinaire, mais qu'elle soit fort âcre, elle produira, par ses irritations & ses piquottemens, une douleur rhumatismale, âcre, pungitive, avec chaleur, mais sans inflammation. Ces sortes de douleurs occupent tels ou tels endroits, en occupent un nombre plus ou moins grand, sont vagues ou fixes, suivant

Douleurs de rhumatisme.

C ij

que la lymphe musculaire est affectée dans un muscle ou dans un autre, en plus ou moins d'endroits, que son vice est permanent, ou sujet au changement ; & toutes ces variations dépendent de la conformation & de la nature des parties, du concours des accidens extérieurs, & du caractere du Virus. Au reste, comme la sciatique & le *lumbago* attaquent les muscles, ces deux espéces de douleurs doivent être rapportées aux douleurs rhumatismales, comme des espéces à leur genre.

Douleurs de goute.

II. Pareillement, si la synovie viciée & épaissie s'arrête dans les glandes mucilagineuses, où elle se sépare, les gonfle, les enflamme, & arrête le cours du sang, le malade ressentira des douleurs de goutte, qui seront tensives ou pulsatives, avec chaleur, rougeur & inflammation de l'articulation. Si cette synovie continue au contraire à circuler librement dans les jointures, mais qu'elle soit trop âcre, & qu'elle irrite fortement les ligamens, la douleur de goute sera âcre & pungitive, accompagnée de chaleur, mais le plus souvent sans tumeur ni inflammation,

III. Que si le même vice s'étend également à la lymphe musculaire & à celle des articulations, il y aura en même tems des douleurs de rhumatisme & des douleurs de goutte, qui seront tensives & pulsatives, ou âcres & pungitives, inflammatoires, ou non inflammatoires, suivant la nature du vice particulier de ces humeurs.

IV. Quant aux douleurs où les os semblent se casser, elles viennent de trois causes; 1°. du gonflement & de l'inflammation du périoste, causés par le séjour de la lymphe qui s'y sépare, & qui est forcée de s'y arrêter quand le Virus l'a épaissie : ce qui y excite une douleur cruelle, tensive ou pulsative, avec une chaleur extrême ; 2°. de l'érosion que souffre le périoste, lorsque la lymphe qui s'y sépare, continue de suinter à l'ordinaire, mais qu'elle est devenue si âcre, qu'elle ronge le périoste : ce qui y cause une douleur âcre & pungitive, mais avec une chaleur moins brûlante ; 3°. de l'exostose qui se forme sur l'os, & & qui écarte avec violence le périoste qui le couvre, comme on le verra ci-après : ce qui y produit une douleur *térébrante.*

C iij

Marginal notes:

Douleurs de rhumatisme & de goute en même tems.

Douleurs des os.

§. V.

MALADIES DES OS.

Le ſuc médullaire, qui eſt propre aux os, ſe ſépare dans de petites véſicules d'une extrême fineſſe, & y demeure renfermé après ſa ſécrétion. Ces véſicules occupent dans les os trois différens endroits, & y ont auſſi trois formes différentes. Dans les grandes cavités des os, elles ſont ramaſſées en gros paquets cylindriques, & revêtus d'une membrane commune. Dans les têtes des os, elles ſont diſtribuées en petits pelottons qui rempliſſent les cellules oſſeuſes de ces extrêmités. Enfin, dans la ſubſtance des os la plus compacte, elles ſont partagées en de très-petits floccons qui occupent les interſtices étroits, mais nombreux, des lames oſſeuſes. Au reſte, le ſuc médullaire a par-tout la même nature, d'être huileux & onctueux ; le même uſage, de ramollir les os & de les garantir d'une ſéchereſſe qui les rendroit caſſans ; la même affinité avec le Virus, qui infecte aiſément cette liqueur, mais pourtant avec plus ou moins de vitesse, suivant que les réservoirs qui la contiennent, sont plus ou moins exposés à l'impression du froid extérieur. Ainsi le suc médullaire qui est entre les lames osseuses, est infecté plus souvent que les autres ; ce qui cause des exostoses & des caries dans la partie des os la plus dure : le suc médullaire des têtes des os, l'est plus rarement ; & quand il l'est, il produit des ankyloses & des caries dans les têtes des os : enfin, le suc médullaire des grandes cavités des os, qui est particuliérement connu sous le nom de moelle, l'est le plus rarement de tous ; mais quand il arrive qu'il l'est, il cause des abscès & des caries dans ces cavités.

I. L'exostose est une tumeur circonscrite des os, qui s'éléve en-dehors au-dessus du niveau du reste de l'os.

Entre les exostoses, il y en a qu'on appelle *fausses* ou *bâtardes* ; & ce sont celles qui sont un peu molles, qui cédent un peu à la pression du doigt, & qui causent une douleur vive, & quelquefois même lancinante : il y en a d'autres qu'on appelle *vraies* ou *légitimes* ; & ce sont celles qui sont ab-

Exostose.

C iv

solument dures & rénitentes, & qui ne caufent que peu ou point de douleur.

1°. Des obfervations réitérées ont appris que les exoftofes *bâtardes* n'intéreffent pas la fubftance des os, & qu'elles viennent uniquement du gonflement du périofte, devenu dur, & rendu skirrheux par les caufes qu'on a rapportées dans le §. précédent, nº. IV; & il eft alors tellement adhérent à l'os, qu'il femble ne faire qu'un même corps avec lui. On voit par-là que ces exoftofes fe faifant dans une partie molle, doivent être plus molles; & que fe faifant dans une partie d'un fentiment exquis, elles doivent être accompagnées d'une douleur vive, & quelquefois même caufer des élancemens & devenir carcinomateufes.

2°. Les exoftofes *légitimes* fe foudivifent en deux efpéces. Dans la premiere, l'os enflé forme une efpéce de voûte, qui contient une infinité de petites cellules diftinguées par des lames offeufes & pleines d'une fubftance charnue, dure, ferme, cartilagineufe. Dans la feconde efpéce, la tumeur offeufe eft tout-à-fait fo-

lide, n'a intérieurement aucunes cellules, du moins qui foient fenfibles ;
elle eft ordinairement plus dure, plus
compacte & plus blanche que le refte
de l'os, & reffemble à de l'yvoire.

La connoiffance de la ftructure des
os, fait comprendre que la premiere
efpéce d'exoftofe légitime vient de
ce que les petits flocons véficulaires,
fitués entre les lames offeufes, ayant
été gonflés peu-à-peu par le féjour
d'un fuc médullaire épais, gluant &
virulent, dilatent les petites cavités
qui les renferment, les élargiffent &
foulevent en-dehos la furface de l'os.

Il eft clair de-là, 1°. que les cellules qu'on trouve dans les os enflés,
dans cette efpéce d'exoftofe, ne font
que des interftices des lames offeufes,
étendus, dilatés & agrandis au-delà
de l'état naturel.

2°. Que cette efpéce de fubftance
charnue, (qui eft même quelquefois
plus dure que de la chair) dont les
cellules font remplies, n'eft autre chofe
que les petits flocons de la propre
fubftance médullaire, mais groffis &
endurcis au-delà des bornes de l'état
ordinaire.

3°. Que les exoftofes de cette efpéce font, à la vérité, douloureufes, parce qu'elles intéreffent une partie qui a du fentiment ; mais qu'elles le font ordinairement moins que les exof-tofes bâtardes, à caufe que la partie affectée eft moins fenfible que le pé-riofte.

4°. Qu'il arrive pourtant quelque-fois qu'elles font accompagnées de douleurs cruelles & même lancinan-tes, lorfque la fubftance skirrheufe & cartilagineufe ou charnue, qui remplit les cellules, dégénere en can-cer occulte ; comme il peut arriver par diverfes caufes, qu'on trouvera expliquées au Livre III, Chap. IX, §. III.

L'autre efpéce d'exoftofe légitime vient de ce qu'un endroit particulier de l'os reçoit une nourriture plus abon-dante. Or, un endroit particulier ne peut recevoir une nourriture plus abon-dante, que parce que les lames offeu-fes de cet endroit font ramollies par une férofité ou un fuc médullaire trop aqueux, ou qu'elles font à demi-ron-gées par la trop grande âcreté de ce méme fuc ; & qu'ainfi elles cédent plus aifément à l'abord de la lymphe nour-riciere, par l'une ou par l'autre de ces causes. En effet, on fait que l'abord de la lymphe dans quelque partie que ce foit, augmente, tout étant d'ailleurs égal, fuivant que la partie refifte moins, & qu'elle fe laiffe plus dilater, ou, ce qui revient au même, fuivant que la partie devient plus molle. S'il arrive donc que le fuc médullaire qui eft entre les lames offeufes, fe trouve âcre & corrofif dans un certain endroit, ou fi le périofte inondé d'une lymphe qui s'y engorge, communique à l'os qu'il couvre une férofité âcre ; pour lors les lames offeufes ramollies ou rongées céderont plus facilement à l'entrée de la lymphe, par conféquent feront trop nourries, croîtront outre mefure, & formeront une véritable exoftofe, & une exoftofe entiérement folide.

Il eft aifé de comprendre que ces fortes d'exoftofes doivent être fans douleur, puifque la partie affectée eft infenfible, & que le périofte dont l'os eft couvert, & qui eft obligé de s'étendre à proportion de l'augmentation de l'os, s'étend néanmoins d'une maniere fi lente & fi imperceptible, qu'il n'en peut réfulter aucune impreffion de douleur.

C vj

Au reste , en supposant même dans tous les os la même infection du suc médullaire , il doit y avoir toujours certains os , & dans ces os-là certains endroits , plutôt affectés d'exostose les uns que les autres ; comme 1°. tous ceux qui se trouveront plus exposés au froid extérieur , dont l'action augmentera encore l'épaississement du suc moelleux causé par le Virus. C'est par cette raison que les exostoses sont si fréquentes à la crête du *tibia* , à l'os coronal , à l'os du coude , à l'olécrane , &c , parce que ces endroits ne sont couverts que de la peau. 2°. Tous ceux qui auront souffert quelque contusion, par un coup ou par une chûte , parce que le froissement violent des lames osseuses, occasionne dans l'endroit affecté un dépôt de suc virulent , qui doit bientôt défigurer cet endroit de l'os.

Hypéroftose. II. L'hypéroftose est une tumeur des os spongieux, qui s'enflent, mais qui , en s'enflant, grossissent uniformément ; de sorte qu'aucune partie ne s'éleve au-dessus des autres, comme dans l'exostose, mais qu'elles participent toutes également à la tumeur.

L'hypéroftose arrive dans la Vérole , par trois caufes , 1°. parce que les véficules de la fubftance médullaire , renfermée par flocons dans les os fpongieux , étant gorgées d'un fuc épaiffi & virulent , dilatent les cellules qui leur fervent de loges ; 2°. parce que les cellules mêmes à demi-rongées par un fuc médullaire trop âcre, dont elles font imbibées, cédent enfuite plus aifément à l'abord de la lymphe nourriciere , & croiffent peu-à-peu jufqu'à un volume confidérable ; 3°. parce que les deux premieres caufes fe trouvant réunies , les cellules offeufes font en même tems dilatées par l'accumulation du fuc médullaire , & à demi-rongées par fon âcreté. Dans le premier cas, les petits pelotons véficulaires groffiffent, & par-là même ils agrandiffent les cellules , dont les parois deviennent à proportion plus minces. Dans le fecond cas , ni le volume des petits pelotons véficulaires , ni la capacité des cellules n'augmentent point ; mais les parois des cellules acquiérent beaucoup plus d'épaiffeur. Enfin , dans le troifiéme cas , qui eft le plus ordinaire , les pelotons véficulaires groffiffent , les cavités des cellules s'agrandissent , & l'épaisseur de leurs parois augmente en même tems.

Il s'enfuit de-là , 1°. que les têtes des os qui forment les articulations, étant fpongieufes , doivent s'enfler fouvent dans la Vérole , & faire des hypéroftofes.

2°. Qu'entre les os fpongieux ou les têtes des os , les plus fujets aux hypéroftofes, font 1°. ceux , qui étant couverts de très-peu de chair , ref- fentent plus promptement les impref- fions du froid , comme les clavicu- les , les côtes , les hanches & les os qui forment les articulations des pieds, des genoux , des coudes, &c. 2°. Ceux dont le tiffu a été affoibli par quel- que coup , quelque chûte , quelque contufion.

3°. Que les os fpongieux ou les têtes des os , ne peuvent point être attaqués d'hypéroftofe , fans que le périofte , les mufcles & les ligamens qui les environnent, ne foient violem- ment tiraillés , plus ou moins , fui- vant que l'accroiffement des os eft plus ou moins prompt : ce qui doit caufer des douleurs qui reffemblent au rhumatifme , ou à la goutte.

4°. Qu'il eft très-rare que les hypérostofes foient égales & uniformes dans toute l'étendue des têtes offeuses ; mais qu'elles font pour l'ordinaire diverfement boffelées & inégalement gonflées , fuivant que les os font inégalement forts & compactes en différens endroits : ce qui donne lieu à des ankylofes des articulations, & rend les malades contrefaits, boffus, tortus, éreintés, ayant les jambes & les pieds tournés en-dedans ou en-dehors, &c.

III. Comme la fubftance moelleufe qui occupe la cavité des grands os, a une ftructure femblable à celle des autres parties molles, & qu'elle eft compofée de même de véficules membraneufes, de nerfs, d'artères & de veines ; il eft clair qu'elle peut être infectée de même du Virus, & attaquée des mêmes Maladies ; & l'expérience (a) montre qu'elle l'eft réellement, quoique plus tard, à la vérité, que les autres portions de la moelle, à caufe que fa fituation, dans l'endroit le plus intérieur des os,

Différens vices de la moelle des os.

(a) JOAN. CH. HÉYNE, *Tentamen Medico-Chirurg. De præcipuis Offium Morbis*, §. 29.

la garantit mieux des injures extérieures , qui augmentent ordinairement la violence du Virus. Au reste,
elle est viciée d'autant de manieres :
car tantôt ses vésicules gorgées d'un
suc épaissi par le Virus , & devenu
semblable à du suif, la rendent dure
& skirrheuse , prête à devenir dans
la suite carcinomateuse , si l'on ne
remédie pas au progrès du Virus ;
tantôt ses vésicules ainsi engorgées ,
sont, outre cela , irritées par un suc
âcre , dont les piquottemens arrêtent tout-à-coup le cours naturel du
sang ; ce qui attire une phlogose ou
une inflammation , qui aboutit bientôt à un abscès quand elle ne se dissipe pas par la voie de la résolution :
tantôt ses vésicules sont insensiblement rongées par le suc médullaire ,
que le mélange d'un Virus fort âcre
a rendu corrosif ; d'où s'ensuit un ulcère malin qui consume la moelle.

Ainsi , 1°. toutes les fois que la
moelle sera corrompue , on devra
ressentir des douleurs dans l'intérieur
des os , puisqu'on sait , par des expériences certaines (a), que la substance

____

(a) Mémoires de l'Académie Royale des
Sciences , ann. 1700.

médullaire est douée de sentiment.
Ces douleurs dans l'intérieur des os,
seront plus ou moins grandes, suivant
le degré de tension des fibres ner-
veuses, dont la substance moelleuse
est entrelassée, & le degré d'irritation
que causera le suc médullaire.

2°. La moelle ainsi mal affectée,
devra enfin altérer la surface concave
des os, à laquelle elle est contigue,
& par-là donner lieu à une exostose,
comme on l'a expliqué au n°. I de
cette *section*. Cette exostose n'inté-
ressera que la face externe de l'os, si
le vice est léger; mais s'il est consi-
rable, & qu'il gagne jusqu'à la face extérieure, l'exostose paroîtra aussi extérieurement : elle sera universelle, &
dans toute la longueur de l'os, si toute
la moelle est gâtée ; elle sera particuliere, & entourera l'os circulairement, s'il n'y a qu'une partie de la
moelle qui soit viciée.

3°. Si la moelle vient une fois à
s'abscéder ou à s'ulcérer, la sérosité,
le pus ou la sanie qui en découle-
ront, ne manqueront pas de mettre
bientôt dans le même état la tête
inférieure de l'os, qui est spongieuse;
c'est pourquoi il se formera à cette

tête une hypéroftofe, une ankylofe, un apoftême ou une carie, &c.

Carie des os.　IV. Les os fe carient fouvent dans les Vérolés, parce que la lymphe ou la moelle âcre & virulente dont la fubftance des os eft profondément imbibée dans l'exoftofe, l'hypéroftofe & les vices du périofte, ou de la moelle intérieure, relâchent tellement la liaifon des lames offeufes, rongent tellement leur furface, & diminuent tellement leur folidité, que les os étant creufés, minés, percés d'une infinité de trous, & devenus femblables à un crible, tombent enfin en ruine, & & s'envont par morceaux.

Il s'enfuit de-là, 1°. que la carie Vérolique des os produira une douleur âcre & brûlante, fi elle dépend à la fois de ces deux caufes, que d'un côté le Mal ait fon fiége dans une partie de l'os qui foit molle & fpongieufe, & bien fournie de fubftance médullaire, laquelle eft douée de fentiment; & que, de l'autre, l'humeur Vérolique foit fi virulente, qu'elle ronge en peu de tems, non-feulement les lames offeufes, mais même les petits flocons moelleux, les vaiffeaux qui pénétrent dans les os, les productions du périofte , &c , qui font dans l'entre-deux des lames offeufes , & qui ont du fentiment ; qu'au contraire, la carie fera fans douleur , fi elle attaque une partie de l'os qui foit dure , folide , & très-peu fournie par conféquent de tout ce qui pourroit la rendre fenfible ; ou fi l'humeur qui produit la carie , ne ronge que foiblement & lentement.

2°. Que les os cariés rendront quelquefois une férofité très - puante : ce qui arrivera , s'ils font mols & fpongieux , & garnis par conféquent de quantité de vaiffeaux fanguins & lymphatiques ; ou fi le fang fort liquide & fort féreux fournit une grande quantité de lymphe ; qu'au contraire, les os cariés feront fecs , s'ils font fort durs , & garnis de peu de vaiffeaux ; ou fi l'épaiffiffement & la féchereffe du fang , le mettent hors d'état de fournir beaucoup de lymphe.

3°. Que la carie fera univerfelle & dans toute l'étendue de l'os , fi le vice qui la caufe, eft général : qu'elle fera particuliere , & n'occupera qu'un endroit de l'os , fi le vice eft particulier : qu'elle fera externe & fuperficielle , fi une exoftofe extérieure ou une inflammation du périofte qui y ont donné lieu, n'intéreffent que l'ex-térieur de l'os : qu'elle fera interne, fi la moelle skirrheufe ou pourrie endommage le dedans de l'os : qu'elle fera en même tems interne & externe, fi ces deux caufes concourent : enfin, qu'elle occupera un efpace à peu près circulaire, fi elle fuccéde à une exoftofe ou à un ulcère de figure ronde : qu'elle entourera le corps de l'os en forme d'anneau, fi la moelle infectée communique fon vice à la circonférence de l'os qui la renferme.

4°. Enfin, que toute efpéce de carie détruira la liaifon & la folidité des lames offeufes, & qu'elle les détruira d'autant plus, qu'elle aura plus de fondement & d'étendue, & fur-tout fi elle attaque tout le tour de l'os ; de-là vient que dans les Vérolés, les os cariés font ordinairement fi fragiles, que fouvent ils fe caffent & fe mettent en piéces au moindre coup, ou du moins au plus petit effort, fur-tout lorfque la carie eft entiérement annulaire.

V. L'oftéofarcofe (a) eft un ra-

(a) JEAN-LOUIS PETIT, Chirurgien de Paris, de l'Académie des Sciences, prétend

mollissement des os, qui se fait lentement & par degrés, & dans lequel les os deviennent presque cartilagineux, & même quelquefois charnus.

Ce ramollissement peut dépendre de plusieurs autres causes, que nous n'examinons point ici ; mais il est ordinairement l'effet de la Vérole, comme on peut en juger par les faits qu'on trouve dans les Auteurs qui ont écrit des observations Médicinales ; tels que Jean Fernel (a), Jacques Houllier (b), Pierre de Castro (c), Daniel Prottenius (d), George-Jérôme Velschius (e), Dominique Gagliardi, Professeur

---

que cette sorte de Maladie n'est connue que depuis peu, *Mémoires de l'Académie*, ann. 1722, pag. 229. Mais les exemples qu'il apporte, ne prouvent nullement que cette Maladie soit nouvelle, puisque sans parler de mille autres témoignages, il est certain qu'elle a été indiquée il y a déja long-tems dans les Mémoires mêmes de cette Académie. Voyez *Mémoires de l'Académie Royale des Sciences*, ann. 1700, pag. 36 *de l'Histoire.*

(a) *De abditis Rerum Causis, Lib.* 2, *Cap.* 9.

(b) *Observat. rarar. Observ.* 7.

(c) *Ephemerid. Acad. Natur. Curiof. German. Ann.* I. *Observat.* 37.

(d) *Actor. Hafnienf. Volum.* III. *Observ.* 24.

(e) *Observ. Medic. Observ.* 82.

d'Anatomie à Rome (*a*), PIERRE
ROMMELIUS (*b*), JÉRÔME-AMBROISE
LAGENMANTEL (*c*), JEAN-JOSEPH
COURTIAL, Médecin de Toulouse (*d*),
& SAVIARD, Chirurgien de Paris (*e*).

Ce ramollissement des os arrive
toutes les fois que l'humeur Vérolique dont ils font imbibés, étant plus
âcre qu'à l'ordinaire, mais l'étant
moins que dans la carie, diffout infenfiblement tout ce que les os ont
de dur, de folide, & de véritablement offeux, fans intéreffer les parties tendineufes, membraneufes, véficulaires & vafculeufes, qui y font
entrelacées. C'eft ainfi que l'eau-forte,
qui diffout entiérement le fer & le
cuivre, ne touche pas à la cire, qui
eft un corps plus mol. Il arrive de là,
dans le cas préfent, que les parties
molles des os étant hors d'atteinte,
continuent d'être nourries par le moyen
du fang qui circule dans leurs vaiffeaux.

(*a*) *Anatom. Offium. Part. II*, *Obferv.* 3.
(*b*) *Ephemerid. Acad. Natur. Curiof. German. Decur.* 2, *ann.* 7, *Obferv.* 212.
(*c*) Ibid. *Obferv.* 235.
(*d*) Nouvelles Obfervations fur les os, Obferv. XI.
(*e*) Obferv. Chirurgicales, Obferv. 62.

& d'être vivifiées par les esprits animaux qui coulent dans leurs nerfs,
& qu'elles doivent peu-à-peu serrer
& presser la pâte molle formée par
la dissolution des lames osseuses, &
lui donner à la fin la forme de cartilage & de chair.

Il s'ensuit de-là, 1°. que l'ostéo-
sarcose doit être sans douleur, si l'humeur virulente est peu active, & ne
blesse point les parties molles des os,
qui seules sont douées de sentiment;
& qu'elle doit être douloureuse, si
cette humeur est plus corrosive, &
qu'elle piquotte, ronge & irrite vivement ces parties.

2°. Que les os une fois ramollis
doivent céder aisément à la contraction tonique des muscles qui les environnent, à la pesanteur du reste du
corps qui porte sur eux, & à l'action
des causes extérieures; d'où il doit
arriver que les membres, qui manquent de soutien, se défigurent ou se
raccourcissent de plusieurs façons. Ainsi
Prottenius rapporte, que le malade
dont il parle dans l'endroit qu'on a cité, & qui avoit les os mols & flexi-
bles, redevint à l'âge de vingt-six
ans, aussi petit qu'un enfant de trois

ans. J'ai vu moi-même, dans l'Hôpital de Toulouse, une fille dont les os ainsi ramollis se raccourcirent à un tel point, que quand elle mourut, elle avoit à peine trois pieds de haut.

3°. Que les os dans cet état doivent être sujets à toutes les maladies des parties molles, & par conséquent à l'inflammation, à la douleur, à la suppuration, à l'abscès, au cancer, à la gangrène, &c. Sur quoi on peut consulter ANTOINE BENIVENIUS (a), ALEXANDRE BENEDICTUS (b), JEAN LANGIUS (c), JÉRÔME MONTUUS (d), THOMAS BARTHOLIN (e), ALHARD-HERMAN CUMMENUS (f).

§. VI.

TUMEURS GLANDULEUSES ET LYMPHATIQUES.

La lymphe est une humeur com-

(a) *De abditis nonnullis ac mirandis morborum & Curationum Causis*, Cap. 79.

(b) *Anatom. Lib.* 1, *Cap.* 6.

(c) *Medicinalium Epistolar. Lib.* 1, *Epistolâ.* 42.

(d) *Tom. III. Anisreves, Cap.* 54.

(e) *Ephemerid. Academ. Natur. Curiosor. German. Decur. I, Ann. I, Observat.* 37.

(f) *Ibid. Decur. I, Ann. III, Observat.* 112.

muna

mune à tout le corps, de même que
le fang. Elle eft portée au cœur par
les artères dans les différentes parties
du corps, où leurs extrêmités capillaires la diftribuent, & d'où elle revient par des veines particulieres,
nombreufes, petites, tranfparentes,
formées par des tuniques d'une fineffe
extrême, garnies de quantité de valvules qui y forment comme des efpéces de nœuds peu éloignés les uns
des autres : ces veines ne font pas
d'un calibre continu, comme les autres vaiffeaux ; mais elles fe termi-
nent, à plufieurs reprifes, dans des
glandes conglobées ou lymphatiques
qui fervent d'entrepôts à la lymphe,
jufqu'à ce qu'enfin, après avoir fur-
monté tout ce qui retardoit fon cours,
elle tombe dans la fouclaviere gauche, & dans les autres groffes veines
qui font près du cœur, où elle fe
méle de nouveau avec le fang. Au
refte, comme la lymphe eft d'une
nature un peu graffe & vifqueufe, &
qu'elle a par-là beaucoup d'affinité
avec le Virus Vérolique, à qui elle
fert de véhicule, elle ne fauroit manquer d'en éprouver fouvent les funeftes impreffions.

Tome IV.   D

Tumeurs
écrouelleufes,
skirrheufes,
gommeufes,
carcinoma-
teufes, &c.
des glandes.

Or, I, quand elle en eft infectée, elle doit féjourner dans différentes glandes conglobées ; foit à caufe de fon épaiffiffement , qui l'empêche de fe débarraffer de tant de détours ; foit à caufe de fon âcreté, qui, en irritant les glandes, les oblige de fe contracter & de lui fermer paffage. Ainfi les glandes lymphatiques du cou, des aiffelles, des aînes, du méfentere, &c, gorgées d'une lymphe épaiffe qui s'y arrête, doivent devenir dures & former des tumeurs circonfcrites, rondes, écrouelleufes ou parfaitement femblables aux écrouelles, plus ou moins groffes, difpofées en forme de grappe ou de chapelet, dures & adhérentes, ou molles & mobiles, qui étant négligées dégénéreront tantôt en skirrhes & en cancers, tantôt en abfcès & en ulceres.

Athérômes,
méliceris ,
ftéatômes.

II. Que fi la lymphe vient, par les mêmes caufes, à s'accumuler dans quelques ramifications des vaiffeaux lymphatiques, ou dans quelques-uns des intervalles de leurs valvules , il arrivera que ces vaiffeaux fe gonfleront & fe dilateront, & qu'à mefure que leur volume augmentera, la tunique arachnoïde qui les forme, recevant une plus grande quantité de lymphe nourriciere, à caufe de la compreffion qui l'y arrête, en deviendra plus épaiffe, & dégénérera enfin en un kifte membraneux. C'eft ainfi que fe forment, en différentes parties, ces tumeurs gommeufes ou enkiftées, qui portent le nom de *méliceris*, d'*athérômes*, ou de *ftéatômes*, fuivant que la matiere qui y eft contenue, reffemble à du miel, à de la bouillie, ou à du fuif, par fa couleur & fa confiftance.

III. Que fi, par les mêmes caufes, la lymphe virulente vient à s'arrêter dans le tiffu des parties tendineufes qu'elle nourrit, & à s'y épaiffir par fon féjour & par la chaleur de la partie, elle y formera divers tubercules ronds, durs, rénitens, qui déborderont plus ou moins, connus fous les noms de *nodus* au périofte, de *tophus* dans les ligamens, & de *ganglions* dans les nerfs & dans les tendons.

Nodus, tophus, ganglions.

§. VII.

Maladies des Yeux.

Il y a dans les yeux & dans les parties qui font autour, plufieurs hu-

meurs , deſtinées à des uſages différens , mais toutes ſuſceptibles du Virus ; comme 1°. l'humeur viſqueuſe
& ſébacée qui ſuinte du bord carti-
lagineux des paupieres , qui ſert à
l'humecter, & qui produit la chaſſie,
quand elle eſt trop abondante & trop
âcre ; 2°. l'humeur graſſe & ſébacée
qui coule, en petite quantité , de la
caroncule lacrymale ſituée au grand
angle de l'œil ; 3°. l'humeur lymphatique & pituiteuſe , qui ſous la
forme de gouttes imperceptibles eſt
exprimée de la face extérieure de la
conjonctive & de la cornée , & qui
rend le globe de l'œil toujours gliſ-
ſant ; 4°. l'humeur des larmes que
fournit la glande lacrymale ſituée à
la partie ſupérieure de l'orbite ; 5°.
enfin , l'humeur aqueuſe , l'humeur
cryſtalline & l'humeur vitrée , qui
ſont auſſi d'une nature lymphatique.

I. Si l'humeur viſqueuſe des paupieres vient à être épaiſſie par le mê-
lange d'un Virus fort acide, elle croupira dans ſes propres couloirs, les
gonflera , & produira des tubercules
durs , rénitens, ronds ou ovales, at-
tachés aux bords des paupieres, & connus ſous le nom d'*orgeolets*. Que ſi

cette même humeur devient corrofive par le mélange d'un Virus fort âcre, elle rongera fes conduits excrétoires, & formera, fur les bords des paupieres, des ulcères ou des puftules ulcérées : ce qui produira la chaffie, l'inflammation, l'épaiffiffement, la callofité, &c, des paupieres.

II. De même, fi l'humeur fébacée de la caroncule lacrymale eft infectée du Virus, elle dilatera fes réfervoirs, en y féjournant, à raifon de fon épaiffiffement : ce qui attirera le gonflement & la phlogofe de la caroncule. D'un autre côté, cette humeur, en rongeant fes réfervoirs par fon âcreté, produira de petits ulcères fur la caroncule : ainfi, fi le Mal dure, la caroncule groffiffant toujours, s'étendra peu-à-peu jufqu'à la prunelle, & formera un onglet, qui défigurera horriblement l'œil, & qui nuira beaucoup à la vue.

III. Si l'humeur de la conjonctive vient à être infectée du Virus, d'un côté elle en deviendra plus épaiffe, gonflera fes canaux excrétoires, & y produira des tubercules miliaires, durs, rénitens, entaffés, qui en comprimant les vaiffeaux fanguins, don-

Onglet.

Larmoyement & ophthalmie.

neront lieu à l'inflammation , & par
ce moyen au larmoyement & à l'ophthalmie ; de l'autre côté , étant devenue plus âcre , elle corrodera les
bouts de ces tubercules , & causera
de très-petits ulcères pustuleux & rongeans ; ce qui attirera une ophthalmie ulcéreuse , qui est la plus opiniâtre de toutes.

Taches, pus-
tules, staphy-
lômes.

IV. Si l'humeur de la cornée , qui
est à-peu-près de la même nature que
celle de la conjonctive , devient plus
épaisse par le mélange du Virus , elle
croupira dans ses canaux sécrétoires,
& s'y épaissira à un tel point , par
le séjour , que la cornée entiere ou
du moins divers endroits de la cornée en deviendront opaques ; ce qui
formera les tayes ou taches de la cornée. S'il arrive même que cette humeur vienne à s'arrêter dans ses canaux trop vîte & trop abondamment ,
elle les enflera alors jusqu'à y produire de petits tubercules , ou des
boutons miliaires, accompagnés d'une
légere phlogose & d'un sentiment de
chaleur brûlante , plus connus sous
le nom de pustules de la cornée. Enfin,
si cette humeur rendue trop âcre par
le Virus , ronge & creuse insensible-

ment ces puſtules, elles dégénéreront en autant d'ulcères malins & rebelles, & quelquefois même en des ſtaphylômes, ſi l'on n'a pas attention d'en prévenir les progrès.

V. On ne ſauroit diſconvenir que l'humeur lacrymale, qui arroſe continuellement les paupieres, la conjonctive & la cornée, ne puiſſe beaucoup contribuer aux Maladies qu'on vient d'expoſer, lorſqu'elle ſera infectée du Virus. Mais l'expérience apprend qu'elle l'eſt moins, & plus tard que les autres humeurs dont on vient de parler, parce qu'étant plus ténue & plus ſereuſe, elle eſt moins propre à s'unir avec le Virus, qui eſt d'une nature viſqueuſe.

VI. Si quelques gouttes de pus fort âcre, détachées des paupieres, de la conjonctive ou de la cornée, qui ſont rongées, ſuppurées ou ulcérées, viennent à paſſer avec les larmes dans le ſac nazal, elles en rongeront bientôt la face interne, & produiront ainſi la fiſtule lacrymale. Cette Maladie peut auſſi venir d'autres cauſes, ſans qu'il ait précédé d'ulcères aux yeux ; comme d'un tubercule Vérolique formé dans la cavité du ſac nazal, &

Fiſtule lacrymale.

D iv

& qui a suppuré ; d'une exostose des
os du nez, qui, en comprimant ce
sac, occasionne le séjour & la corruption des larmes ; d'une carie Vérolique de l'os *unguis*, qui ulcère le
sac nazal placé au-dessus, &c.

Glaucôme, cataracte, ecchymose, ophthalmie interne, hy- popyon.

VII. Si le Virus pénetre jusqu'aux
humeurs vitrée, crystalline, ou aqueu-
se, & qu'il soit fort acide, il causera
dans ces humeurs un épaississement
contre nature, & produira le glaucôme, la cataracte, ou bien la fausse
apparence de petits poils qui voltigent
en l'air. Que si le Virus est fort âcre ;
il ulcérera les vaisseaux & les tuniques de ces humeurs, & causera l'ecchymose, l'ophthalmie interne, l'abscès sous la cornée, la suppuration de
tout l'œil, &c.

Goutte se- reine.

VIII. Enfin, dans la Vérole, il
arrive assez souvent une diminution
dans la vue, ou même un aveuglement total, par la paralysie des nerfs
optiques ; ce qu'on nomme *goutte-
sereine*, parce que les yeux conservent
leur couleur & leur transparence naturelle. Cette paralysie des nerfs optiques dans la Vérole, vient, ou de ce
que ces nerfs sont obstrués par les esprits que le Virus a épaissis ; ce qui

eſt aſſez rare ; ou de ce qu'ils ſont comprimés par les artères voiſines pleines d'un ſang trop épais, par les *nodus* & les ganglions formés à la tunique dont ils ſont revêtus, ou par les exoſtoſes qui ſurviennent au trou oſſeux qui leur donne paſſage ; ce qui eſt plus fréquent.

§. VIII.

MALADIES DES OREILLES.

Les oreilles n'ont point d'autre humeur particuliere, que l'eſpéce de cire qui ſe ſépare, dans le conduit auditif. Quoique cette humeur ſoit ſulfureuſe & viſqueuſe, comme du miel, & que, par ces deux qualités, elle ſemble avoir de l'affinité avec le Virus Vérolique, elle en eſt cependant infectée plus rarement & plus tard que les autres humeurs du corps, ſoit qu'elle ne puiſſe s'allier avec l'acide Vénérien, ſoit qu'elle l'émouſſe par l'amertume qui lui eſt naturelle. Il arrive pourtant qu'elle en eſt quelquefois infectée ; & alors elle conſtitue la *premiere* claſſe des Maladies Vénériennes qui ſont propres aux oreilles.

D'un autre côté, les chambres
osseuses de l'oreille intérieure & les
divers osselets qui y font contenus,
font fujets à des exoftoses, des hy-
péroftoses & des caries Véroliques,
de même que les autres os, & encore
plus fouvent, fur-tout fi le gofier &
les amygdales fe trouvent expofés à
des chancres Vénériens, parce que
la portion de l'air qui fort dans l'expiration, & qui eft portée dans la
cavité du tambour par les trompes
d'euftache, enlève, en paffant fur les
endroits ulcérés, plufieurs atômes vi-
rulens qu'elle y apporte avec foi ; &
voilà la *feconde* claffe des Maladies
Vénériennes des oreilles.

Ainfi, I. la cire des oreilles, fi elle
eft infectée du Virus, deviendra d'un
côté plus épaiffe, féjournera dans fes
réfervoirs, les dilatera, & comprimant, par ce moyen, les veines voifines, produira dans le conduit auditif la phlogofe, l'inflammation &
la douleur, qui aboutiront fouvent
à des abfcès. De l'autre côté, cette
cire deviendra plus âcre, rongera le
dedans du conduit, & y caufera des
gerfures & de petits ulcères, qui dégénéreront fouvent en dartres mali-

gnes & en ulcères rebelles. Il arrivera, par l'une ou par l'autre de ces causes, que les oreilles rendront du pus, de la férofité, de la fanie, &c.

II. Les os de l'oreille interne font non-feulement expofés aux caufes générales d'exoftofe & d'hypéroftofe qui font communes aux autres os du corps, mais ils font expofés encore à des caufes particulieres ; telles que les vapeurs, qui s'élevent des ulcères du gofier, qui pénétrent dans l'oreille interne par les trompes d'euftache, dans le tems de l'expiration, & qui communiquent leur infection aux os de l'oreille. C'eft de-là que viennent les fréquentes exoftofes de la voûte offeufe du tympan, du finus maftoïde, du labyrinthe, &c, ou les hypéroftofes des quatre offelets de l'ouie, l'enclume, le marteau, l'étrier & l'os orbiculaire.

Exoftofes & hypéroftofes dans l'oreille interne.

III. Ces os ainfi tuméfiés fe carieront infenfiblement, par les caufes qui ont été expliquées ci-deffus, §. V, n°. IV. Il en découlera alors dans la cavité du tympan un pus ou plutôt une férofité puante, qui ayant rongé la membrane du tympan, coulera au-dehors par le conduit auditif. Quelquefois

Ulcères.

même on verra fortir , avec le pus ,
quelqu'un de ces offelets entiers , ou
bien différentes efquilles offeufes que
la carie aura détachées de la voûte de
l'oreille interne.

*Sifflement,
bourdonne-
ment, tinte-
mens.*

IV. Le fang des Vérolés fe trouvant fort épais , doit croupir fouvent
dans le cerveau , comme on verra
plus bas , §. IX, n°. I. Par-là le fang
des artères carotides fe trouvant arrêté dans le chemin qui le porte au
cerveau , devra fe détourner en plus
grande quantité dans les artères latérales qui aboutiffent à l'oreille interne , & devra par conféquent dilater beaucoup plus toutes les ramifications artérielles qui tapiffent le dedans de l'oreille , & qui accompagnent
les nerfs acouftiques ; de forte que
ces artères fecouant & ébranlant plus
fortement ces nerfs , par la violence
de leurs ofcillations , produiront dans
l'oreille la même impreffion que produit le trémouffement de l'air lorfqu'on entend quelque fon. C'eft de-
là que vient ce bruit incommode qu'on
croit entendre dans l'oreille , & qui ,
fuivant la diverfe tenfion & *vibrati-
lité* des nerfs , ou fuivant le battement
plus fréquent ou plus rare des artè-

res, semble être tantôt continu & aigu, ce qu'on nomme *sifflement* ; tantôt continu & grave ; ce qui s'appelle *bourdonnement* ; & tantôt entrecoupé & interrompu, ce qui porte le nom de *tintouin* ou de *tintement*.

V. Enfin la Vérole cause quelquefois la dureté d'ouie, & même la surdité ; soit parce que les osselets ont été détruits par la carie, ou du moins parce qu'étant enflés, ils sont devenus incapables d'exécuter leurs fonctions ordinaires ; soit parce que les nerfs acoustiques sont obstrués par des esprits trop grossiers, ou comprimés par des artères trop gonflées, par des nodus ou des ganglions formés auprès, par des exostoses survenues dans les os qu'ils traversent, &c. Sur quoi on peut voir ce qui a été dit ci-dessus touchant l'aveuglement, dans la *section* précédente, n°. VIII.

Dureté d'ouie & surdité.

§. IX.

FONCTIONS BLESSÉES.

Nous serons plus courts sur ce qui reste, & nous ne ferons qu'indiquer la cause des dérangemens qui arrivent à chacune des fonctions ; autrement, ce feroit donner un Traité complet de Pathologie. Mais , en cherchant la briéveté , nous tâcherons d'éviter l'obfcurité, & nous nous flattons d'autant plus d'y réuffir , que les chofes qu'on vient de dire , répandent un affez grand jour fur celles dont on va parler ; en ce qu'elles dépendent également de la même maniere d'agir du Virus , qui, d'un côté , épaiffit toutes les humeurs lymphatiques , & qui de l'autre , leur communique en même tems une âcreté corrofive.

Léfion des fonctions animales, d'où elle vient ? I. Les fonctions animales ; c'eft-à-dire , celles qui dépendent des organes renfermés dans la tête , peuvent être altérées , dans la Vérole , par plufieurs caufes ; 1°. par des tumeurs formées contre nature ; par l'exoftofe ou la carie de l'une des tables offeufes qui forment la partie fupérieure ou inférieure du crâne ; par des *nodus* ou des ganglions du péricrâne , ou des méninges ; par des hydatides ou des tubercules des plexus choroïdes ; par un skirrhe de la glande pituitaire , qui eft fituée fur la felle du turc ; par un abfcès ou une tumeur gommeufe dans le cerveau , &c ; 2°. par le féjour du fang , foit qu'il vienne de fon épaiffiſſement ſeul, ou des obſtacles dont on vient de parler, & qui regardent le cours dū ſang ; 3°. par l'épaiſſiſſement des eſprits animaux, qui fait qu'ils ſe ſéparent moins abondamment & qu'ils coulent plus lentement dans les parties.

De-là doivent s'enſuivre 1°. la peſanteur de tête, lorſque le ſang croupit dans tout le cerveau.

Peſanteur de tête.

2°. La douleur de tête qu'on nomme *clou* ou *œuf*, ſuivant l'étendue qu'elle occupe ; quand l'exoſtoſe ou la carie attaque quelque endroit d'un os ; quand il y a un *nodus* au péricrâne ; des tubercules ou des puſtules dans quelque partie de la dure-mere ; quand il s'eſt formé un abſcès dans quelque endroit du cerveau ; quand le ſang y ſéjourne quelque part, à raiſon de ſon épaiſſiſſement, ou qu'il y laiſſe épancher une lymphe trop âcre.

Clou & œuf.

3°. La migraine, qui vient des mêmes cauſes, mais répandues dans une plus grande étendue de la tête, & ordinairement dans la moitié.

Migraine.

4°. La douleur de tête, *gravative* ou *pulſative*, quand les artères des méninges, à force d'être trop pleines

Douleur de tête.

d'un fang qui y croupit, compriment le cerveau, ou qu'elles fecouent les méninges par des battemens trop violens; *pungitive & mordicante*, quand une férofité âcre épanchée fur les membranes, les piquotte & les irrite.

Vertige. 5°. Le vertige, qui fera un vertige *fimple*, s'il arrive que le fang pouffé dans les carotides, & hors d'état de paffer dans le cerveau comme à l'ordinaire, à caufe de l'engorgement qui s'y trouve, foit forcé de fe porter en plus grande quantité du côté des yeux par les artères collatérales, & d'augmenter par-là les pulfations des artères de la rétine, jufqu'au point de les mettre en état de caufer, par leurs ofcillations alternatives, un ébranlement & un trémouffement des fibrilles nerveufes de cette tunique ; qui fera un vertige ténébreux, s'il arrive que les artères de la rétine, extraordinairement gonflées, compriment fi fort les fibres de la rétine, qu'elles ne puiffent plus admettre les efprits.

Convulfion. 6°. La convulfion, fi quelques artères du cerveau trop pleines de fang, battent avec beaucoup de violence, & pouffent fortement, mais continuellement, les esprits dans les mêmes nerfs. Les mouvemens convulsifs, si le gonflement & le battement violent des artè⬛ varient par intervalles, & pouffent par conséquent les esprits & dans les différentes parties, & avec des efforts très-inégaux & très-variables.

7°. L'épilepsie, si le sang, à force de séjourner dans le cerveau, le comprime jusqu'à causer le relâchement des fibres qui servent à l'exercice des opérations intellectuelles, ce qui attirera une perte de connoissance ; tandis que, d'un autre côté, les esprits qui continuent de se séparer presque comme dans l'état naturel, seront irréguliérement pouffés dans les nerfs par les battemens violens des artères gonflées, & produiront la convulsion ou les mouvemens convulsifs.

8°. La paralysie, si les principes des nerfs sont obstrués par l'épaississement de la lymphe qui les remplit, & qui constitue les esprits animaux, ou s'ils sont tellement comprimés par des exostoses, des *nodus*, des ganglions, ou des vaisseaux sanguins trop remplis, qu'ils ne puissent plus donner entrée aux esprits qui de-

vroient y couler : car, pour la troisiéme cause de paralysie, qu'on allé-
gue quelquefois, savoir, le relâchement des nerfs dont les cavités sont
oblitérées par l'affaissement des parois,
je ne crois pas qu'elle ait lieu dans
la Vérole, parce que le caractere du
Virus, n'est pas de ramollir & de relâcher les parties, mais au contraire
de les resserrer & de les endurcir.

Tremble-
ment des
membres.

9°. Le tremblement des membres,
lorsqu'ils sont suspendus, dont nous
croyons qu'il faut distinguer deux espéces ; l'une, quand la partie affectée se trouve privée d'une partie de
ses forces ; l'autre, quand elle les conserve en entier. La premiere de ces
espéces de tremblement arrive lorsque les nerfs sont à demi bouchés
par les causes dont ont vient de parler, & qu'ils ne peuvent pas donner
entrée à assez d'esprits pour pouvoir
contrebalancer le poids des membres
qui sont suspendus : d'où l'on voit
que cette espéce de tremblement reconnoît la même cause que la paralysie, n'en differe que du plus au moins,
& doit l'accompagner ordinairement
quand elle commence, & quand elle
se résout. La seconde espéce de trem-

blement arrive lorfque les fibres nerveufes font plus roides & plus tendues, & qu'en même tems les artères
qui fe répandent dans l'entre-deux,
battent plus fortement : car alors les
ofcillations des artères, plus grandes qu'à l'ordinaire, caufent dans les
fibres nerveufes trop tendues, des
ébranlemens & des fecouffes alternatives, qui pouffent par reprifes les
efprits dans les parties : d'où vient
le tremblement dans les membres
qui font fufpendus en l'air, par l'effort tonique & égal des mufcles an-
tagoniftes, & qui par conféquent
n'ont befoin que d'un nouveau degré
de force le plus léger, pour être alternativement pouffés d'un côté ou
d'un autre.

10°. L'hydrocéphale, fi la glande Hydrocé-
pituitaire, qui eft placée fur la felle phale.
du turc, devient skirrheufe, & par
conféquent fi elle refufe paffage à la
lymphe qui coule des ventricules du
cerveau; ou fi quelques endroits du
cerveau ou de fes enveloppes, étant
tuméfiés, gênent le cours du fang,
& caufent un dépôt de férofité.

11°. L'infomnie, fi le malade fe Infomnie.
trouve tourmenté de douleurs violen-

tes, de quelque espéce qu'elles soient, de rhumatisme, de goute, des os, &c.

II. Les fonctions vitales, qui s'exer-cent par des organes contenus dans la poitrine, peuvent être altérées, dans la Vérole, par différentes cau-ses, 1°. par des tubercules ou des tu-meurs gommeuses dans la substance du poumon, soit qu'elles suppurent, ou qu'elles soient encore vertes ; 2°. par l'acrimonie que le Mal commu-nique à l'humeur bronchiale ; 3°. par le séjour du sang qui s'arrête dans le poumon, à cause des obstacles qu'il y rencontre, ou uniquement à cause de son épaississement ; 4°. par des ex-croissances polypeuses, ou par de vrais polypes, qui se forment dans les ven-tricules du cœur ; 5°. par des con-crétions lymphatiques, ou par de faux polypes, qui viennent dans les mêmes endroits ; 6°. par l'hydropi-sie, l'abscès, ou l'ulcère du péri-carde.

De-là doivent survenir 1°. la dys-pnée ou difficulté de respirer, l'as-thme, l'orthopnée, Maladies qui ne différent entr'elles que du plus au moins ; si le sang vient à croupir dans le poumon, soit à cause de son épais-

Lésion des fonctions vi-tales, d'où elle vient?

Asthme.

jssement, soit à cause des obstacles ou des tubercules qui en retardent le cours.

2°. La toux, si l'humeur de la tra- Toux. chée-artère, devenue âcre par le mélange du Virus, piquotte vivement la tunique intérieure des bronches.

3°. L'hémoptysie ou crachement Crachement de sang. de sang, s'il arrive que les vaisseaux du poumon se crévent, par l'abondance du sang qui croupit, ou par la raréfaction qui le gonfle, ou qu'ils soient rongés par l'âcreté de l'humeur bronchiale.

4°. La vomique, si des tumeurs Vomique. gommeuses ou de gros tubercules viennent à suppurer dans les poumons, & à y former un abscès caché, qui s'ouvrira par la rupture ou par l'érosion de la poche qui le renferme.

5°. La phthisie, si une vomique Phthisie. ouverte, des tubercules suppurés, ou une érosion des bronches causée par l'humeur qui les arrose, dégénérent en ulcère malin, opiniâtre, rebelle, comme il est assez ordinaire dans les poumons.

6°. La palpitation de cœur, si sa di- Palpitation latation est gênée par des obstacles qui compriment le cœur extérieurement, comme l'hydropisie, l'abscès, l'ulcère, une excroissance charnue du péricarde : si le passage du sang des ventricules dans les artères, est retardé par des polypes vrais, des concrétions polypeuses, des excroissances charnues dans les grosses artères, des engorgemens du poumon, &c. Enfin, si un resserrement spasmodique du cœur, idiopatique ou sympatique, arrête le mouvement de ses fibres charnues.

Syncope.   7°. La syncope & la défaillance, lorsque les mêmes causes agissent avec plus de force, & affoiblissent, pour un tems, la contraction ou la dilatation du cœur, jusqu'au point de les empêcher de se faire sentir.

Intermittence du pouls.   8°. L'inégalité & l'intermittence du pouls, par les causes qui produisent la palpitation du cœur, la syncope, la défaillance, & la cessation de pouls.

Lésion des fonctions naturelles, d'où elle vient ?   III. Les fonctions naturelles, dont l'exercice dépend des organes contenus dans le bas-ventre, peuvent être altérées, dans la Vérole, par les causes suivantes ; 1°. par le vice de la lymphe stomacale & intestinale, in-

fectée du Virus ; 2°. par un semblable vice de la bile & du suc pancréatique ; 3°. par le skirrhe des glandes conglobées qui occupent divers
endroits de l'*abdomen*, & principalement le méfentere ; 4°. par le féjour
du fang, foit qu'il vienne de fon feul
épaiffiffement, ou des engorgemens
qu'il y a dans les vifcères.

De-là furviennent, 1°. le dégoût
& l'indigeftion, fi la lymphe ftoma-
cale plus épaiffe qu'à l'ordinaire, ou
dégénérée de fon caractere naturel,
n'eft plus capable d'exciter la faim,
ni de fermenter & de digérer les alimens.

2°. Le vomiffement ou le hoquet,
fi cette lymphe devenue trop âcre,
communique le même vice au chyle
qu'elle forme, & le met ainfi en état
d'irriter la tunique nerveufe de l'eftomac, ce qui caufera le vomiffement ;
ou d'irriter feulement fon orifice fu-
périeur ; ce qui produira le hoquet.

3°. L'affection hypochondriaque,
fi aux fymptômes que le chyle trop
âcre peut caufer, en irritant l'eftomac & les inteftins, & en épaiffiffant
le fang, & aux autres incommodités
que le Virus produit dans tout le corps,

on joint de la part du malade une dif-
poſition d'eſprit mélancolique ; ce
qui eſt eſſentiel à l'affection hypochondriaque.

Diarrhée. 4°. La diarrhée ou le cours-de-
ventre, ſi le chyle trop âcre, ſi la
lymphe inteſtinale, la bile, ou le
ſuc pancréatique altérés par le mê-
lange du Virus, irritent les inteſtins,
& accélérent leur mouvement périſ-
taltique. Cé cours-de-ventre ſera *ſter-*
coral, ſi l'on ne rend que des matieres fécales ; mais plus liquides qu'à
l'ordinaire ; *ſéreux*, ſi l'irritation des
glandes inteſtinales en exprime beaucoup de ſéroſité ; *bilieux*, ſi la même
cauſe tire du foie une abondance de
bile fort liquide ; *lientérique*, ſi les
alimens ſortent de l'eſtomac ſans être
digérés, ou ne l'étant pas aſſez ; *cœlia-*
que, ſi le chyle ne peut point pénétrer dans les veines lactées, à cauſe
des skirrhes des glandes du méſentere,
& qu'ainſi il reſte parmi les matieres
fécales, & ſorte avec elles.

Obſtructions
du foie, de la
rate, du pan-
créas. 5°. Les obſtructions & les engorgemens du foie, de la rate, du pancréas,
&c, ſi la bile, la lymphe de la rate,
ou le ſuc pancréatique ſont trop épais,
& s'arrêtent dans leurs réſervoirs.

6°.

6°. L'ictère ou jauniſſe, ſi la bile ne peut point ſe ſéparer, à cauſe de ſa viſcoſité, & qu'elle regorge dans le ſang. Cet ictère ſera *jaune*, ſi la bile eſt jaune; & *noir*, ſi la bile eſt noire.

7°. L'hydropiſie aſcite, ſi le ſang veineux, retardé dans ſon cours par l'obſtruction du foie, de la rate & du pancréas, laiſſe échapper goutte à goutte ſa séroſité dans la cavité du bas-ventre.

8°. Les hémorrhoïdes, ſi le foie obſtrué ou skirrheux comprime la veine-porte, juſqu'à obliger le ſang à croupir dans les extrêmités capillaires des veines hémorrhoïdales, qui ſont autour de l'anus, & à y produire des varices. Ces hémorrhoïdes flueront ou ne flueront pas, ſeront calleuſes, s'enflammeront, ſuppureront, s'ulcèreront, ou deviendront carcinomateuſes, par différentes cauſes qu'il n'eſt pas queſtion d'examiner ici, & qui doivent ſe prendre dans la théorie particuliere de cette maladie.

IV. La léſion des fonctions univerſelles, dans les Vérolés, peut venir, 1°. de l'âcreté de la lymphe nourriciere infectée du Virus; 2°. de la di-

Tome IV. E

minution du cours des esprits dans les nerfs ; 3°. du défaut d'atténuation dans le sang ; 4°. de l'amas d'humeurs récrémentitielles & excrémentitielles, que les embarras des viscères retiennent dans le sang.

Maigreur, Atrophie. C'est de-là que viennent, 1°. l'amaigrissement, l'atrophie & le marasme, si la lymphe nourriciere trop âcre, loin de nourrir les parties, ne fait que les racler & les exténuer.

Abattement. 2°. La foiblesse, la langueur & l'abattement, si les esprits coulent & en trop petite quantité & trop lentement dans les parties, & sur-tout dans les muscles ; *en trop petite quantité*, parce qu'il s'en sépare peu dans le cerveau ; *trop lentement*, parce qu'ils sont trop épais.

Changement de la couleur du visage. 3°. Le changement dans la couleur du visage, qui devient pâle & même livide ; (ce qui produit dans les femmes les pâles-couleurs), si le sang trop épais & mal affiné ne fermente pas avec assez de force, pour donner le coloris naturel au visage ; ou si la bile qui regorge, se mêle avec l'humeur muqueuse qui est sous l'épiderme, & en altere la couleur naturelle.

4°. La fièvre intermittente, si le mauvais chyle qui passe de l'estomac & des premieres voies dans le sang, ou si les récrémens retenus dans le sang, troublent l'économie ordinaire de la circulation. Fièvre intermittente.

5°. La fièvre lente vient des mêmes causes, mais plus opiniâtres; ou, ce qui est plus ordinaire, elle est la suite de douleurs atroces, d'ulcérations en différentes parties, de tumeurs gommeuses, de *nodus* ou d'exostoses qui suppurent, d'abscès internes, &c, accidens qui accompagnent presque toujours la Vérole invétérée. Fièvre lente.

V. Enfin, les fonctions qui sont propres aux femmes, peuvent être altérées ; 1°. par le vice de la lymphe laiteuse ou du lait des mammelles, que le mélange du Virus rend trop épais & trop âcre ; 2°. par un semblable vice de la lymphe laiteuse ou du lait de la matrice, de qui dépend l'écoulement périodique des régles ; 3°. par le vice de la lymphe qui remplit les vésicules ou œufs contenus dans les testicules des ovaires des femmes, & destinés à être le berceau de l'embryon. Léfion des fonctions propres aux femmes, d'où elle vient ?

C'est à ces causes qu'on doit rap- Cancer des mammelles.

porter, 1°. le cancer des mammelles, quand la lymphe laiteuse, à force
d'être trop épaisse, séjourne dans les
vésicules des mammelles, s'y durcit
& y forme un skirrhe douloureux.
Ce cancer sera *occulte*, tant que la
matiere épaisse demeurera tranquille;
mais si elle vient à se raréfier, &
qu'elle distende & déchire la tumeur,
ce sera alors un cancer *ouvert &*
ulcéré.

Suppression
des règles.

 2°. La suppression des règles, quand
la lymphe laiteuse de la matrice ne
peut pas se séparer dans ses couloirs,
à cause de son épaississement, parce
qu'elle ne sauroit alors ni remplir ses
réservoirs vésiculaires, ni comprimer
les veines qui sont auprès, ni gonfler
& dilater les appendices latérales de
ces veines, & les faire ouvrir à leurs
extrêmités, pour donner lieu à l'é-
coulement ordinaire du sang mens-
truel.

Flux excessif
de règles.

 3°. Le flux immodéré de règles;
quand la lymphe laiteuse se sépare
dans le sang, mais qu'elle ne peut
point s'évacuer, à cause de son épaississement, & qu'ainsi elle gonfle ses
réservoirs, comprime les veines voisines; enfin, dilate & ouvre leurs ap-

pendices jufqu'à un tel point, que
le fang ne ceffe pas de couler. Il peut
arriver auffi que la fuppreffion & le
flux immodéré des règles dépendent
d'autres maladies plus confidérables,
comme la *fuppreffion*, du skirrhe ou
du cancer, & le *flux immodéré*, de
l'érofion ou de l'ulcère de la matrice.

4°. Les fleurs-blanches, quand la
lymphe de la matrice devient trop
âcre, qu'elle fe fépare par cette raifon trop abondamment, & qu'elle
coule fans interruption de fes réfervoirs ; ou bien quand les vaiffeaux
fanguins comprimés par les tumeurs
voifines, ou par les réfervoirs de la
matrice pleins d'un lait trop épais,
laiffent échapper fans ceffe une férofité copieufe dans la cavité de cette
partie.

5°. L'inflammation de la matrice,
quand les couloirs utérins dilatés tout
d'un coup par le féjour de la lymphe
laiteufe, arrêtent fubitement le cours
du fang dans les veines, & le forcent de
fe jetter rapidement dans les vaiffeaux
lymphatiques qui font placés aux extrêmités des artères. Cette inflammation tournera en abfcès, ou, ce qui
eft pire, en gangrène, à moins qu'en

E iij

déſempliſſant les vaiſſeaux , & en en-
levant les obſtaclès , on ne ramene au
plutôt le ſang dans ſes routes naturelles.

Ulcère de la matrice. 6°. L'ulcère de la matrice , qui
peut venir de deux cauſes ; 1°. d'une
ſuppuration , lorſque l'abſcès ſuccéde
à l'inflammation dont on vient de
parler , & s'ouvre dans la cavité de
la matrice ; ou lorſqu'un ſtéatôme ,
un athérôme , ou un mélicéris , qui
occupent ou avoiſinent les tuniques
de la matrice , s'ouvrent dans ſa cavité après avoir ſuppuré ; 2°. d'une
éroſion , lorſque la ſemence d'un homme gâté , des fleurs-blanches , ou un
ſang menſtruel , infectés de Virus ,
ulcèrent la face interne de la matrice.

Skirrhe de la matrice. 7°. Le skirrhe de la matrice ,
quand la lymphe laiteuſe s'amaſſe
peu-à-peu dans ſes couloirs , & s'y
endurcit. Ce skirrhe dégénérera ſouvent en cancer , dès que la lymphe
fort âcre commencera à prendre un
mouvement de raréfaction , qui produira par degrés la douleur , les élancemens , l'ulcération.

Tophus , skirrhes & tu-meurs des ovaires. 8°. Le *tophus* , les skirrhes & les
tumeurs des ovaires , quand la lym-
phe des véſicules tranſparentes & ron-

des , qui occupent chacune une niche ou cellule particuliere , à la partie inférieure des ovaires , & qu'on nomme les *œufs des femmes* , ou quand la lymphe qui arrose la partie supérieure des mêmes ovaires , molle , pulpeuse , pleine de suc , & où sont suspendus les œufs , vient à s'épaissir , par le mélange du Virus , jusqu'à former des *tophus* , ou des skirrhes , qui varient en nombre , grosseur , figure & situation , & qui dégénerent quelquefois en cancers , par les différentes causes rapportées ci-dessus au Livre III , Chapitre VI , §. III.

9°. Les hydatides , l'hydropisie , l'abscès des ovaires , quand des tubercules produits dans ces parties par une cause Vérolique , gênent le retour du sang ou de la lymphe , & l'obligent à laisser épancher de la sérosité dans les cellules des ovaires, ou dans les œufs mêmes que ces cellules contiennent, ce qui y forme des *hydatides* ; ou bien dans la substancee même des ovaires , ce qui y produit une hydropisie , laquelle , de même que les hydatides, dégénere assez souvent en des abscès équivoques & *anomales*.

Hydatides , hydropisie , abscès des ovaires.

Stérilité. 10°. La stérilité, quand les règles supprimées ou trop abondantes, les fleurs-blanches trop copieuses, l'ulcère, le skirrhe, ou le cancer de la matrice empêchent la conception ; ou, supposé que la matrice soit saine, quand les ovaires s'enflent, ou que les œufs s'endurcissent & deviennnent incapables d'être fécondés.

Fausses-couches fréquentes. 11°. Les fausses-couches fréquentes, quand le fœtus est détruit dans la matrice par l'âcreté virulente du lait que la mere lui fournit pour le nourrir.

Enfans à demi-pourris. 12°. L'accouchement d'enfans foibles, maigres, languissans, à demi-pourris, couverts d'érysipèles, d'ulcères, &c, vient de la même cause, parce que le Virus se communiquant de la mere au fœtus, le réduit bientôt dans un état pitoyable.

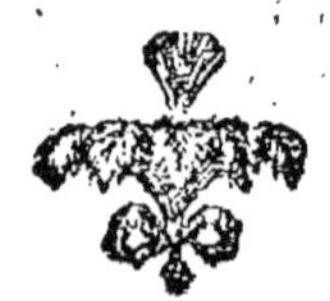

CHAPITRE IV.

Diagnostic de la Vérole confirmée.

IL s'agit de décider deux questions dans le diagnostic de la Vérole : l'une, si le malade l'a réellement ? Et l'autre, quelle est l'espéce de Vérole qu'il a, & si elle est seule, ou compliquée avec quelqu'autre Mal ?

I. Il faut d'abord s'assurer si le malade a la Vérole, de peur de prendre les apparences pour la réalité ; ce qui seroit fâcheux pour le malade, & honteux pour le Médecin, sans compter qu'il est important d'être bientôt éclairci sur ce point, afin de pouvoir détruire ce Mal de bonne heure, sans lui donner le tems de se fortifier.

II. Il faut décider ensuite quelle est l'espéce de Vérole qu'on a à combattre, simple, ou composée, afin de proportionner le traitement à la Maladie, en employant les seuls remédes de la Vérole dans la Vérole qui est simple, & en y joignant ceux des autres Maladies dans la Vérole qui est compliquée ; & supposé que les

E v

remédes foient oppofés entr'eux, afin
de détruire d'abord la Maladie qui
eft la plus aifée à guérir, pour venir enfuite plus aifément à bout de
l'autre.

§. I.

Savoir, si le Malade a réellement la Vérole ?

Facilité du diagnoftic, fi le Mal fe manifeftoit à l'infpection du fang.

Le *diagnoftic* de la Vérole feroit
bien aifé, fi l'on pouvoit s'en rapporter à ceux qui prétendent s'en affurer par l'infpection du fang qu'on
tire aux Malades. C'eft ainfi que Jean
Jessenius de Jessen, Médecin Hon-
grois, prétendoit en 1618, qu'*une
certaine pâleur ou blancheur dénote la
Vérole, quand il tient au refte de la
maffe comme une peau ténace* (a). C'eft
ainfi qu'en 1728, George-Daniel
Coschwitz, Profeffeur en Médecine dans l'Univerfité de Hall, dit
que *le Virus Vérolique qui a pénétré
dans le fang, fe manifefte affez fouvent par la faignée, lorfque le fang
des Vérolés étant refroidi, fait voir
non-feulement une vifcofité générale,*

____

(a) Jugement du fang tiré de la veine
pag. m. 22.

mais encore un amas singulier de portions blanches & visqueuses (a).

Au reste, cette opinion n'est pas particuliere à ces Auteurs, mais répandue depuis long-tems : car on voit encore aujourdhui beaucoup de Médecins qui croyent que la Vérole ne s'annonce jamais plus sûrement, que quand le sang tiré de la veine & refroidi, se couvre d'une croûte épaisse, ferme, compacte, & de différentes couleurs (b), sur-tout quand cette croûte se partage en plaques jaunâtres, violettes, noires, ou que le caillot de sang formé dans la palette plusieurs grumeaux fermes, durs, condensés, comme autant de pois. *Comme quelques Médecins se l'imaginent.*

Il ne faut donc pas être surpris si le vulgaire sottement crédule & opiniâtre dans sa crédulité, s'est gravé *Ainsi que la plupart des malades.*

***

(a) Œconomie animale détruite & dérangée, *pag. m.* 354. Voyez aussi Melchior Friccius, dans ses *Paradoxes sur les Poisons,* chap. 24, *pag. m.* 418, en 1710.

(b) J'ai soigneusement recherché, dans un Traité Manuscrit *de l'inspection du Sang,* que j'ai dicté il y a déja du tems, au College Royal, les causes de ces sortes de croûtes dont le sang a accoutumé de se couvrir, principalement dans les Maladies Rhumatismales, Catarrheuses & Inflammatoires.

E vj

ſi profondément dans l'imagination cette ridicule opinion, qui regne encore à préſent; de ſorte qu'il y a des gens qui ne croiroient jamais avoir la Vérole, malgré les ſymptômes les plus preſſans, s'ils ne s'en convainquoient par la couleur & la conſiſtance du ſang; tandis qu'il en eſt d'autres à qui l'on ne perſuaderoit jamais qu'ils n'ont point de Mal, s'ils voyoient dans leur ſang cette fameuſe variété de couleurs & de conſiſtance.

On croyoit de même autrefois pouvoir reconnoître la lèpre à l'inſpection du ſang.

Il regnoit autrefois, comme par tradition entre les Médecins, une opinion toute ſemblable touchant le ſang des lépreux. On comptoit parmi les ſignes les plus certains de la lèpre, 1°. *ſi le ſang qu'on tiroit par la ſaignée, étoit noir, plombé, obſcur, cendré, graveleux & grumeleux* (a); 2°. *ſi la partie fibreuſe qui reſtoit dans la chauſſe après ſa lotion, étoit graveleuſe, grenue & grumeleuſe* (b); 3°. *s'il paroiſſoit dans le ſang comme des grains d'a-*

(a) GUY DE CHAULIAC, dans ſa *Chirurgie*, Traité *VI*, Doct. 1, Chap. 2.

(b) BERNARD GORDON, dans ſon *Lilium*, Partie 1, Chap. 22; & dans ſon Traité *de la Saignée*, *Liv.* 1, Chap. 13.

voinè fermes, ferrés, compacts (a).

C'eſt ce qui me perſuade que l'opinion moderne ſur les vices du ſang des Vérolés a été tirée par analogie de l'idée des Anciens ſur les vices du ſang des lépreux. En effet, comme l'on obſervoit à peu près les mêmes ſymptômes de part & d'autre, il étoit naturel de ſuppoſer à peu près les mêmes vices dans le ſang des uns & des autres, ſur-tout dans les premiers tems où la plupart des Médecins confondoient la Vérole avec la lèpre.

De ſavoir maintenant ſi les vices du ſang des lépreux rapportés par les Anciens, y étoient réellement viſibles; c'eſt ce qui ne m'eſt guère poſſible, d'autant que je n'ai jamais eu occaſion de voir qu'un ſeul lépreux qui étoit venu de Sicile ſa Patrie, à Montpellier pour s'y faire traiter, dans le tems que j'y étudiois la Médecine. Mais ce qui m'en fait douter, c'eſt le témoignage de FELIX PLATER, Médecin de Bâle, qui vers l'an 1608,

Ce qui ſemble avoir donné lieu à l'idée qu'on a du ſang des Vérolés.

Raiſons de douter ſi les ſignes tirés de l'inſpection du ſang des lépreux, étoient valides & concluans.

(a) VALESCUS DE TARANTA, dans ſon *Philonium Chirurgicum, Chap.* 10. Voyez auſſi *l'Examen des Lépreux,* d'un Auteur Anonyme, & par-tout ailleurs.

protestoit (*a*) avoir scrupuleusement examiné durant plus de trente ans (*b*), le sang de plusieurs lépreux, sans que ni lui ni les Chirurgiens ses Adjoints, eussent jamais pu y découvrir aucun signe certain de lèpre ; mais que leur sang ressembloit tout-à-fait à celui des personnes saines, ou que du moins il ne s'étoit pas trouvé plus changé, plus corrompu ou plus gâté, qu'il n'a accoutumé d'arriver dans une fièvre, dans une jaunisse ou autre maladie. Cependant, à dire vrai, je ne comprends pas trop comment PLATER a eu occasion de visiter tant de lépreux à la fin du seiziéme siecle, & au commencement du dix-septiéme, dans le Canton de Bâle, qui est un climat froid, & où il faisoit la Médecine, attendu qu'il n'y avoit alors que fort peu de lépreux dans les autres Contrées plus chaudes de l'Europe, du moins dans les Provinces les plus méridionales de France.

____

(*a*) Dans sa *Pratique*, Tome *III*, *Liv. I*, *Chap.* 4, *pag. m.* 383.

(*b*) PLATER dit qu'il a fait la visite des lépreux pendant 43 ans, par l'ordre de ses Supérieurs. Voyez ses *Observations*, *Livre III*, *pag.* 714.

Mais mettant à part les lépreux, je suis bien sûr, que par l'inspection du sang, on ne sauroit rien conclure touchant l'exiftence de la Vérole.

Cela eft du moins impraticable dans les Vérolés.

1°. Parce qu'on tire très-fouvent à des Vérolés défefpérés un fang vermeil, de couleur uniforme, mollet, point preffé; en un mot, parfaitement pur en apparence.

2°. Parce que les vices qui y paroiffent, ne font pas pires que ceux qu'on voit tous les jours dans le fang d'autres malades qui ne font foupçonnés d'aucun Virus Vénérien.

3°. Parce qu'il arrive quelquefois qu'on tire dans la Vérole confirmée un fang plus vermeil, & en apparence plus pur avant l'ufage des frictions mercurielles, tandis qu'il eft le plus infecté du Virus Vérolique ; & qu'au contraire, s'il arrive la plus légere indifpofition, après les frictions bien & duement adminiftrées, le fang eft dans la palette couvert d'une croûte épaiffe & bigarrée, quoique le Virus foit entiérement détruit.

Et cela n'eft pas particulier au Virus Vérolique, mais cela eft également vrai par rapport aux autres venins, tels que le venin de la rage, celui de la Petite-Vérole, de la Peste, du Scorbut, &c. Car le sang qu'on tire aux malades infectés de ces venins, ne paroît pas plus mauvais pour la couleur & la consistance, que celui qu'on tire dans les maladies ordinaires, où il n'y a pas le moindre soupçon d'un pareil venin ; supposé même que le sang ne paroisse pas alors moins mauvais : ce qui montre évidemment que le sang peut être totalement gâté, sans que sa couleur & sa consistance naturelles en soient altérées, comme cela s'observe constamment dans le vin qui ne change point de couleur ni de consistance, lorsqu'il s'aigrit, ou qu'il est entiérement gâté.

Difficulté de décider sur l'existence de la Vérole. En vain donc espéreroit-on tirer quelque lumiere de l'inspection du sang des malades pour le diagnostic de la Vérole. On est ordinairement assez embarrassé à décider de son existence ; 1°. parce que les symptômes Véroliques rapportés ci-dessus, sont pour la plupart communs avec d'autres maladies, & semblent leur appartenir autant qu'à la Vérole ; ce qui fait qu'ils ne sont pas des marques bien sûres de l'existence de ce Mal.

2°. Parce que les autres symptômes, en petit nombre, qui sont propres à la Vérole & à la Vérole seule, ne se rencontrent que dans la Vérole invétérée, & rarement dans celle qui est récente : qu'ainsi ils annoncent bien la Vérole invétérée ; mais qu'ils ne sauroient être d'aucun usage pour prouver l'existence de la Vérole récente ; ce qui seroit néanmoins le plus essentiel.

3°. Parce que le caractere de la Vérole est de s'accommoder , pour l'ordinaire, au tempérament des malades , & de se déguiser sous le voile des maladies qu'ils avoient auparavant. Ainsi , une personne qui étoit attaquée de quelque maladie de la poitrine , de la tête , des yeux , du foie , &c , le sera de même quand elle aura la Vérole ; mais le sera seulement un peu plus violemment : ce qui fera qu'au lieu de soupçonner la Vérole , on se persuadera que ce n'est qu'un Mal ancien , mais fortifié par la longueur du tems.

4°. Parce que les malades , pour ne pas découvrir leurs désordres , cachent souvent une partie de leurs maux, ou du moins en dissimulent les commencemens & le progrès. C'eſt ainſi qu'on a peine à arracher la vérité des jeunes-gens, qui redoutent un pere ou un maître ; des filles que la honte retient ; quelquefois même des adultes ou des vieillards, qui ne dépendent de perſonne, mais qui ne peuvent ſe réſoudre à faire un aveu ſincere de leur conduite paſſée, & à rappeller les égaremens de leur jeuneſſe.

Il faut faire beaucoup d'attention aux ſignes. Dans cet embarras, l'unique moyen qui reſte à un Médecin ſage & éclairé, pour développer le vrai, c'eſt de donner une attention ſinguliere aux ſignes ſuivans, que nous avons diſtribués en deux claſſes ; de les examiner ſcrupuleuſement les uns après les autres, de les peſer & les comparer enſemble, & de tâcher, par leur rapport, de découvrir l'exiſtence de la Maladie ; ce qui ſeroit preſque impoſſible, s'il ne s'attachoit qu'à chaque ſigne particulier : car, comme l'enſeigne HIPPOCRATE dans ſes *Prognoſtics, Text. 37 de l'Edition de Chartier, Comm. III*, « Il faut qu'un » Médecin qui veut bien pronoſtiquer, » embraſſe dans ſon eſprit la connoiſ- » ſance des ſignes, qu'il les peſe &

» les confronte tous ensemble avec
» jugement ». C'est aussi ce que GA-
LIEN a détaillé au long dans *son Commentaire* sur ce passage d'HIPPOCRA-
TE, & ce qu'il a répété mot pour mot
dans *son Commentaire IV, Texte* 55
du Livre d'HIPPOCRATE, *touchant le
régime de vivre* qu'on doit observer
dans les *Maladies Aiguës, de l'Edition
de Chartier.*

La premiere classe des signes comprend ceux qui se tirent des effets du
Virus, & qui démontrent l'état pré-
sent du malade ; c'est pourquoi on
les nomme *démonstratifs*. La seconde
comprend ceux qui se tirent des causes du Virus, & qui font connoître
l'état passé du malade ; c'est pourquoi on les appelle *commémoratifs*.

Les uns font démonstratifs ; les autres commémoratifs.

Des Signes Démonstratifs.

Les signes démonstratifs font de
deux fortes : les uns font tellement
propres à la Vérole, qu'ils ne conviennent qu'à elle, ou presque qu'à
elle ; c'est pourquoi ils font appellés
pathognomoniques & univoques : les
autres se trouvent également dans la
Vérole & dans d'autres Maladies ;
c'est pourquoi ils font appellés *équi-*

Les signes démonstratifs font univoques, ou équivoques.

voques. Les premiers font pris des effets, qui arrivent par le vice des humeurs les plus analogues avec le Virus, dont on a fait le détail ci-deſſus au *Chapitre II* dans les premiers *articles* de la table des affinités. Les feconds font pris des autres effets, qui arrivent par le vice des autres humeurs moins analogues, dont on a parlé au même endroit dans les derniers *articles* de la même table.

Il eſt important de faire obſerver, à l'égard des uns & des autres, que la préſence de ces ſignes démonſtratifs qui ſe tirent des effets, prouve bien la Vérole, parce que l'effet ſuppoſe néceſſairement la cauſe ; mais que leur abſence ne l'exclut point, parce que la cauſe n'eſt pas toujours ſuivie néceſſairement de l'effet, d'autant que ſon efficacité peut être arrêtée ou détournée par pluſieurs obſtacles. Ainſi l'on peut être ſûr de l'exiſtence de la Vérole, lorſqu'on obſerve des ſignes démonſtratifs qui l'indiquent ; mais on n'eſt pas fondé à en nier l'exiſtence, lorſque ces ſignes manquent, ſur-tout ſi elle eſt indiquée par d'autres ſignes.

Nous allons propoſer en détail les

principaux fignes univoques ou pá-
thognomoniques de la Vérole, mais
auffi briévement qu'il fe pourra, fans
pourtant omettre aucune des précautions néceffaires pour diftinguer &
pour apprécier au jufte chacun de ces
fignes. Après quoi nous ne ferons
qu'expofer fimplement les fignes équivoques, parce que l'explication que
nous avons donnée des caufes de la
Vérole, fuffit pour mettre en état de
juger de la valeur de ces fignes, &
nous difpenfe de nous étendre là-
deffus.

Signes uni-voques, au nombre de dix.

SIGNES DÉMONSTRATIFS UNIVOQUES OU PATHOGNOMONIQUES.

Premier figne. L'infection commu-
niquée à une autre perfonne, de quelque maniere que ce foit, par l'acte
Vénérien ; par des baifers, en tettant,
ou en donnant à tetter, en couchant
enfemble, &c.

1. Le Mal donné à une autre perfon-ne.

Ce figne eft indubitable & du premier ordre ; puifque, felon le pro-
verbe commun, nul ne peut donner
ce qu'il n'a pas : mais il faut pourtant
qu'il foit bien fûr que la perfonne
qui prétend avoir reçu le Mal, étoit
faine auparavant. Sur quoi il y a tant

d'artifices & de tromperies , que les plus fins y font quelquefois trompés; & j'en fais plus d'un à qui l'on a fait croire que le Mal venoit d'eux , quoiqu'il fût plus ancien que le commerce auquel on l'attribuoit, ou qu'on l'eût gagné depuis peu avec quelque autre perfonne.

Au refte , on ne doit pas fe flatter de n'avoir point de Mal, par la raifon qu'on n'a rien attrapé par un long commerce Vénérien : car nous difions, il n'y a qu'un moment, que tous les fignes qu'on rapporte ici , font des preuves très-fortes pour l'affirmative , mais foibles & frivoles pour la négative. Et dans un autre endroit ; c'eft-à-dire, ci-deffus, au *Liv. II, Chap. III, pag. 133* , nous avons prouvé qu'une perfonne faine peut avoir affaire avec une perfonne gâtée fans rien gagner, comme il arrive fort fouvent quand les malades n'ont point de Mal à leurs parties naturelles , qui puiffe communiquer la Vérole plus immédiatement , comme auffi plus sûrement.

2. Les fauf-fes-couches & les enfans à demi-pourris.

Second figne. Les fauches-couches, ou les accouchemens d'enfans, qui , s'ils viennent à terme , naiffent du moins maigres, couverts de pustules ou d'ulcères, à demi-pourris, & absolument hors d'état de vivre.

Ce signe n'est que du second ordre ; mais il est fort, & devient même du premier ordre, quand il arrive qu'il est plusieurs fois répété, sans qu'il y ait aucune cause manifeste qui ait pu donner lieu aux avortemens, ou au mauvais état des enfans : car plusieurs enfans de suite ainsi constitués dès leur naissance, annoncent clairement une infection au moins dans l'une des deux personnes qui leur ont donné le jour : ce qui est concluant, & pour la mere, qui, pendant toute la grossesse, fournit la nourriture au fœtus ; & pour le pere, qui est le principal Auteur de la génération ; & quelquefois pour tous les deux ensemble, parce qu'en se communiquant leurs plaisirs, ils se communiquent aussi leurs maux, pour l'ordinaire, quoique cela n'arrive pas toujours.

Troisiéme signe. L'état maladif des enfans vitaux, qui sont écrouelleux, rachitiques, bossus, éthiques, maigres, tombent dans le marasme, & périssent de bonne héure ; ou qui, s'ils

3. L'état maladif des enfans qui vivent.

vivent, font petits, éreintés, ont de groffes têtes, des nez écrafés, des jambes crochues, tournées en-dehors ou en-dedans, de groffes articulations, font eftropiés, tortus & contrefaits en différentes manieres.

Ce figne ne differe guère du précédent, & il eft de la même force. Il eft concluant, lorfqu'il fe rencontre dans tous les enfans ou dans plufieurs, fans que le pere & la mere, ni aucun des Ancêtres ayent été fujets aux écrouelles, ou au *rachitis* : mais il eft des plus foibles, quand ces deux conditions ne fe trouvent pas réunies, à moins que des circonftances particulieres n'aident à le fortifier.

4. Maladies Vénériennes locales, quiparoiffent d'elles-mêmes, ou fe renouvellent.

Quatriéme figne. Les Maladies Vénériennes locales, rapportées ci-deffus au *Chapitre I, Article I* ; comme les chancres, le phimofis ou le paraphimofis, les poireaux, les verrues, les condylômes, les fics, les poulains, &c, qui paroiffent d'eux-mêmes, & pour la premiere fois, aux parties génitales, à l'anus, aux aînes, ou qui, après avoir été guéris, fe renouvellent indépendamment de tout commerce, ou du moins de tout commerce fufpect.

Ce

Ce figne eſt très-fort, & il eſt du premier ordre, quand ces Maladies paroiſſent ou ſe renouvellent, ſans qu'on ait eu aucun commerce. Mais il eſt moins certain, quand on a eu quelque commerce quel qu'il ſoit, parce qu'il n'en eſt point qui ne puiſſe être ſuſpect : car s'il eſt vrai que l'amour ſe plaiſe aux larcins, il eſt plus vrai encore que la débauche ſe plaît aux tromperies. Au reſte, à l'égard des ſignes qui diſtinguent les chancres des parties génitales d'avec les écorchûres légeres de la peau, les poireaux & les verrues Vénériennes d'avec celles qui ne le ſont pas, les bubons Véroliques d'avec les bubons ſimples ou écrouelleux, on peut conſulter les Chapitres du Livre précédent, où l'on a traité au long du diagnoſtic de ces Maladies.

Cinquiéme figne. Les Maladies Vénériennes locales contractées depuis peu par un commerce impur, lorſqu'elles réſiſtent long-tems aux remédes les plus efficaces, & ne guériſſent point, ou ne guériſſent que d'une maniere imparfaite, quoique traitées ſuivant les regles de l'Art.

5. Maladies Vénériennes récentes & rebelles.

Ce figne n'eſt pas à négliger ; mais

il n'est que du second ordre, & dans l'appréciation qu'on en fait, on doit bien prendre garde de juger que la guérison est trop lente, sur ce qu'elle paroît telle au malade, ou d'attribuer à la malignité du Virus, ce qui vient uniquement de l'ignorance & de la négligence de celui qui a entrepris de traiter le Mal, ou des fautes que le malade commet dans le régime.

6. Vices de la peau.

Sixiéme signe. Tous les vices de la peau, rapportés ci-dessus au *Chap. I, Article II*, lorsqu'ils arrivent sans aucune cause manifeste, & qu'ils résistent long-tems aux remédes. Les principaux de ces vices sont les taches Vénériennes, les tubercules & les pustules. On ne doit mettre qu'au second rang les fentes ou rhagades des mains, la chûte des cheveux, les maladies des ongles, la galle, la gratelle, les dartres, &c.

Mais on ne peut rien conclure de ces symptômes, ni les regarder comme de vrais signes de Vérole, à moins qu'on ne sache les distinguer exactement des autres maladies qui leur ressemblent, sans dépendre du Virus.

Taches Véroliques.

Ainsi, I, les taches Véroliques de la peau se distinguent; 1°. des taches

de rousseur, en ce que les premières
font récentes & paroissent ordinairement fur la poitrine & entre les
épaules; au lieu que les autres fe montrent fur les endroits du corps qui font
découverts, comme le visage, le cou
& les mains, & qu'elles viennent de
naissance, ou du moins qu'elles font
anciennes.

2°. Des éphélides caufées par l'ardeur du foleil, en ce que les taches
Vénériennes paroissent en des endroits
du corps qui ne font pas expofés aux
rayons du foleil, & qu'elles s'en vont
très-difficilement; ce qui eft tout le
contraire à l'égard des éphélides.

3°. Des taches de femmes groffes, en ce que celles-ci fe diffipent
d'elles-mêmes après l'accouchement;
& que les taches Vénériennes ne fe
diffipent pas de même : fans compter que les taches des femmes groffes attaquent le visage & le cou; ce
qui n'arrive pas aux taches Véroliques.

4°. Des taches pourprées, jaunes,
ou livides des fcorbutiques, en ce
que les taches Véroliques font bien
accompagnées d'autres fymptômes de
Vérole, mais ne le font d'aucun fym-

ptôme de scorbut ; au lieu que les taches scorbutiques ne paroissent jamais que les gencives ne soient auparavant ulcérées & fongueuses, & les jambes livides : ce qui marque évidemment un scorbut confirmé.

Tubercules & pustules.

II. Les tubercules & les pustules Véroliques se distinguent aisément des boutons du visage, en ce que ces boutons n'occupent que le visage, & aboutissent à une pointe qui suppure ; au lieu que les autres attaquent toutes les parties du corps, & sont durs, calleux, secs & couverts d'une croûte. Ils different encore des autres vices de la peau, par leur nombre, leur siége en des endroits garnis de poils, leur figure, leur callosité, leur couleur ; par la dureté ronde des tubercules, les petites fosses que creusent les pustules, l'inutilité des remédes qu'on a employés, &c.

Gerçures des mains, chûte des cheveux, &c.

III. Les gerçures des mains, la chûte des cheveux, les vices des ongles, la galle, la gratelle, les dartres, &c, se distinguent aisément par la description que nous en avons donnée ci-dessus au *Chapitre I, Article II de ce Livre.*

7. Ulcères du

Septiéme signe. Les ulcères des

amygdales, du gosier, de la luette, du palais, des gencives, avec carie des os voisins ; les ulcères du dedans des narines, avec carie & chûte des os du nez ; les sarcômes, les polypes des narines, &c, tels qu'ils ont été décrits ci-dessus au *Chapitre I, Article III.*

gosier, du palais, des gencives, &c.

Tous ces accidens se voyent fréquemment dans la Vérole invétérée, très-rarement ou presque jamais dans celle qui est récente. Ils sont tous des signes du premier ordre, à l'exception des sarcômes & des polypes des narines, qui ne le sont que du second. Mais il faut prendre garde de confondre les ulcères Véroliques de la bouche avec les scorbutiques, qui leur ressemblent, à la vérité, en ce qu'ils ont le même siége, qu'ils sont aussi rebelles & aussi intraitables ; mais qui néanmoins en diffèrent en plusieurs manières.

1°. Les ulcères Véroliques attaquent d'abord les amygdales, le gosier, la luette, ensuite les gencives, mais plus tard & plus rarement ; au lieu que les ulcères scorbutiques attaquent d'abord les gencives ; ensuite le gosier, les amygdales, la

luette , mais fort rarement & fort
tard.

2°. Les ulcères Véroliques occupent fouvent les narines ; ce qui n'arrive jamais aux fcorbutiques.

3°. Les ulcères Véroliques ont la
bafe & les bords calleux ; & non les
fcorbutiques.

4°. Les ulcères Véroliques font
bornés , circonfcrits , ordinairement
ronds, & n'occupent que certains endroits ; au lieu que les fcorbutiques
ont une figure irréguliere , s'étendent
au long & au large , & ravagent
affez fouvent tout l'intérieur de la
bouche.

5°. Les ulcères Véroliques font
creux ; au lieu que les fcorbutiques
s'élevent , & produifent beaucoup de
chairs fongueufes.

6°. Les ulcères Véroliques ont les
bords rouges & le fond grifâtre ; les
fcorbutiques font toujours entiérement livides.

7°. Les ulcères Véroliques carient
bientôt les os qui font deffous ; ce
qui n'arrive jamais , ou n'arrive que
rarement aux fcorbutiques.

8°. Enfin les ulcères Véroliques
font accompagnés des fignes de la

Vérole ; & les ſcorbutiques, des ſignes du ſcorbut, qui ſont différens.

Huitiéme ſigne. Les douleurs Vé- 8. Douleurs
Véroliques.
roliques de rhumatiſme, de goutte,
de goutte & de rhumatiſme à la fois,
de ſciatique, de la moelle des os,
&c, dont on a parlé ci-deſſus au *Cha-*
pitre I, *Article IV*, lorſque ces douleurs réſiſtent long-tems aux remédes,
& qu'elles ſe font ſentir cruellement
pendant la nuit.

Les premieres eſpéces de douleurs
ne ſont que des ſignes du ſecond ordre ;
il n'y a que les douleurs de la moelle
des os, qui ſoient des ſignes du premier ordre.

Mais il faut bien prendre garde de Douleurs
rhumatiſma-
les, goutteu-
ſes, &c.
confondre les douleurs Véroliques de
rhumatiſme, de goutte, de ſciatique, &c. 1°. avec les douleurs légeres qu'on appelle des *inquiétudes*,
& qui, ſur le ſoir, s'étendent le long
des jambes, & obligent de les remuer
continuellement, malgré qu'on en ait.
La différence ne ſauroit être plus mar-
quée : car la chaleur du lit augmente
les douleurs Véroliques ; au lieu qu'elle
calme tout d'un coup les inquiétudes
des jambes.

2°. Avec le rhumatiſme, la goutte

& la ſciatique ordinaires, qui en diffèrent, en ce que les douleurs Véroliques redoublent durant la nuit & s'adouciſſent pendant le jour, & qu'elles réſiſtent opiniâtrément à tous les remédes, excepté le Mercure ; au lieu que c'eſt tout le contraire dans les douleurs ordinaires de rhumatiſme, de goutte & de ſciatique.

3°. Avec les douleurs ſcorbutiques répandues en différens endroits du corps, d'avec leſquelles il eſt aiſé de les diſtinguer, en ce que les douleurs ſcorbutiques ſont jointes avec les ſignes propres du ſcorbut ; au lieu que les douleurs Véroliques ſont accompagnées des ſignes de la Vérole, qui ſont très-différens.

Douleurs dans la moelle des os. Les douleurs de la moelle des os, de quelque cauſe qu'elles viennent, ſont tellement propres à la Vérole, que lorſqu'elles durent, qu'elles ſont opiniâtres & violentes, on peut les regarder comme une preuve certaine de l'exiſtence de la Vérole & de la Vérole pleine & confirmée.

9. Maladies des os. *Neuviéme ſigne.* Les maladies des os qui ont été expoſées au *Chapitre I, Article V de ce Livre* ; ſavoir, l'exoſtoſe, l'hypéroſtoſe, la carie, l'abſcès de la moelle interne, la fracture des os au moindre effort, & leur ramollissement.

Chacune de ces maladies sont autant de signes du premier ordre, pourvu qu'on les distingue des autres maladies de même espéce, qui reconnoissent d'autres causes que la Vérole.

I. Quand l'exostose proprement dite Exostose. est douloureuse, chaude, ou couverte d'une peau rouge & un peu enflammée, on doit toujours la regarder comme Vérolique, sans qu'il soit besoin d'un plus grand examen. On pourroit peut-être autrement la confondre avec le cal qui reste après la réunion des os fracturés ; avec l'exostose qui survient à une contusion de l'os produite par un coup ou une chûte, & avec une difformité naturelle de l'os.

Mais rien n'est plus facile que de la distinguer d'avec ces vices des os.

1°. La fracture qui a précédé & l'endroit connu de cette fracture, marquent clairement l'existence & la situation du cal ; & de plus il environne l'os circulairement ; au lieu que l'exostose est demi-sphérique, & n'oc-

F v

cupe qu'une place circulaire dans l'os.

2°. L'exostose qui vient d'une contusion de l'os, est très-petite, n'a jamais causé de douleur, est connue de longue main au malade, & a succédé à une cause extérieure & manifeste ; tout au contraire de l'exostose Vérolique.

3°. Dans la difformité naturelle de l'os, la tumeur osseuse n'a jamais été douloureuse, elle a été remarquée depuis long-tems par le malade, & ordinairement elle est accompagnée d'une autre grosseur semblable dans le même os, si c'est un os unique, ou dans l'os pareil, si c'est un os double. Or, rien de cela ne vient à l'exostose Vérolique.

II. Il y a quatre sortes d'hypérostoses, outre les Véroliques ; savoir, les rachitiques, les écrouelleuses, les scorbutiques & les goutteuses. Il faut connoître quels sont les caractères propres de chacune, pour pouvoir les distinguer de l'hypérostose Vérolique.

1°. Les hypérostoses rachitiques ne sont propres qu'aux enfans, à l'exclusion des jeunes-gens & des adultes, n'attaquent pas seulement une ou deux articulations, mais plusieurs

à la fois, sont absolument sans douleur, si ce n'est lorsqu'elles se forment; quand une fois elles sont formées, elles rendent les membres tortus en différentes manieres. Il n'y a
rien de semblable dans les hypéroftofes Véroliques.

2°. Les hypéroftofes écrouelleufes
font fans douleur, & font peu douloureufes, & n'arrivent qu'à ceux qui
dès l'enfance ont eu des écrouelles,
& en qui il refte, en plufieurs endroits
du corps, des glandes conglobées,
gonflées & skirrheufes; au lieu que
les hypéroftofes Véroliques ne font
point accompagnées de pareilles circonftances.

3°. Les hypéroftofes fcorbutiques
font rares, & on ne les obferve jamais que dans les os placés près d'ulcères fcorbutiques ; par exemple,
dans l'os maxillaire, lorfque la gen-
cive qui le couvre, eft ulcérée : elles
font petites, fe carient promptement,
& font ordinairement jointes avec des
taches fcorbutiques violettes ou noirâtres, avec la couleur livide des
jambes & des pieds, avec la noirceur & l'ulcération des gencives &
du palais, & avec les autres fignes

F vj

du scorbut : ce qui ne convient point aux hypérostoses Véroliques.

4°. Enfin, les hypérostoses goutteuses sont la suite d'une goutte longue & cruelle, qui a souvent attaqué la même articulation ; elles sont accompagnées de *tophus* ou de concrétions tophacées ; rarement occupent-elles les grosses articulations, du moins quand cela arrive n'est-ce jamais qu'après avoir défiguré les jointures des doigts : ce qui n'a pas lieu dans les hypérostoses Véroliques.

Carie.

III. La carie peut être indépendante de toute cause Vénérienne, & alors elle peut succéder 1°. à une hypérostose rachitique, écrouelleuse, scorbutique ou goutteuse ; 2°. à un ulcère malin & contigu à l'os ; 3°. à un abscès sous le périoste, ou près du périoste, produit par quelque cause manifeste ; 4°. à la fracture ou à la contusion violente de l'os.

Mais 1°. on connoît que les hypérostoses qui se carient, sont rachitiques, écrouelleuses, scorbutiques ou goutteuses, par les signes qu'on a déja rapportés pour distinguer ces fortes d'hypérostoses.

2°. On connoît de même que la

carie eſt la ſuite d'un ulcère voiſin de l'os, d'un abſcès ordinaire formé près du périoſte, de la fracture ou de la contuſion de l'os, &c, par les ſignes propres à ces maux, & qu'on a indiqués ci-deſſus.

3°. Si l'on excepte ces cas-là, on doit regarder toutes les caries comme Véroliques, ſur-tout quand elles ſurviennent à des exoſtoſes ou à des hypéroſtoſes Véroliques, ou à des abſcès de la ſubſtance médullaire des os, ou même à des abſcès du périoſte, qui ſe forment d'eux-mêmes & ſans cauſe évidente.

IV. L'abſcès de la ſubſtance médullaire, quand il vient de la fracture d'un os dont les eſquilles piquent ou déchirent la moelle, ou bien d'une carie extérieure qui y attire la ſuppuration après avoir pénétré l'os, ne doit point faire ſoupçonner la Vérole, parce que ces cauſes n'ont nul rapport avec le Virus Vénérien. Mais quand l'abſcès ſurvient, ſans cauſe manifeſte, dans la cavité des os, c'eſt une marque ſûre qu'il eſt Vérolique.

Ces ſortes d'abſcès arrivent rarement, à moins que la Vérole ne ſoit très-violente & très-invétérée. Il

Abſcès de la ſubſtance médullaire.

est encore plus rare qu'on soit assez heureux pour les reconnoître d'une maniere sûre , que quand toute la moelle est pourrie & que la substance de l'os est cariée intimement , c'est-à-dire, quand le malade est presque désespéré. Cependant , si l'on pesoit tous les accidens , on pourroit con-jecturer qu'il y auroit dans l'os un abscès caché ; 1°. quand la douleur osseuse seroit profonde , insupporta-ble, incapable d'aucun adoucissement, & invariablement fixée dans un même endroit de l'os ; 2°. quand , tous les soirs , il surviendroit un léger frisson qui se termineroit par un accès de fièvre ; 3°. quand il ne paroîtroit , dans la partie malade , ni tumeur , ni rougeur, ni chaleur ; 4°. quand on verroit que la douleur n'augmenteroit point , quoiqu'on frottât ou qu'on pressât l'endroit où on la rapporte.

Fracture d'un os au moindre effort.

V. C'est un signe de Vérole des plus évidens, quand un os se casse au moindre effort ; mais ce signe est assez rare , & il ne se rencontre jamais que dans une Vérole fort ancienne & presque désespérée.

Ramollisse-ment des os.

VI. Le ramollissement des os ne peut dépendre que de deux causes , ou des écrouelles, ou de la Vérole : cette derniere cause est plus ordinaire que la premiere. Ainsi dès qu'il n'y a point de signes évidens d'écrouelles, il faut conclure que le Mal vient de la Vérole. Cependant, comme le ramollissement des os est un signe rare, & qu'on observe à peine une ou deux fois dans la vie, sur un très-grand nombre de Vérolés, il ne faut pas beaucoup compter sur ce signe dans l'usage ordinaire.

Dixiéme signe. Les tumeurs des glandes conglobées, les *tophus*, les *nodus*, les ganglions & les tumeurs enkistées, comme les athérômes, les stéatómes, les mélicéris, dont on a parlé ci-dessus au *Chapitre I*, *Article VI*.

Quoique tous ces accidens puissent provenir de la Vérole, il est certain qu'ils dépendent souvent aussi d'autres causes qu'il est important de savoir distinguer. C'est pourquoi si l'on doit regarder ces signes comme des signes démonstratifs de Vérole, ce n'est du moins que comme des signes du second ordre.

1°. Comme les tumeurs Véroliques des glandes conglobées ressemblent

parfaitement aux tumeurs écrouelleufes, elles ne fauroient jamais prouver d'une maniere fûre l'exiftence du
Virus, à moins qu'on ne foit certain
que les malades n'ont jamais eu d'é-
crouelles dans leur jeuneffe, & qu'ils
n'en ont encore actuellement aucun
fymptôme.

Thophus,
nodus & gan-
glions.

2°. Comme les tophus, les nodus
& les ganglions peuvent venir d'une
contufion ou d'un tiraillement violent
des nerfs, des tendons, des ligamens,
ou d'une goutte qui aura long-tems
tourmenté le malade, il faut fufpendre fon jugement fur leur nature,
fi quelqu'un de ces accidens a précédé, & ne pas les regarder légérement comme des marques de Vérole, à moins qu'il n'y ait en même
tems d'autre fignes de cette maladie.

Tumeurs
enkiftées.

3°. Il eft certain que les tumeurs
enkiftées ont fouvent pour caufe un
vice ordinaire de la lymphe, fur-tout
celles de la téte qu'on nomme *loupes*,
& celles du cou qu'on appelle *gouè-*
tres. S'il arrive cependant que plufieurs de ces tumeurs attaquent tout
d'un coup d'autres parties du corps,
fans attaquer ni la téte ni le cou,
cela formera une préfomption affez

forte pour juger que le vice & l'épaiffiffement de la lymphe vient d'un
principe *Vérolique*.

Signes Démonstratifs équivoques.

Les fignes *équivoques* doivent être
diftingués, ainfi que les *univoques*, en fignes du premier & du fecond
ordre. Les fignes du premier ordre,
quoique communs aux autres maladies, fe rencontrent néanmoins plus
fouvent dans la Vérole, lui appartiennent plus particuliérement, & approchent de bien près des fignes univoques. Les fignes du fecond ordre
font également communs aux autres
Maladies & à la Vérole, & par conféquent font fort au-deffous des autres.

On range parmi les fignes équivoques du premier ordre, 1°. les maladies des yeux; comme la rougeur,
la démangeaifon, la chaffie, les ulcères, les verrues & les orgeolets
des paupieres; l'ophthalmie enflammée, ulcérée, puftuleufe; les taches,
les puftules & les ulcères de la cornée; le ftaphylôme, le glaucôme,
la cataracte, l'onglet, la fiftule la-

crymale, & l'hypopyon ou le pus fous la cornée.

2°. Les maladies des oreilles ; comme le tintement , le fifflement , le bourdonnement ; la dureté d'ouie , la furdité ; l'inflammation , l'abfcès , l'ulcération de l'intérieur de l'oreille ; la carie des offelets & de la voûte offeufe des oreilles , avec écoulement d'un pus fétide.

3°. La pefanteur & la douleur de tête, l'œuf , le clou, la migraine , le vertige, l'épilepfie ; la phthifie , l'amaigriffement , l'atrophie, le marafme , l'abattement des forces , le vifage pâle & livide, la fièvre intermittente opiniâtre , ou la fièvre lente ; & dans les femmes , les fleurs-blanches , l'inflammation , l'abfcès , le skirrhe & le cancer de la matrice; la ftérilité , les fauffes - couches fréquentes , l'accouchement d'enfans maigres , languiffans , à demi-pourris , &c ; fuppofé que ces accidens arrivent fans aucune caufe évidente qui foit capable de les produire.

Du fecond ordre.   Les fignes équivoques du fecond ordre, font les autres fymptômes rapportés ci-deffus au *Chapitre I* dans la la defcription de la Maladie ; comme

la convulsion & les mouvemens convulsifs ; le tremblement des membres, la paralysie, l'hydrocéphale,
les insomnies, la difficulté de respirer,
l'asthme, l'orthopnée, la toux, le
crachement de sang, la palpitation
du cœur ; la syncope, l'inégalité &
l'intermittence du pouls ; le dégoût,
l'indigestion, l'affection hypochondriaque, le hoquet, le vomissement,
la diarrhée ; les obstructions du foie,
de la rate & du pancréas ; la jaunisse, l'hydropisie, les hémorrhoïdes ;
& dans les femmes, le cancer au sein,
la suppression ou le flux immodéré des
règles, la passion hystérique, &c.

DES SIGNES COMMÉMORATIFS.

Les signes commémoratifs, c'est-
à-dire, qui font connoître l'état passé
du malade, doivent se tirer des Maladies Vénériennes locales qui précédent toujours la Vérole, & qui attaquent les endroits du corps par où
la contagion s'est d'abord commu-
niquée : car on sait par expérience,
comme on l'a fait voir ci-dessus au
Livre II, Chapitre III, que le Virus,
grossier comme il est, ne pénétre jamais dans le sang sans avoir préala-

blement affecté la partie qui l'a reçu; & qu'anfi la Vérole fuppofe toujours une Maladie antérieure dans cette partie.

Les Maladies Vénériennes locales font quelquefois la caufe de la Vérole, & alors elles l'indiquent comme leur effet. C'eft ainfi qu'une Gonorrhée Virulente fupprimée, ou un poulain répercuté mal-à-propos, annoncent la Vérole qu'ils ont produite. Quelquefois ces Maladies dépendent elles mêmes de la même caufe qui a produit la Vérole ; & pour lors elles indiquent la Vérole comme le *co-effet* de la même caufe. C'eft ainfi que les poireaux, les verrues & les chancres des parties génitales, indiquent la Vérole : car il eft rare que ces maux produifent la Vérole par eux-mêmes; mais ils dépendent, comme la Vérole, du même Virus Vénérien, qui, d'un côté, en fe mêlant dans le fang, l'infecte ; & qui, de l'autre, en s'attachant en même tems à certains endroits des parties honteufes, y produit des poireaux, des verrues, ou des chancres.

Mais, de quelque maniere que ces fignes indiquent la Vérole, foit comme caufes , foit comme *co-effets* , il eft important de remarquer que la conféquence qu'il faut tirer de ces fignes , doit être différente de celle qu'il faut tirer des fignes précédens ; c'eft-à-dire , 1°. que fi aucun de ces fignes n'a précédé , on doit en conclure qu'il n'y a abfolument point de Vérole , parce que fi on les confidere comme caufe , il eft évident que quand la caufe manque , l'effet doit manquer auffi ; & que fi on les confidere comme co-effets d'une caufe commune , il eft vifible que cette caufe n'aura pas été capable de produire dans le fang un effet difficile à y produire ; c'eft-à-dire , l'infection générale , dès qu'elle n'aura pas été capable de produire fur les parties mêmes un effet bien plus facile ; 2°. que fi , au contraire , ces fignes ont précédé , tout ce qu'on en peut conclure , c'eft la poffibilité de la Vérole , mais non pas la réalité , parce que , d'un côté , l'effet ne fuit pas toujours la caufe ; & que , de l'autre , l'exiftence d'un effet facile ne fuppofe pas néceffairement celle d'un autre effet plus difficile , quoique de même nature , mais en marque feulement la poffibilité.

Il faut maintenant faire le dénombrement des signes commémoratifs, comme nous avons fait celui des démonstratifs, en ajoutant à chacun quelques remarques nécessaires pour en déterminer la valeur & l'importance dans chaque cas particulier.

Premier signe commémoratif. Les poireaux, les verrues, les crêtes, les condylômes & les excroissances charnues, qui viennent aux parties génitales après un commerce impur.

Nous avons dit ci-dessus au Livre III, Chap. IX & X, qu'il n'y avoit point de Maladies Vénériennes locales qui fussent plus immanquablement suivies de la Vérole, parce que dans ces Maladies il ne se fait point d'évacuation du Virus, ni par écoulement, ni par suppuration. Cependant le danger de Vérole est encore plus grand, quand ces sortes d'excroissances font considérables & en grand nombre, qu'elles font fort douloureuses, qu'elles occupent le frein du prépuce, qu'elles ont augmenté en peu de tems, qu'on a long-tems négligé d'y remédier, &c.

Second signe. Les chancres accompagnés de phlyctaines, qui attaquent les parties génitales à la suite d'un commerce impur.

Les chancres sont presque toujours suivis de la Vérole, parce qu'il n'est presque pas possible que la quantité du Virus qui a pénétré, soit évacuée en entier par une suppuration aussi modique que celle que fournissent les chancres : mais le danger devient extrême, quand les chancres sont en grand nombre, qu'ils sont creux, larges, rongeans & rebelles, qu'ils occupent le prépuce, & sur-tout le frein, quand on n'a pas soin d'y remédier, quand la fiévre qui survient a arrêté la suppuration, quand il reste après la guérison des callosités difficiles à résoudre.

Troisiéme signe. La tumeur du gland & du prépuce dans les hommes, simplement phlegmoneuse, ou phlegmoneuse œdémateuse à la fois ; &, dans les femmes, pareille tumeur de la vulve & de l'entrée du vagin : ce qui attire le phimosis, le paraphimosis, les crystallines, &c.

Comme cette tumeur dépend de la même cause que les chancres, le danger de Vérole n'est pas moins grand dans cette tumeur que dans les chancres. Peut-être même est-il plus grand encore, en ce que cette tumeur arrête & supprime la suppuration des chancres, par où une grande partie du Virus auroit pu s'évacuer, & qu'elle empêche leur détersion, qui auroit pu adoucir l'âcreté d'une partie du venin. Dans le fond, ce danger varie suivant la grosseur, l'étendue, la durée, la virulence, & l'inflammation de la tumeur, & suivant le degré de la fièvre qu'elle cause.

Quatriéme signe. Le poulain, qui survient après un commerce impur.

Ce signe est moins concluant que les précédens, pourvu que le poulain, après être venu à suppuration, ait long-tems coulé, ou qu'ayant disparu sans suppurer, on ait employé sans délai les remédes mercuriels pour détruire le Virus. Mais si l'on a négligé l'une & l'autre de ces précautions, ce signe est de même valeur que les précédens, sur-tout si le poulain a occupé beaucoup de glandes, & les a occupées pendant long-tems, si la fièvre ou l'inflammation ont arrêté trop tôt la suppuration, s'il a laissé des callosités trop dures qui n'aient pas pu suppurer, &c.

Cinquiéme

Cinquiéme signe. La Chaude-pisse, qui est la suite ordinaire d'un commerce impur.

La Chaude-pisse qui a coulé long-tems, copieusement & sans interruption, qui n'a point été arrêtée par des remédes, mais qui a cessé d'elle-même à mesure que la virulence de l'humeur s'est insensiblement adoucie, &c, ne menace presque jamais de Vérole, parce qu'il y a grande raison de croire que l'abondance de la suppuration aura totalement épuisé le Virus. Mais la Chaude-pisse produit souvent la Vérole dans les circonstances contraires.

1°. Si l'écoulement a été arrêté par des injections astringentes dans l'urèthre, ou par des astringens internes, qui resserrent les conduits excrétoires des vésicules séminaires & des prostates.

2°. Si l'écoulement a été supprimé par l'inflammation des prostates & des vésicules séminaires, produite par le commerce avec les femmes, par l'usage du vin, par l'exercice du cheval, par la fièvre, par le mauvais régime, &c.

3°. Si l'écoulement a été retenu par

5. Gonorrhée virulente.

la tumeur fpermatique, inflammatoire, ou œdémateufe d'un des tefticules, ou de tous les deux.

4°. Si l'écoulement, fans s'être arrêté, n'a pas fuffi pour évacuer le Virus en entier; foit parce que ce Virus étoit trop abondant & trop âcre; foit parce qu'on n'a eu aucun foin, ni de l'adoucir par des remédes tempérans, ni de le détruire par des mercuriels.

6. Poireaux, verrues, condylômes,fraifes, fics, &c. à l'anus.

Sixiéme figne. Les poireaux, les verrues, les condylômes, les fics, les chancres, &c, qui viennent à l'anus par une débauche abominable.

Le danger dont ces accidens font accompagnés, eft le même que dans les Maladies de la même efpéce qui viennent aux parties honteufes, & dont on a parlé ci-deffus dans le premier & dans le fecond figne commémoratif.

7. Ulcères, phlogofes, excroiffances aux mammelons.

Septiéme figne. Les petits ulcères, la phlogofe, l'inflammation, les condylômes, les excroiffances des mammelons & des cercles qui les entourent, ou les bubons des glandes axillaires dans les nourrices qui prennent le Mal en donnant à tetter.

Il faut raifonner de ces accidens comme de ceux de la même efpéce qui attaquent les parties génitales après un commerce impur.

Huitiéme signe. Les ulcères des lè-vres, des gencives, du palais, de la langue, de la luette, du gosier ; ou bien les tumeurs en forme de bubons des glandes lymphatiques situées près des parotides & des maxillaires, qui viennent aux enfans qui gagnent le Mal en tettant, ou aux adultes qui le gagnent en se baisant sur la bouche.

8. Ulcères des lèvres, de la bouche, du gosier, &c.

Comme tous ces accidens dépen-dent de la même cause, qui les pro-duit après un commerce impur, on doit aussi en porter le même juge-ment par rapport au danger de Vé-role.

Neuviéme signe. La galle, la gratel-le, les dartres, les tubercules, les pustules & les petits ulcères de la peau, quand on a gagné le Mal en couchant avec une personne gâtée qui avoit la peau ulcérée, ou qui suoit pendant la nuit.

9. Galle, dartres, pustules, ulcères de la peau.

Ce qu'on vient de dire ci-dessus, de ces sortes de Maladies de la peau, fait assez connoître combien elles me-nacent de la Vérole.

G ij

DES REGLES QU'ON DOIT SUIVRE DANS LE DIAGNOSTIC.

Les signes démonstratifs & commémoratifs que nous venons de rapporter, quand on les considere chacun séparément, indiquent l'existence de la Vérole plus qu'ils ne la démontrent. Il faut, pour rendre la conviction entiere, les joindre les uns avec les autres : par-là, ils fourniront une preuve infiniment plus forte, de mémême à-peu-près que l'union des chifres arithmétiques en augmente la valeur. Ainsi, en combinant les signes démonstratifs univoques & équivoques, tant de la premiere que de la seconde classe, avec les signes commémoratifs graves ou légers, on peut en déduire les huit regles suivantes, par où l'on verra, pour ainsi dire, d'un coup-d'œil, tout le diagnostic de la Vérole.

REGLE I. *Si un ou deux signes démonstratifs univoques de la premiere classe, se trouvent joints à un ou deux signes commémoratifs graves, on doit décider de l'existence de la Vérole avec une entiere certitude.*

Ainsi on peut compter qu'un malade à la Vérole indubitablement, lorsqu'après des poireaux, ou des ulcères, après un bubon rentré & négligé, après une Chaude-piſſe ſupprimée par des aſtringens, ou par quelque accident, il retombe dans les mêmes Maladies ſans aucune cauſe nouvelle ; qu'il les communique à d'autres ; que tous les enfans qu'il engendre, ſont d'une mauvaiſe ſanté ; qu'il eſt ſujet à des puſtules, à des exoſtoſes, à des douleurs dans les os, &c.

RÉGLE II. *Si un ou deux ſignes démonſtratifs univoques de la premiere claſſe, concourent avec un ou deux ſignes commémoratifs légers, l'exiſtence de la Vérole eſt encore certaine.*

C'eſt ce qui arrive, lorsqu'après une Chaude-piſſe qui aura été traitée dans les regles, & aura diſparu d'elle-même, il ſe trouve pourtant que le malade infecte quelqu'autre perſonne ; engendre des enfans d'une mauvaiſe ſanté ; eſt attaqué de puſtules, d'exoſtoſe, de douleurs dans les os, de fracture d'os pour le moindre ſujet, &c.

RÉGLE III. *Si un ou deux ſignes démonſtratifs univoques de la ſeconde claſſe, ſe rencontrent avec un ou deux ſignes commémoratifs graves, c'eſt en-*

core une marque sûre de la Vérole.

Ce cas arrive, lorsqu'un malade à qui les cheveux ou les ongles tombent, qui a des rhagades aux mains, des ulcères aux amygdales, au gosier, à la luette, aux narines ; des douleurs de rhumatisme ou de goutte ; des caries aux os, ou des hypérostoses ; des tophus, des nodus, des ganglions, des tumeurs gommeuses, &c, avoue qu'il a encore eu autrefois des poireaux, des chancres, un poulain négligé ou mal guéri, une Chaude-pisse arrêtée par des injections, &c.

REGLE. IV. *Si un ou deux signes démonstratifs univoques de la seconde classe, sont accompagnés d'un ou deux signes commémoratifs légers, il n'y aura alors qu'une forte présomption de Vérole.*

C'est ainsi qu'on doit présumer la Vérole, lorsqu'après un poulain suppuré, ou une Chaude-pisse qui aura cessé d'elle même après avoir long-tems coulé, il survient, sans cause manifeste, des caries d'os & des hypérostoses, des rhagades aux mains, des ulcères au gosier, à la bouche, au palais, aux narines, &c.

REGLE V. *Si un ou deux signes dé-*

monſtratifs équivoques de la premiere
claſſe, concourent avec un ou deux ſignes commémoratifs graves, c'eſt encore
une forte préſomption de Vérole.

Cela arrive, lorſqu'après des poireaux ou des chancres, après un poulain qu'on a fait rentrer, ou une Chaude-piſſe arrêtée, il ſurvient, ſans cauſe
apparente, une ophthalmie opiniâtre,
une fiſtule lacrymale, du pus ſous la
cornée, un tintement, un abſcès aux
oreilles, une ſurdité, un vertige, un
mal de tête conſtant, une phthiſie,
un maraſme, une pâleur de viſage,
une fièvre intermittente rebelle, &c ;
& dans les femmes, des fleurs-blanches, la ſtérilité, des fauſſes-couches
réitérées, des enfans ſecs & défaits,
à demi pourris, &c.

REGLE VI. *Si un ou deux ſignes démonſtratifs équivoques de la premiere
claſſe, ſe rencontrent avec un ou deux
ſignes commémoratifs légers, alors la
déciſion eſt incertaine, & on a beſoin
de plus grands éclairciſſemens.*

C'eſt ainſi qu'il faut ſe conduire,
lorſque les ſignes qu'on vient de rapporter, & qui d'eux-mêmes ſont équivoques, ne paroiſſent qu'après une
Chaude-piſſe bénigne, légere, qui a

long-tems coulé , & qui , après avoir été bien traitée , s'eſt enfin arrêtée d'elle-même.

REGLE VII. *Si un ou deux ſignes démonſtratifs équivoques de la ſeconde claſſe , ſe trouvent joints à un ou deux ſignes commémoratifs graves , la choſe ſera pareillement incertaine , & demandera une plus ample information.*

Ce cas arrive , lorſqu'après des poireaux ou des chancres , après un poulain rentré mal-à-propos , ou une Chaude-piſſe arrêtée , on eſt attaqué de mouvemens convulſifs , de tremblemens des membres , de paralyſie , d'aſthme , de crachement de ſang , de toux , de palpitation de cœur, de dégoût , d'indigeſtion , de vomiſſement , d'affection hypochondriaque , de diarrhée , de jauniſſe , d'hydropiſie , &c.

REGLE VIII. *Si un ou deux ſignes démonſtratifs équivoques de la ſeconde claſſe , concourent avec un ou deux ſignes commémoratifs légers , il faut conclure qu'il n'y a point de Vérole.*

C'eſt ce qui a lieu , lorſque le malade éprouve ſeulement un ou deux des ſymptômes doux & équivoques dont nous avons parlé dans la regle précédente, sans qu'il ait eu auparavant d'autre Maladie Vénérienne locale, qu'une ou deux Chaude-pisses légeres, bénignes, qui ont été traitées comme il faut, & parfaitement guéries.

Il s'enfuit clairement de ce qu'on vient de dire, 1°. qu'on doit ordonner les frictions mercurielles toutes les fois qu'on est sûr de la réalité de la Vérole : car une maladie qui empire toujours quand on la néglige, ne souffre point de retardement.

2°. Qu'on doit conseiller les frictions toutes les fois qu'on a de fortes raisons pour présumer la Vérole : car dans une affaire aussi importante, il ne faut pas attendre de démonstration; ce qui n'arrive jamais, ou du moins ce qui arrive toujours trop tard. Comme la Médecine n'est qu'un Art conjectural, on n'entreprendroit jamais la guérison d'aucune Maladie, si des conjectures graves & pressantes ne suffisoient pas pour déterminer à agir.

3°. Qu'il faut s'abstenir des frictions lorsqu'on doute de l'existence de la Vérole, parce qu'un Médecin qui a de la probité, ne doit jamais employer légérement un reméde qui abat les forces, altere assez souvent le tempérament, & qui, s'il n'est pas dangereux, est au moins toujours nuisible jusqu'à un certain point.

Il se trouve néanmoins deux cas où il est non-seulement permis, mais où il est même à propos de s'écarter de cette regle, & d'employer les frictions dans une Vérole douteuse. Le premier, quand le malade doit se marier. Alors il vaut mieux se soumettre à un traitement fâcheux, ennuyeux, peut-être inutile, mais pourtant sans danger, que s'il donnoit la Vérole à sa femme, & engendroit des enfans attaqués de *rachitis*, d'écrouelles, ou ou d'autres maladies aussi fâcheuses que la Vérole, dont elles dépendent, & de laquelle il ne peut rien venir que de mauvais.

Le second cas est, quand une maladie opiniâtre résiste long-tems aux remédes : car alors, il y a raison de soupçonner qu'elle est entretenue par un Virus caché. Dans ce cas-là néanmoins, avant que d'en venir aux frictions dans toutes les formes, il est à propos d'essayer d'adoucir le Mal par de légeres frictions, ou par l'usage

interne des mercuriels, pour découvrir, par cette tentative, ce qu'on
peut attendre des frictions administrées dans les regles.

§. II.

Signes qui font connoître quelle est la qualité de la Vérole, et si elle est seule ou compliquée?

Cette seconde partie du diagnostic souffre moins de difficulté que la
première : car, *en premier lieu*, il est
aisé de connoître, par la constitution
naturelle du corps, par l'économie
naturelle des fonctions, & par la con-
fession même des malades :

1°. Si la Vérole a infecté seulement les humeurs, que l'Art peut rétablir ? Ou si elle a été jusqu'à altérer
les parties solides, dont le vice est
rebelle & plus irrémédiable ?

2°. Quelles font les humeurs qu'elle
a infectées, celles des vaisseaux séminaires, du poumon, de l'estomac,
de la matrice, du nez ou de la peau ?
Quel vice elle leur a communiqué,
l'épaississement, l'âcreté, ou l'un &
l'autre en même tems ? & à quel de-

gré elle les leur a communiqués ?

3°. Quelles des parties folides elle a endommagées, les parties molles ; favoir, les charnues ou les tendineufes ? ou les parties dures ; favoir, les offeufes ?

4°. Quelle des parties molles elle a attaquées ; les parties nobles, qui font les plus effentielles à la vie, comme le cerveau, le poumon, le foie, l'eftomac, la matrice, &c ? ou celles qui font moins néceffaires, comme les extrêmités, la peau & les parties charnues voifines de la peau ? Quel eft le vice de ces parties ; fi c'eft une fimple tumeur, un skirrhe, ou un ulcère ? & à quel degré fe trouve chacun de ces vices ?

5°. Quels os font affectés, ceux de la tête ou du tronc, qui ne peuvent être emportés ? ou ceux des extrêmités, dont on peut tenter l'amputation ? S'il y a exoftofe, ou hypéroftofe, où carie ? & fi la carie eft fuperficielle ou profonde ?

6°. Quels dérangemens fouffrent les fonctions animales, vitales & naturelles, celles qui font propres aux hommes & aux femmes ?

7°. Si la Maladie eft récente ou

longue & invétérée ? Si l'on n'y a fait aucun reméde ? ou si ceux qu'on a faits, ont été inutiles ?

8°. Enfin, si les malades font d'un bon âge, s'ils ont des forces & de la vigueur ? Ou bien si ce font des enfans ou des vieillards, s'ils font foibles & languiffans ?

En second lieu. On ne trouvera pas plus de difficulté à décider si la Vérole eft feule ou non, parce que toutes les autres Maladies qui peuvent l'accompagner, ont leurs fymptômes propres, qui marquent leur nature, leur ancienneté, leur nouveauté.

I. Leur *nature* eft marquée par la qualité des fymptômes qui caracté-rifent chaque Maladie. Ainfi, par exemple, 1°. fi un malade attaqué de la Vérole tombe de tems en tems par terre, s'il s'agite, s'il écume, s'il fouffre différentes convulfions, & perd connoiffance, c'eft une preuve affurée que l'épilepfie eft jointe à la Vérole.

2°. Si quelque partie du corps fe trouve privée de fentiment & de mouvement, c'eft un figne que la Vérole eft accompagnée d'une paralyfie.

3°. Si le malade, sans avoir de fièvre, a la respiration fréquente, gênée, contrainte, difficile, jusqu'à lui causer une grande oppression, c'est une marque, qu'outre la Vérole, il est encore attaqué de l'asthme.

4°. Si la fièvre lente se trouve jointe dans le malade avec la toux, le marasme, & les crachats purulens, il est évident que la phthisie est compliquée avec la Vérole.

5°. Si les glandes lymphatiques du cou, des mâchoires, des aisselles, des aînes, & des jointures des membres, sont gonflées, douloureuses, dures & skirrheuses, le Malade a la Vérole & les écrouelles à la fois.

6°. S'il paroît aux pieds, ou aux jambes, des taches, des rayes, des plaques violettes, noirâtres, livides, &c ; si les gencives sont gonflées, fongueuses, ulcérées, noires, & les dents ébranlées, le scorbut est joint à la Vérole.

7°. Si le malade est triste, mélancolique, inquiet, excessivement occupé du soin de sa santé, s'il exagere les moindres symptômes de son Mal, & se croit toujours à deux doigts de

la mort, c'est une preuve qu'il est hypochondriaque, & qu'il a la Vérole
en même tems.

II. Leur *ancienneté* n'est connue
que par la date des symptômes qui
caractérisent chaque maladie, comme l'épilepsie, la paralysie, l'asthme,
la phthisie, les écrouelles, le scorbut, l'affection hypochondriaque, &
les autres maux qui peuvent se rencontrer avec la Vérole : car, quand
ces symptômes ont précédé le commerce impur qui a été la cause de la
Vérole, il est visible que ces Maladies sont alors essentielles, & entiérement différentes de la Vérole, avec
laquelle elles n'ont rien de commun,
si ce n'est d'en être entretenues &
fortifiées.

Signes que ces Maladies sont plus anciennes que la Vérole.

III. Enfin leur *nouveauté* est évidente, lorsque les symptômes de ces
différentes Maladies ne se sont mani-
festés que depuis peu, & seulement
après la Vérole. Ce qui peut arrêter
dans ce cas, c'est de savoir si elles en
dépendent ? ou si elles viennent d'une
autre cause plus simple ? Mais cette
difficulté ne doit pas embarrasser,
puisque, pour guérir radicalement la
Vérole, il faut d'abord, dans les deux

Signes qu'elles sont plus récentes.

cas, employer également les frictions. Après quoi le succès de ce reméde décidera du jugement qu'on devra porter des autres Maladies jointes à la Vérole : car si elles guérissent par l'usage seul des frictions, ce sera une preuve bien claire qu'elles n'étoient que symptômatiques, & qu'elles dépendoient de la Vérole. Au contraire, si elles subsistent encore après ce reméde, il n'y aura plus lieu de douter qu'elles ne soient essentielles, & qu'ainsi, après avoir guéri la Vérole, il ne faille les combattre en particulier & dans les regles par les remédes qui leur sont propres.

Précautions nécessaires en interrogeant sur cet article.

En finissant le détail du diagnostic, je crois devoir avertir les jeunes Médecins de se comporter avec beaucoup de prudence & de circonspection, lorsqu'il est question, ou de demander aux malades s'ils ont eu quelques maux Vénériens, & quelles sortes de maux ils ont eues ? ou de déclarer leur propre sentiment sur l'existence de la Vérole.

Soit les hommes.

I. Une légere conjecture suffit pour interroger les jeunes-gens, parce qu'ils sont les premiers à raconter leurs avantures, & qu'ils semblent vouloir s'en faire honneur comme d'autant d'exploits glorieux. Mais il faut avoir des préfomptions infiniment plus fortes pour faire les mêmes queſtions à des hommes d'un âge mûr, & principalement à ceux qui, par leur état, font obligés à une plus grande régularité, & qui fe font toujours une peine de rappeller les égaremens de leur jeuneſſe. Cependant, pour remplir les obligations de la profeſſion, & pour répondre à la confiance des malades, après leur avoir expofé les raifons qu'on a de les queſtionner, & qui doivent être tirées de l'état préfent de leur Maladie, on ne doit pas héfiter à leur demander librement, fi, dans leur jeuneſſe, ils ont vécu d'une maniere aſſez réguliere pour fe croire exemts de tout foupçon de Vérole.

II. Quant aux perfonnes du fexe, la difficulté n'eſt pas grande lorſqu'il s'agit des femmes mariées ou des veuves. Alors, une forte préfomption, & quelquefois même une légere conjecture, donne droit de s'informer de la conduite paſſée ou préfente de leurs maris ; car il eſt inutile de s'informer de la leur propre, & il ne feroit pas

Soit les femmes.

civil de le faire. L'ufage eft établi que les maris font cenfés les auteurs de toutes les Maladies Vénériennes qui arrivent à leurs femmes, comme ils font cenfés les peres de tous les enfans qu'elles font.

Or, comme les femmes font naturellement foupçonneufes, & qu'elles aiment à parler dès qu'une fois on les met en voie de raifonner fur le compte de leurs maris, elles racontent tout ce qu'elles en favent & tout ce qu'elles ont éprouvé dans le mariage; d'où il eft facile de juger quelles inductions on peut en tirer fur l'article de la Vérole. Mais quand il s'agit de perfonnes non mariées, fur-tout de celles qui ont une réputation de fageffe, ou qui vivent dans l'état Religieux, la fituation du Médecin eft très-embarraffante. Alors, fi l'on ne veut paffer pour un imprudent & un étourdi, il ne faut laiffer fentir fes foupçons que quand on eft fûr de la réalité du Mal; & encore même faut-il en ce cas difculper la perfonne, en rejettant la caufe du Mal fur les parens ou fur les nourrices. Avec ces précautions, j'ai vu que la plupart des femmes non mariées qui m'ont confulté, n'ont pas fait beaucoup de façon pour avouer leur maladie , & que celles qui étoient les plus honteuses , n'ont pas résisté au jugement que je faisois, ni refusé de se soumettre aux remédes que je proposois : c'en est assez pour un Médecin sage , qui , sans s'embarrasser de l'origine de la Maladie , ne doit s'occuper que du soin de la guérir.

CHAPITRE V.

Prognostic de la Vérole confirmée.

IL se présente deux questions à décider ; 1°. quelles sont les espéces de Vérole les plus fâcheuses ? & , entre ces espéces de Véroles, quelles sont les plus fâcheuses de toutes? 2°. Quelles sont les Véroles les plus faciles ou les plus difficiles à guérir ? & quelles sont celles qui annoncent le plus ou le moins de danger ?

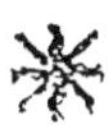

§. I.

QUELLES SONT LES ESPÉCES DE VÉROLE LES PLUS FACHEUSES ? ET, ENTRE CES ESPÉCES-LA, QUELLES SONT LES PLUS FACHEUSES DE TOUTES ?

La Vérole est une Maladie considérable par rapport à la cause.

I. En général, il n'eſt point de Vérole qui ne ſoit une Maladie fâcheuſe : 1°. à raiſon de la cauſe, qui eſt un Virus corroſif, dont toutes les parties ſolides ſont profondément imbibées, qui eſt intimement mêlé avec tous les liquides, que l'on a beaucoup de peine à déraciner, & qui même alors laiſſe ordinairement après lui des impreſſions fâcheuſes dans les parties.

Par rapport aux ſymptômes.

2°. A raiſon des ſymptômes, qui conſiſtent non-ſeulement en des douleurs atroces, mais encore en un dérangement extraordinaire de la plupart des fonctions.

Par rapport à la léſion des parties ſolides.

3°. A raiſon de la léſion des parties ſolides ; car le Virus Vérolique ne ſe contentant pas de corrompre les liquides, altere encore & ronge par ſon âcreté les ſolides, non-ſeulement les parties molles, comme le poumon, le foie, la matrice, &c ; mais encore les parties les plus dures, comme les os.

4°. A raiſon du reméde néceſſaire, qui, quoique peut-être plus ſûr & plus efficace que ceux d'aucune maladie, ne laiſſe pas, quelque précaution qu'on y apporte, d'être ſouvent long & ennuyeux, & quelquefois même dangereux, ſur-tout lorſque le Mal étant invétéré, demande que les frictions ſoient adminiſtrées en plein. *Par rapport au reméde.*

5°. A raiſon de la rechûte, qui arrive quelquefois lorſqu'à force de ſe preſſer de finir trop vîte le traitement, ou faute d'avoir employé une quantité ſuffiſante de Mercure, on n'a pas détruit radicalement le Virus; de ſorte que la Maladie n'ayant pas été pleinement guérie, mais ſeulement palliée, reparoît de nouveau, après quelque trève, auſſi violente qu'auparavant. *Par rapport à la rechûte.*

II. Cependant il s'en faut bien qu'on doive faire le même prognoſtic de toute ſorte de Vérole : car, comme la violence de cette Maladie eſt plus ou moins grande, le prognoſtic en doit varier auſſi dans les différens cas dont on va parler. *La Maladie eſt plus ou moins grave.*

Suivant
qu'elle est
ancienne ou
nouvelle.

1°. Suivant qu'elle est nouvelle ou invétérée. On conçoit aisément que plus une Vérole sera récente, moins elle sera fâcheuse, parce que le Virus n'aura pas eu le tems de corrompre si fort les liquides, de tant altérer les solides, & de porter le même dérangement dans les fonctions. Ce doit-être tout le contraire dans la Vérole invétérée.

Suivant l'âge.

2°. Suivant l'âge des malades; ainsi, si la Vérole est plus dangereuse dans les enfans & dans les vieillards, que dans les jeunes-gens, parce que dans ceux-ci l'exercice pousse au-dehors ou consume une grande partie du Virus, & que le reste étant entraîné par le courant de la circulation, brisé par la fermentation du sang, & affiné par l'oscillation des solides, cause moins de désordres.

Suivant le
sexe.

3°. Suivant le sexe du malade : car quoique les femmes soient ordinairement d'une constitution plus foible que les hommes, &, par cette raison, plus susceptibles des impressions du Virus, néanmoins l'expérience fait voir que, le reste étant égal, elles supportent la Vérole avec moins d'incommodité que les hommes, tant que

leurs règles coulent librement , parce
que cet écoulement emporte , chaque
mois, une partie confidérable du Virus. Mais auffi dès que les règles viennent à ceffer , foit par accident &
avant le tems, foit naturellement vers
l'âge de quarante-cinq ou cinquante
ans, alors tous les fymptômes de la
Vérole en deviennent beaucoup plus
cruels.

4°. Suivant le tempérament : un
fang épais de fa nature, âcre, falé,
& propre à ronger, donnera bien plus
de prife à la malignité du Virus, &
occafionnera des effets bien plus fâcheux, que ne fera un fang dont la
fluidité, la douceur & le jufte mê-
lange doivent arrêter & corriger la
violence du Virus.

Suivant le tempéra-ment.

5°. Suivant la conftitution naturelle des parties ; en effet, un cerveau
ou une poitrine mal affectés, des vifcères mal conftitués, ou les autres organes lâches & mols , & par conféquent moins capables de fe foutenir
contre les attaques du Virus, rendront
la Vérole plus dangereufe qu'elle ne
feroit, fi toutes ces parties étoient fermes , faines, entieres & en état de ré-

Suivant l'é-tat naturel des parties.

fiſter plus efficacement & plus long-
tems à l'action du Virus.

Suivant le nombre & la violence des ſymptômes.

6°. Suivant le nombre & la violence des ſymptômes. Ainſi, la Maladie
ſera d'autant plus conſidérable, qu'il
y aura plus de fonctions bleſſées,
qu'elles le feront davantage, & que
ces fonctions feront plus importantes, comme les vitales & les animales :
car cela ſuppoſe ou une plus grande
malignité dans le Virus, ou une plus
grande foibleſſe dans les organes ; &
l'un ou l'autre revient au même pour
le prognoſtic.

Suivant la Maladie ha-bituelle qui exiſtoit pré-cédemment.

7°. Suivant la Maladie habituelle
qui exiſtoit avant la Vérole ; c'eſt par-
là que la Vérole eſt plus à craindre
dans un épileptique, un phthiſique,
un hydropique, un cachectique, un
goutteux, &c, que dans une perſonne d'une ſanté parfaite : car, comme une Maladie ancienne devient plus
fâcheuſe lorſqu'il s'y en joint une nouvelle, de même la Maladie qui ſurvient de nouveau, doit être néceſ-
fairement plus dangereuſe, à raiſon
de l'ancienne qui exiſtoit déja auparavant.

8°. Suivant la nature des parties
affectées.

affectées. Car il est évident qu'à choses égales, la Vérole qui attaquera les
solides, qu'il est difficile de réparer,
sera plus dangereuse que celle qui n'attaquera que les fluides, dont le re-
nouvellement est plus aisé ; & qu'entre les Véroles des parties solides,
celle qui attaquera les parties intérieures, les parties nobles, les parties
destinées à des fonctions nécessaires à
la vie, comme le poumon, l'estomac,
le foie, la matrice, &c, sera plus
dangereuse encore que celle qui n'in-
téressera que les parties extérieures &
les moins importantes, comme la
peau, la membrane graisseuse, la chair
des muscles, &c, dont le vice est moins
considérable & plus facile à réparer.

Suivant la nature des parties affectées.

9°. Enfin, suivant le degré de lésion des parties solides : car la Maladie est d'autant plus grave, que cette
lésion est plus étendue ou plus profonde, parce que cela marque la grandeur de la cause, & la difficulté de la
guérison parfaite.

Suivant le degré de lésion des parties solides.

III. Les Véroles les plus dangereuses & celles qui pour l'ordinaire
sont mortelles, sont, 1°. celles qui
intéressent considérablement quelque

Quelles sont les Véroles les plus fâcheuses.

pattie noble & néceffaire à la vie. 2°. Celles qui alterent quelque partie qui eft moins importante, mais dont le mal eft incurable, parce que la partie n'eft pas à portée des remédes, ni en état d'être extirpée par le fer. 3°. Celles qui font accompagnées d'un levain écrouelleux ou fcorbutique, mêlé dans le fang avec le Virus Vérolique.

Celles qui attaquent le cerveau.

Telles font, 1°. les Véroles qui affectent le cerveau & les parties voifines; comme lorfque la table intérieure du crâne eft attaquée d'exoftofe ou de carie; quand il y a fur la dure-mere, ou fur la pie-mere, des tumeurs gommeufes ou des tubercules durs; quand il y a un skirrhe ou un abfcès dans quelque endroit du cerveau; quand il s'eft formé des concrétions polypeufes dans les finus veineux fupérieurs, latéraux ou inférieurs; ou des hydatides dans les plexus choroïdes des deux ventricules antérieurs, ou dans les lambeaux des plexus choroïdes qui font à la partie antérieure & poftérieure de la bafe du cervelet; quand la glande pituitaire devenue dure, ne laiffe plus paffer la lymphe qui coule des ventricules du cerveau &

qui tombe , par l'entonnoir , dans les veines jugulaires & dans les finus qui s'ouvrent dans ces veines ; quand les ventricules font remplis & diftendus par un amas de lymphe , &c. Ce qui produit , indépendamment de toute caufe extérieure , des douleurs de tête opiniâtres, des mouvemens convulfifs, l'épilepfie , la paralyfie , l'aveuglement , le vertige , la léthargie , l'affoupiffement , l'apopléxie , &c.

2°. Celles qui attaquent les poumons & les autres parties contenues dans la poîtrine ; comme lorfque la fubftance des poumons eft fi fort farcie de tubercules cruds , qu'au lieu d'être molle , fpongieufe & dilatable comme dans l'état naturel , elle fe trouve ferme, dure & skirrheufe ; lorfque les tubercules venant à fuppurer fourdement , y forment des abfcès ou des vomiques ; lorfque les vaiffeaux des poumons font rongés ou déchirés , & que le fang tombe dans les bronches & les véficules pulmonaires , d'où il eft évacué par l'expectoration ; lorfque la face intérieure des bronches & des véficules eft rongée par quelque ulcère ; lorfque la lymphe qui fuinte à travers les veines trop comprimées, s'épanche dans la cavité de la poitrine; lorsque, dans les ventricules du cœur, ou à l'entrée des grosses artères, il se forme des polypes ou des excroissances charnues; ou lorsque le sang épaissi y fait des concrétions, &c. Ce qui est suivi de l'asthme & de l'orthopnée, du crachement de sang, de la phthisie tuberculeuse ou ulcéreuse, de l'hydropisie de poitrine, de la palpitation de cœur, &c.

Le foie.   3°. Celles qui intéressent le foie & & les vaisseaux du foie; comme il arrive quand les conduits sécrétoires & excrétoires de ce viscère sont tellement gorgés d'une bile épaissie, que celle qui survient de nouveau, est contrainte de refluer dans le sang; quand l'engorgement des conduits biliaires gêne le passage du sang à travers le foie, & donne lieu à une phlogose dans cette partie, ou fait séjourner le sang dans les extrêmités capillaires des rameaux qui forment la veine-porte & qui naissent de tous les viscères du bas-ventre; quand l'érosion ou la rupture des vaisseaux sanguins ou biliaires du foie, tourne en suppuration, &c; d'où s'ensuit la dureté, le skirrhe & l'abſcès du foie, la jauniſſe, les hémorrhoides, le vomiſſement de ſang, le flux hépatique.

4°. Celles qui affectent la matrice & ſes dépendances ; comme il arrive lorſqu'il y a quelque ulcère Vérolique dans la cavité de cette partie ; lorſque les glandes utérines deviennent skirrheuſes par l'épaiſſiſſement de la lymphe qui les remplit ; lorſque ayant été long-tems skirrheuſes, elles deviennent douloureuſes avec des élancemens qui menacent du cancer ; lorſqu'elles ſuppurent, qu'il ſe fait un amas de ſéroſité dans la cavité de la matrice ; qu'il y a des hydatides, des tumeurs gommeuſes, des skirrhes aux ovaires, ou aux trompes de FALLOPPE, &c. Ce qui attire l'ulcère, le skirrhe, le cancer, l'abſcès de la matrice, & différentes tumeurs & ſuppurations dans les ovaires.

La matrice.

5°. Celles où les proſtates, les véſicules ſéminaires, & les glandes de COWPER dans les hommes, les proſtates & les glandes de COWPER dans les femmes, ſont affectées ; comme lorſque ces parties deviennent dures & skirrheuſes, ou même carcinomateuſes ; qu'il s'y forme des abſcès,

Les proſtates & les véſicules ſéminaires.

& par conféquent des fiftules, dont les finus s'étendent vers les parties voifines ; comme dans les hommes vers l'urèthre, le col de la veffie, l'extrêmité du *rectum*, l'une des deux feffes ; & dans les femmes vers l'urèthre, le col de la veffie, la vulve, le vagin, &c. Ce qui caufe la douleur, la ftrangurie, l'envie fréquente d'uriner, l'écoulement involontaire de l'urine, & des finus fiftuleux dans tous les endroits voifins.

La moelle des os.

6°. Celles dont la malignité va jufqu'à altérer la moelle des os, tant celle des grandes cavités, que celle des cellules offeufes ; comme il arrive, lorfque la moelle fe durcit, devient skirrheufe ou carcinomateufe, avec tumeur de l'os qui la renferme ; qu'elle fuppure & fe change en une efpéce de fanie, qui carie l'os, furtout quand le Mal attaque les têtes des os, qui font fpongieufes & qui forment les articulations, ou qu'il a fon fiége dans des os qu'on ne fauroit extirper ; comme l'os *ifchion*, l'os *facrum*, les vertébres, les côtes, l'omoplate, la clavicule, les os maxillaires, ceux du crâne, des oreilles, du nez, &c. par où l'on fe trouve exposé à des douleurs osseuses, des hypéroffoses, des exostoses, des ankylofes, des caries; à des ulcères profonds, malins & très-puants; à la fièvre hectique, au marasme.

7°. Celles qui ont leur siége dans diverses parties du corps, comme dans les mammelles, les lèvres, le dedans du nez, la langue, la matrice, la verge, l'un des testicules, les glandes lymphatiques des aînes, des aisselles, du cou, les glandes qui sont derriere les oreilles, près des mâchoires, &c, quand elles y produisent un cancer occulte ou ulcéré, & sur-tout quand la nature, l'usage, la situation, la connexion, &c, de ces parties en rendent l'extirpation impossible.

Les mammelles, la langue, &c. en y produisant un cancer.

8°. Telles sont enfin toutes les Véroles qui sont jointes avec le rachitis, les écrouelles, & sur-tout avec le scorbut; ce qui constitue une maladie composée, ou, pour mieux dire, une nouvelle espéce de maladie des plus cruelles, des plus dangereuses & des plus indomptables.

Celles qui sont jointes au rachitis, aux écrouelles, ou au scorbut.

IV. On peut donc, comme on vient de voir, distinguer trois degrés dans toute forte de Vérole. Le *premier*

Trois degrés de la Vérole.

H iv

comprend les Véroles qui font récentes, qui n'ont infecté que les fluides, fans avoir intéreffé les folides, qui ne dérangent qu'un petit nombre de fonctions, & ne les dérangent que légérement : la guérifon de ces Véroles eft fûre & facile.

Le *fecond* degré comprend les Véroles qui étant un peu plus anciennes, ont déja altéré confidérablement & en plufieurs manieres les parties folides les moins importantes : la guérifon de ces Véroles, quoique difficile, eft néanmoins affurée.

Le *troifiéme* degré comprend les Véroles les plus fâcheufes, c'eft-à-dire, celles dont nous venons de parler, & dont la guérifon n'eft ni fûre ni aifée.

§. I I.

QUELLES SONT LES VÉROLES LES PLUS FACILES OU LES PLUS DIFFICILES A GUÉRIR ?

Toutes fortes de Véroles, à parler en général, peuvent fe guérir.

I. Il eft certain que les frictions mercurielles bien adminiftrées détruifent efficacement & radicalement toutes fortes de Véroles, & la plupart même affez facilement. Les Médecins ont été plus heureux pour les Maladies

Vénériennes, qui n'ont paru en Europe que depuis deux siecles & demi, que pour les Maladies connues de tout tems. On ne sauroit disconvenir que leurs lumieres ne soient assez obscures sur la plupart des Maladies anciennes, & que la méthode qu'ils employent pour les guérir ne soit souvent incertaine ; au lieu qu'ils ont trouvé pour la Vérole, qui est une Maladie nouvelle, mais une des plus violentes, un reméde capable de la guérir sûrement, promptement, & même sans beaucoup de désagrément.

1°. Je dis *sûrement :* car de cent Vérolés il ne s'en trouvera point qui ne soit soulagé par l'usage du Mercure ; & à peine s'en trouvera-t-il un seul qui ne soit pas guéri parfaitement, pourvu qu'après les préparations nécessaires, on employe les frictions avec la méthode, la dose, l'ordre & les précautions convenables, & autant de tems qu'il faut : c'est ce qu'on ne sauroit dire des autres Maladies, même des plus légeres, puisqu'on s'estime heureux d'en guérir parfaitement quatre-vingt sur cent.

2°. Je dis *promptement :* car le traitement entier ne dure que trente ou

H v

quarante jours, ou tout au plus deux mois ; au lieu que celui de la plupart des autres Maladies un peu confidérables, va fouvent jufqu'à un an & au-delà.

Et même fans beaucoup de défagrément.

3°. Je dis, *& même fans beaucoup de défagrément* ; j'avoue qu'on n'auroit pas pu parler ainfi de l'ufage où l'on étoit autrefois d'adminiftrer l'onguent Mercuriel à très-grande dofe & coup fur coup, parce que cette méthode attiroit des ulcères très-fâcheux aux gencives, au palais & au gofier ; une falivation très-copieufe, très-longue & très-puante, une enflûre de la tête & de la langue, fouvent dangereufe, & que les malades accablés d'ennui & épuifés de veilles, fe trouvoient pendant fort long-tems dans un état très-fâcheux & très-cruel. Mais, depuis qu'on fuit une méthode plus fage & plus prudente, les chofes ont fi fort changé en bien, que fi les frictions ne font pas, à proprement parler, un reméde agréable (ce qui ne fauroit véritablement fe dire d'aucun reméde) du moins ne font-elles plus auffi fâcheufes qu'on le croit communément : elles n'excitent d'ordinaire point de falivation, ou, fi elles en excitent, elle eft très-aifée à fupporter : elles ne caufent point d'ulcération à la bouche, ou n'en caufent qu'une légere & fuper-ficielle ; enfin, il en coûte aujour-d'hui moins de peine & de tourment à un Vérolé pour guérir parfaitement, du moins quand le Mal eft récent, que pour guérir d'une fièvre-quarte un peu opiniâtre.

II. Cependant il ne faut pas dif-fimuler qu'il y a des efpéces de Vé-roles fort difficiles à guérir radicale-ment, & dont on n'emporte pas tous les fymptômes, malgré toutes les pré-cautions qu'on a pu prendre dans l'u-fage des frictions ; foit que la lon-gueur de la Maladie ait fait fur les folides des impreffions difficiles à ré-parer ; foit qu'une portion du Virus fe foit confervée dans fon entier, ou n'ait été détruite qu'imparfaitement ; ce qui eft pourtant plus rare. On peut compter au nombre de ces Véroles, celles où l'on obferve les fymptômes dont nous allons faire l'énumération.

1°. Toutes les fois que les malades font vivement tourmentés de dou-leurs Véroliques-rhumatifmales, va-gues ou fixes, fur-tout fi elles du-

H v

rent depuis long-tems : car il arrive
souvent que ces douleurs subsistent
encore après les frictions avec presque autant de violence qu'auparavant :
ce qui peut venir des *nodus* ou des tubercules qui restent entre les fibres
ou les tuniques des muscles, qui compriment les vaisseaux sanguins & lymphatiques, & qui par-là donnent lieu
à l'épanchement d'une sérosité âcre
& piquante ; ou bien de la disten-
sion que ces mêmes vaisseaux ont souf-
ferte autrefois qui leur a fait perdre
leur ressort, & qui par-là occasionne
le séjour du sang & de la lymphe.

Avec une goutte habituelle.

2°. Toutes les fois qu'il y a une
goutte habituelle qui dépend du Virus
Vénérien : car, quoiqu'elle céde souvent aux frictions bien administrées,
il est certain qu'elle n'y céde pas toujours, sur-tout quand elle est invétérée & qu'elle s'est fortifiée par de
fréquens accès : ce qui peut venir de
ce qu'il y a dans les articulations, des
vices que le Mercure ne sauroit corriger, & qui sont capables d'attirer
de nouveau de pareilles attaques de
goutte.

*Avec des af-
fections Vé-
nériennes de
la peau.*

3°. Toutes les fois que la peau est
couverte de gratelle, de galle, mais

fur-tout de dartres féches , malignes & rongeantes ; fymptôme qui réfifte fouvent au Mercure , dans le tems que les autres font guéris. Cela ne viendroit-il pas de ce que le corps muqueux , qui a été altéré & rongé par le Virus , eft devenu une efpéce de filtre , qui fert comme d'égoût à tout ce qu'il y a de falé & d'âcre dans le fang ?

4°. Toutes les fois qu'il y a de violens maux de tête , des migraines , ou des douleurs locales qui occupent certains endroits particuliers de la tête ; & qu'on appelle *œuf* ou *clou*, fur-tout fi elles viennent fans caufe extérieure. On a fouvent obfervé que ces fortes de douleurs fubfiftoient même après les frictions : apparemment parce qu'elles dépendent d'une exoftofe ou d'une carie de la table intérieure du crâne , ou bien de *nodus* ou tubercules dans les membranes du cerveau ; qui font incapables de céder à l'action du Mercure.

Avec des maux de tête habituels.

5°. Toutes les fois qu'il y a dans quelque os des exoftofes ou des hypéroftofes dures, anciennes , invétérées : car quoique le Mercure diffipe ordinairement les hypéroftofes récen-

Avec des exoftofes ou des hypéroftofes.

res , & même les exoſtoſes , ſur-tout quand elles ſont caverneuſes, & qu'elles ſont produites par les pelotons de ſubſtance médullaire , qui , en ſe gonflant , ont dilaté les lames oſſeuſes , il n'en eſt pas de même lorſque ces tumeurs ſe ſont durcies par la longueur du tems , & particuliérement lorſque les exoſtoſes ſont devenues auſſi ſolides que de l'ivoire. Auſſi , arrive-t-il ſouvent qu'après la Maladie , il reſte des ankyloſes Vénériennes : apparemment parce que l'action du Mercure , qui eſt bornée , peut bien fondre les exoſtoſes & les hypéroſtoſes molles ; mais qu'elle ne ſauroit diſſiper ni réſoudre celles qui ſont parfaitement dures.

Avec tumeur & dureté des teſticules.

6°. Toutes les fois que le ſéjour & l'épaiſſiſſement de la ſemence a tuméfié l'un des deux teſticules , ou tous les deux à la fois. Auſſi arrive-t-il ſouvent que ces ſortes de tumeurs, quand elles ſont invétérées & fort dures , réſiſtent à tous les remédes , & même aux frictions : ce qui vient , ſuivant les apparences , de ce que le Mercure n'a pas aſſez d'activité pour atténuer la ſemence épaiſſie & caſéeuſe, ni pour redonner aux vaiſſeaux spermatiques des testicules leur ressort naturel ; & ainsi, par ces deux raisons réunies, on ne doit point se flatter de parvenir à la résolution des tumeurs dont on vient de parler.

7°. Toutes les fois qu'il y a une Chaude-pisse nouvelle ou ancienne ; quoiqu'il arrive ordinairement que la Chaude - pisse guérisse parfaitement, avec les autres symptômes, par l'usage des frictions, cela n'arrive pas toujours, & on observe assez souvent qu'elle continue de couler, après les frictions, avec la même abondance qu'auparavant, quoiqu'alors elle ne soit plus Vérolique. Sans doute, parce qu'il ne suffit pas de détruire le Virus par le Mercure ; mais qu'il faut encore du tems pour déterger & pour cicatriser l'ulcère.

8°. Toutes les fois que les malades font tourmentés continuellement, ou par intervalles, d'une strangurie ou difficulté d'uriner, produite par des Chaude-pisses qui ont précédé. Le Mercure qui adoucit ordinairement ce Mal, n'empêche pas qu'il ne se fasse sentir de tems en tems avec presque autant de violence : apparemment parce que le Mercure ne peut

point réfoudre les excroiffances charnues de l'urèthre, ni en ramollir les
cicatrices, ni en confolider les ulcères ; car ce font-là les caufes qui
produifent la ftrangurie, comme on
a vu plus haut.

Avec une conftitution écrouelleufe ou fcorbutique.

9°. Enfin, toutes les fois que la
Vérole eft jointe à une conftitution
écrouelleufe ou fcorbutique. L'expérience fait voir que quand on n'employe, dans cette efpéce de Vérole,
que les feuls remédes mercuriels, ils
irritent le Mal, au lieu de le détruire ;
& qu'ainfi, fi l'on peut parvènir jamais à le guérir radicalement, ce ne
peut être qu'en donnant enfemble ou
alternativement les anti-écrouelleux,
ou les anti-fcorbutiques, avec les
anti-Vénériens ou Mercuriels : apparemment, parce que le Virus Vénérien eft alors fi étroitement enveloppé
du Virus fcorbutique ou écrouelleux,
qu'il fe trouve inacceffible au Mercure ; de même, que dans un amalgame
d'or & d'argent, certaines parties d'or
font tellement entourées & recouverte
de celles de l'argent, quel'eau régale
ne peut ni les pénétrer niles diffoudre.

Véroles dont le traitement eft dange-reux.

III. Il y a d'autres efpéces de Véroles plus mauvaifes que celles dont

on vient de parler, & dont le traitement est accompagné de tant de dangers, qu'il arrive souvent des accidens funestes, si l'on ne s'y conduit
pas avec des précautions infinies ; telles sont les espéces suivantes.

1°. Celles que nous avons mises
ci-dessus au rang des Véroles dangereuses & mortelles : car il y a sujet de
craindre que les malades déja affoi-
blis par la force ou la durée du Mal, ne
succombent à la violence du reméde
& aux incommodités de la salivation.

2°. Celles qui sont accompagnées
du scorbut, qui a pourri les gencives & l'intérieur de la bouche, & y
a produit des *fungus* avec puanteur
& lividité : car dès que la bouche
commence à s'enflammer & à s'ulcérer, comme il arrive dans la salivation des gencives déja à demi-
pourries, le gosier & le palais sont
attaqués d'un ulcère phagédénique,
qui les ronge, & qui tourne bientôt
en gangrène, ou menace d'une gangrène prochaine.

3°. Celles qui sont jointes à des
tumeurs écrouelleuses, dures, calleuses, & en grand nombre, des glandes des oreilles, du cou ou des mâ-

choires : car il eft à craindre que les glandes écrouelleufes ne fe gonflent en même tems que les falivales , pendant le flux-de-bouche , & ne compriment fortement les veines jugulaires , & les ramifications des veines qui s'y rendent : d'où il arriveroit que le fang retenu cauferoit une plus grande inflammation & ulcération dans la bouche , avec danger de gangrène ; & , ce qui eft encore pis , furchargeroit le cerveau d'une maniere à mettre le malade en péril.

A une épilepfie fréquente & violente.

4°. Celles qui font compliquées avec une épilepfie , dont les accès font fréquens & violens , parce qu'il eft dangereux que les glandes falivales , qui durant le flux-de-bouche fe gonflent & compriment les veines jugulaires , n'occafionnent de violens accès : ce qui pourroit augmenter l'inflammation & les ulcères de la bouche, à caufe des mouvemens convulfifs des mâchoires & des bleffures que les dents feroient à la langue en la mordant ; & , qui pis eft , pourroit arrêter le fang dans le cerveau & devenir funefte.

Au mal hypochondriaque.

5°. Celles qui attaquent les hypochondriaques : car , comme ils font craintifs naturellement, & que le Mal augmente encore leurs craintes, ils fe laiffent aller à de vaines idées, qui les rempliffent de frayeur pendant tout le traitement, & ils fatiguent le Médecin par des plaintes continuelles. Mais cela n'eft rien en comparaifon de ce qu'ils éprouvent dans le fort de la falivation. Il tombent alors dans un découragement & un défefpoir, qui quelquefois va jufqu'à leur caufer de fréquens évanouiffemens : ce qui attire des accidens dangereux, comme la fuppreffion fubite de la falivation, le gonflement des glandes falivales, l'inflammation de la bouche & de la tête, la compreffion du cerveau, à caufe du fang qui féjourne dans les parties.

6°. Celles qui fe rencontrent avec une diarrhée habituelle : car alors tout le Mercure fe précipitant avec les humeurs vers les inteftins, piquotte, ronge & enflamme leur tunique intérieure, caufe des tranchées cruelles, des déjections de diverfes couleurs, le ténefme, la dyffenterie, &c, ordinairement avec tant de violence, qu'on eft contraint de renoncer aux frictions. Il en eft de même lorfque le Mercure excite la diarrhée, au lieu du flux-de-bouche : ce qui arrive quelquefois même à ceux qui ont ordinairement le ventre refferré, & fait toujours beaucoup de tort aux malades.

A la grof- 7°. Celles des femmes groffes :
feffe. car elles font en danger de fe bleffer, à caufe de l'agitation que le Mercure excite dans le fang, des douleurs, des veilles & des fouffrances qui accompagnent la falivation, & fur-tout des tranchées & des efforts pour aller à la felle, lorfqu'il furvient une diarrhée.

A un ulcère 8°. Celles des femmes qui ont un
ou un cancer ulcère, un skirrhe, ou un cancer à
de la matrice. la matrice, foit de caufe Vénérienne, foit de quelqu'autre caufe que ce foit : car, comme le fang eft extrêmement brifé & atténué par le Mercure, & qu'il va heurter violemment, dans le tems de la falivation, contre les vaiffeaux de la matrice, qui fe trouvent engorgés & comprimés, il peut arriver qu'il les ouvre, & qu'il produife une perte-de-fang mortelle, ou du moins très-dangereufe.

A l'enfance 9°. Enfin, celles des enfans ou des
ou à la vieil- vieillards décrépits : car la foibleffe
leffe. des uns & des autres donne jufte fujet

de craindre qu'ils ne fuccombent à quelque accident fâcheux qui pourroit arriver, ou même à la feule violence d'une falivation qui dureroit trop long-tems.

IV. Au refte, fi avant que de rien entreprendre, on défefpere abfolu-ment de la guérifon du malade, il faut s'en tenir à la cure palliative, & ne point employer les frictions, pour ne pas décrier un reméde falu-taire en s'en fervant mal-à-propos. Mais auffi s'il y a la moindre raifon d'efpérer, il faut effayer le fuccès des frictions : car, comme dit CELSE, *dans un danger évident il vaut mieux hafarder un reméde douteux, que de n'en faire aucun.* Cependant il faut ef-fayer l'ufage des frictions avec la plus grande circonfpection.

Précautions néceffaires pour l'ufage des frictions.

1°. Si la Vérole eft des plus dan-gereufes, & du nombre de celles qui font ordinairement mortelles ; après avoir employé une préparation con-venable, on ne donnera les frictions que de très-loin en loin, & à très-petite dofe, c'eft-à-dire, à une dofe proportionnée aux forces du malade. Ce n'eft pas qu'il y ait grand lieu d'efpérer par ce moyen une guérifon

Dans les Vé-roles qui font les plus fâ-cheufes.

radicale ; mais du moins le Mal en fera-t-il adouci, & le malade s'en trouvera-t-il ensuite un peu mieux. Alors, quand il aura repris des forces, on pourra revenir aux frictions à une plus grande dose ; &, si cela n'avoit point suffi encore à emporter le Mal, on réitéreroit le même traitement une troisiéme fois, après avoir donné au malade le tems de réparer ses forces. Mais, comme ce seroit alors la derniere ressource, il faudroit en ce cas ne rien négliger de tout ce qui peut contribuer à détruire entiérement le Virus.

Dans celles dont le traitement est dangereux.

2°. Si la Vérole est du nombre de celles dont le traitement est dangereux, on donnera pareillement les frictions de loin en loin, & à petite dose, de crainte qu'en remuant trop les humeurs, par une précipitation mal entendue, on ne cause quelque accident fâcheux : mais on les continuera plus long-tems, afin qu'il entre dans le corps la quantité nécessaire de Mercure, & même un peu davantage. Ainsi, loin de hâter les frictions, on mettra entre chacune le plus d'intervalle qu'il sera possible : car, dans un cas de cette importance, on va toujours affez vîte quand on réuffit bien.

3°. Si la Vérole eft du nombre de celles qui cédent difficilement au Mercure, il faudra employer plus long-tems les frictions, & à plus forte dofe, afin de détruire radicalement le Virus, foit qu'on prenne la voie de la falivation, ou qu'on préfére celle de l'extinction. Que fi, après l'ufage des frictions, il reftoit quelques-uns des anciens fymptômes qui étoient les plus opiniâtres, comme ils ne dépendroient plus alors de la Vérole, & qu'ils feroient entretenus par d'autres caufes, il faudroit les combattre par les remédes qui leur feroient propres, comme on verra plus bas.

4°. Si une femme groffe a la Vérole, & fe trouve prête d'accoucher, on ne doit point employer pour lors les frictions, parce qu'en excitant le flux-de-bouche, elles pourroient augmenter le danger des couches. Mais dès que cette femme fera relevée, il faudra la traiter dans les regles, tandis qu'elle nourrira fon enfant, afin de guérir l'enfant avec la mere qui lui a communiqué le Mal. Que fi l'accouchement eft encore éloigné, dans ce cas on aura recours fans délai aux frictions , parce qu'il eft ordinairement dangereux de les différer : mais on aura foin de les ménager avec attention , pour qu'elles ne faffent tort ni à la mere ni au fœtus.

5°. Si un enfant qui tette, a la Vérole, on ne lui fera point de remédes, à caufe de la foibleffe de fon âge : mais on donnera les frictions à fa nourrice, & cela avec d'autant plus de raifon, qu'elle ne fauroit manquer d'être elle-même infectée. De cette façon, l'enfant guérira en même tems que la nourrice, parce qu'en lui donnant le lait, elle lui tranfmettra auffi les particules mercurielles néceffaires à fa guérifon. Que fi l'enfant eft févré, on le traitera fans délai, ou avec les préparations mercurielles prifes intérieurement, ou, ce qui eft mieux, par les frictions. Son âge tendre ne doit pas être un obftacle, parce qu'il eft aifé, quand on a de la prudence, de prévenir tous les inconvéniens.

6°. Les vieillards attaqués de Vérole doivent auffi être traités par les frictions, quelque caducs & décrépits qu'ils foient ; mais ce traitement doit être accompagné des ménagemens que demande cet âge.

CHAPITRE

CHAPITRE VI.

Des préparations qui doivent précéder les frictions Mercurielles.

ON a suffisamment prouvé ci-dessus, au Livre II, Chap. XI, XII &
XIII, que la méthode des frictions
mercurielles étoit la meilleure, la plus
sûre & la plus efficace pour détruire
le Virus Vérolique. Il ne s'agit donc
pas ici de décider du reméde que demande la Vérole, on convient que
ce font les frictions ; mais de la meilleure maniere d'adminiftrer ce reméde.
Une trifte expérience n'apprend que
trop fouvent que les frictions, qui
font fans danger quand on les employe
comme il faut, deviennent au contraire très-dangereufes, & quelquefois
funeftes quand on les employe témérairement, inconfidérément, & hors
de faifon. C'eft pourquoi il eft néceffaire d'avoir beaucoup d'attention
fur ce qu'on doit faire avant que d'employer les frictions, pendant qu'on
les employe, & après les avoir employées.

Tome IV. I

Il faut examiner, avant que d'en venir aux frictions ; 1°. si le malade est capable de soûtenir le Mercure ; 2°. si la saison est convenable ; 3°. si le malade a été préparé avec assez de soin, pour corriger le vice du sang & prévenir les accidens ordinaires au Mercure ; 4°. si l'Onguent Mercuriel a été bien composé.

§. I.

QUEL DOIT ESTRE L'ÉTAT DU MALADE, POUR QU'IL SOIT CAPABLE DE SOUTENIR LE MERCURE ?

C'est une regle constante & qui ne souffre point d'exception, de ne jamais donner les frictions à un Vérolé qui est actuellement attaqué d'une Maladie dangereuse, ou, dont les forces se trouvent épuisées par quelque maladie, par des excès avec les femmes, par le travail ou par la diète. Dans ce cas, il est inutile de tourmenter un malade, qui est incapable de supporter les rigueurs d'un pareil reméde, à moins qu'on ne veuille le réduire dans un état encore plus fâcheux.

Ainsi, I. il ne faut point employer

les frictions, lorsqu'un Vérolé est attaqué d'une maladie aigue ; comme d'une fièvre maligne, continue, ardente, &c ; d'une pleurésie, d'une péripneumonie, d'un crachement de sang, &c.

Point de frictions dans une maladie aigue.

II. Lorsque la Vérole est jointe à une maladie chronique désespérée, ou fort dangereuse ; telle qu'une hydropisie confirmée, soit de poitrine, soit de bas-ventre ; un skirrhe considérable du foie, de la rate, de la matrice, une phthisie au dernier degré, une longue fièvre lente, &c.

Ni dans une maladie chronique dangereuse.

III. Il faut tenir une conduite toute opposée, lorsqu'il est sûr, ou du moins très-probable, que ces maladies chroniques dépendent de la Vérole comme de leur premiere cause, & en font les symptômes : car alors, comme on ne peut espérer de les guérir qu'en emportant la cause qui les produit, on doit recourir aux frictions, plutôt que de laisser périr le malade sans secours dans un danger si évident.

A moins qu'elle ne vienne de cause Vénérienne.

IV. Les autres maladies chroniques moins fâcheuses de leur nature, ou moins violentes, n'empêchent point l'usage des frictions ; par exemple, l'asthme, la palpitation de cœur, l'inappétence, la foiblesse d'estomac, la douleur de tête habituelle, la colique néphrétique, &c.

Ni dans l'épuisement des forces.

V. Quant aux forces, il faut soigneusement examiner en quel état elles sont actuellement ; & si elles se trouvent fort épuisées, par quelque cause que ce soit, on doit différer l'usage du Mercure, jusqu'à ce que le tems, le repos & la bonne nourriture les aient réparées ; de peur que le malade trop foible ne succombe malheureusement aux ennuis, aux douleurs & aux incommodités de la salivation.

Deux sortes de frictions.

VI. Au reste, comme il y a deux sortes de frictions ; les unes *fortes*, qui se donnent en plus grande dose, plus souvent, & jusqu'à ce que la salivation paroisse ; les autres *légeres*, qui se donnent en moindre dose & plus rarement, & qui n'excitent que peu ou point de salivation, ces deux méthodes demandent des précautions différentes : la premiere en exige davantage, parce qu'elle abat plus les forces : la seconde en exige moins, parce que les forces n'en sont que peu ou point du tout affoiblies.

VII. Pour ce qui est des femmes

que l'on traite par les frictions, comme l'expérience a appris que la violence du flux-de-bouche augmente ordinairement à l'approche des règles, il seroit bon de ne leur adminiftrer ce reméde que dans l'intervalle des règles. Mais comme ce traitement dure ordinairement plus d'un mois, il eft prefque impoffible qu'il ne concoure en quelque façon avec leurs ordinaires. Tout ce qu'on peut faire, c'eft de prendre des mefures pour que les règles n'arrivent que vers la fin du traitement, lorfque la falivation eft fur le déclin : c'eft pourquoi on préparera la malade avant que fes règles paroiffent; & deux ou trois jours après qu'elles auront ceffé, on commencera les frictions. De cette façon, les règles ne reviendront que vers la fin de la curation, lorfqu'il n'y a plus rien à craindre.

Attention par rapport aux règles des femmes.

§. II.

DU CHOIX DE LA SAISON.

Ce choix ne fouffre prefque aucune difficulté, & il n'y a guère qu'un avis fur les articles fuivans.

I. Les frictions ne doivent point être données ni en hiver, ni en été,

On ne doit pas donner les frictions en hiver ni en été.

fi l'on peut l'éviter. En hiver le fang épaiffi par le froid, circule plus lentement, & réfifte davantage à l'efficacité du Mercure ; les pores font plus ferrés & la tranfpiration moindre ; un froid fubit peut arrêter la tranfpiration ou la falivation, & donner lieu à un dépôt d'humeurs fur la poitrine ou à la tête. En été, le fang eft trop chaud & trop agité, & le Mercure pourroit y caufer une trop grande fonte ; les pores font trop ouverts, & l'abondance de la tranfpiration diminue beaucoup les forces ; enfin, la moindre caufe peut mettre le fang en effervefcence & donner la fièvre.

Mais au printems & en automne.

II. Les faifons les plus convenables pour les frictions, font le printems & l'automne. L'air, qui eft alors tempéré, ne retarde ni ne précipite l'action du Mercure ; mais il l'aide à propos, & favorife utilement la tranfpiration & le flux-de-bouche.

Et fur tout au printems.

III. Le printems, cependant, femble préférable à l'automne ; en ce que l'air du printems devenant chaque jour plus doux, les malades qui ont paffé par les remédes, fe rétabliffent alors plus commodément & plus promptement qu'en automne, fur-tout dans la fin de l'automne, où la faifon commence à devenir rude.

IV. Mais fi les fymptômes du Mal font violens, & qu'il y ait du rifque à différer, on ne doit pas s'occuper de la faifon, ni attendre celle qui eft la plus favorable ; mais on doit donner les frictions en tout tems, & en été, & au milieu de l'hiver ; en prenant grand foin de tempérer l'air de la chambre du malade, de telle maniere qu'il ne foit ni trop chaud en été, ni trop froid en hiver.

A moins que le Mal ne preffe.

V. L'hiver convient encore moins mal pour les frictions que l'été, fup-pofé le refte égal : car il eft plus aifé de fe garantir du froid, que du chaud. D'ailleurs, le Mercure agit plus len-tement & plus foiblement en hiver ; de forte qu'on le gouverne avec moins de peine & avec moins de rifque pour le malade.

L'hiver eft encore plus convenable que l'été.

Au refte, il faut en toute faifon fe précautionner, quand le tems eft fort inconftant, que l'air de brûlant qu'il étoit, devient froid, ou que de froid qu'il étoit, il devient tout-à-coup extrêmement chaud, le vent du midi & le vent du nord regnant alternativement. Car par-là l'activité

La précau-tion eft tou-jours nécef-faire, quand le tems eft variable.

du Mercure eſt tantôt réprimée, & tantôt excitée à contre-tems : d'où vient qu'on eſt alors obligé d'apporter plus de ſoin & de précaution pour la régler.

§. III.

DES PRÉPARATIONS QU'IL FAUT EMPLOYER AVANT LES FRICTIONS.

La préparation néceſſaire avant l'uſage du Mercure, conſiſte à employer des remédes capables de corriger les vices du ſang, lorſqu'il y en a ; de modérer la trop grande action du Mercure, de calmer les troubles qu'il pourroit exciter, & de prévenir les accidens qui peuvent arriver.

Indications à remplir. Pour cet effet, il faut, I. diminuer la quantité du ſang, & déſemplir les vaiſſeaux, afin de donner de l'eſpace au ſang, qui doit être raréfié par le Mercure.

II. Il faut évacuer les impuretés des premieres voies, & même la bile & les autres mauvaiſes humeurs dont le ſang eſt ſurchargé, de peur que venant à ſe mettre en mouvement dans le tems de la ſalivation, elles n'excitent quelque déſordre.

III. Il faut délayer le ſang, s'il eſt

trop épais, & l'adoucir, s'il eſt trop âcre, afin qu'il ſoit plus aiſément briſé par le Mercure, qu'il s'échauffe moins, & que les humeurs qui s'en ſépareront par les urines, la tranſpiration, la purgation & la ſalivation, ſoient moins âcres.

IV. Enfin, il faut ramollir & aſſouplir le reſſort des parties, & ſur-tout des viſcères, afin que les vaiſſeaux & les fibres étant plus lâches, puiſſent ſoutenir ſans accident l'augmentation de viteſſe dans la circulation du ſang, la ſécrétion & l'excrétion plus abondante des humeurs, & la réſolution entiere des obſtacles qui gênent la circulation, s'il s'en rencontroit quelques-uns.

On remplit ces indications généra-les, de la maniere ſuivante.

I. On ſaigne de l'un des bras, & l'on tire environ douze onces de ſang.

II. Le lendemain on donne un purgatif convenable au tempérament du malade, ayant eu ſoin de faire prendre, le ſoir d'auparavant, un lavement émollient. Le purgatif conſiſte pour l'ordinaire en deux gros de follicules ou de feuilles de ſéné, un gros de ſel végétal, & deux onces de manne.

III. Enfuite on employe les bains d'eau tiéde, une fois par jour, fi le malade eft foible ; & deux fois par jour, s'il eft fort ; favoir, le matin à jeun, & l'après-midi lorfque la digeftion eft faite. On refte une heure, ou une heure & demie dans chaque bain. Quant aux femmes enceintes, il faut avoir la précaution de ne pas les tenir trop long-tems dans le bain, ou dans un trop grand bain, de peur que cela ne leur nuife ou ne les faffe bleffer. Il eft même quelquefois de la prudence d'omettre entiérement l'ufage des bains pour les femmes enceintes qui font valétudinaires & fujettes à fe bleffer, de peur qu'ils ne foient la caufe d'une fauffe-couche, ou qu'on ne les en foupçonne, avec quelque précaution qu'on les employe. Mais alors il faut fuppléer au défaut des bains, en donnant pendant plus long-tems des apozémes délayans & tempérans, le petit-lait, & même le lait, fi l'eftomac peut le fouffrir.

IV. On fait prendre tous les matins au malade, dans le lit, ou dans le bain, un verre de petit-lait chalybé, dans lequel on a fait infufer les feuilles de germandrée, de creffon d'eau, de cerfeuil, &c, ou bien un bouillon de poulet ou de veau, avec les herbes délayantes, rafraîchissantes, vulnéraires ; savoir, la chicorée-sauvage, la pimprenelle, l'aigrémoine, la scolopendre, le capillaire, le cresson d'eau, & semblables.

V. On ne sauroit déterminer au juste le nombre des bains. Il doit varier suivant que le tempérament des malades est plus sec ou plus humide. Cependant il est rare qu'on en donne moins de dix, ou plus de vingt.

VI. L'usage des bains étant fini, on saigne de nouveau les malades pléthoriques, & ensuite on les purge derechef. S'il n'y a point de pléthore, ni aucune autre raison de saigner, on se contente de purger de nouveau comme ci-dessus.

VII. Quelques-uns donnent encore un ou deux bains après cette seconde purgation, en vue de tempérer la chaleur qu'elle peut avoir excitée. Loin de désapprouver cette pratique, je la crois au contraire utile dans les malades d'un tempérament sec & bilieux.

VIII. Durant toutes ces préparations, on ordonne un régime de vi-

vre adouciſſant , humectant , rafraîchiſſant ; & , pour cela , on réduit le
malade à l'uſage d'alimens aiſés à digérer, de bon ſuc , & pris modérément ; on lui défend le vin , les femmes , & les exercices violens de corps
& d'eſprit.

IX. On voit par-là que c'eſt ſe
tromper groſſiérement , que de croire
qu'il faille préparer les malades aux
frictions Mercurielles par des remédes échauffans ; comme les bouillons
de vipères , les décoctions de Guaiac ,
de Squine , de Salſe-pareille & de
Saſſafras ; les préparations Mercurielles priſes intérieurement , &c. Ces
remédes ne font qu'augmenter l'ardeur , la ſéchereſſe & l'âcreté du ſang,
durcir & froncer les fibres des ſolides
& les vaiſſeaux. Ainſi , l'action du
Mercure ſur le ſang en devient plus
tumultueuſe , pour ne pas dire plus
incendiaire ; les excrétions en ſont
moindres & en ſont plus âcres ; enfin ,
il en arrive plus ſouvent , & dans
la bouche & dans les parties internes , des phlogoſes éryſipélateuſes ,
qui ſont ſuivies d'ulcère ou de gangrène.

Préparation
plus grande. Les remédes préparatoires dont on

vient de parler, font plus que suffi-
fans pour les Vérolés qui n'ont pas
d'autre Maladie. Mais il faut des préparations plus efficaces, lorfque quelqu'autre Maladie confidérable fe trouve jointe à la Vérole, comme on
va voir dans les exemples fuivans,
qui font très - connus & très - ordinaires.

I. Si le malade attaqué du pou- *Dans les ma-*
mon, maigri, fujet à la fièvre lente, *lades mena-*
à la toux, & à la difficulté de refpi- *cés de phthi-*
rer, tend à la phthifie, il ne faut point *fie.*
en venir aux frictions, ni même aux
préparations qui les précédent, fans
avoir auparavant donné le lait d'âneffe,
de chèvre ou de vache, pendant un
mois ou deux, une ou deux fois par
jour, & même pour tout aliment, fi
l'eftomac s'en accommode.

Durant la préparation, il ne faut
employer que les plus doux purgatifs, comme la manne ou la pulpe de
caffe; &, au lieu des bains, ne faire
prendre que des demi-bains, de peur
que des purgatifs plus forts, & des
bains entiers qui comprimeroient toute l'habitude du corps, ne nuififfent
à la poitrine.

II. Si le malade eft pâle & cachec- *Dans les cas*
cachectiques.

tique, s'il a les pieds œdémateux & les viſcères pleins d'obſtruétions, 1°. on lui fera prendre, durant quinze jours de ſuite, le matin à jeun, une opiate purgative & apéritive, compoſée de ſafran de Mars apéritif, de poudre récente de cloportes, d'aloès ſuccotrin, de ſel de tartre, de ſel d'abſinthe ou de ſel ammoniac, &c, afin d'évacuer par les urines la ſéroſité qui croupit dans le corps.

2°. On ajoutera à cette opiate, de quatre jours en quatre jours, ou de cinq en cinq, quinze ou vingt grains de jalap, ou bien dix ou douze grains de diagrède, afin d'emporter plus promptement par les ſelles, ce que les urines ne pourroient vuider que lentement & difficilement.

3°. Dans la préparation, on tâchera, s'il ſe peut, d'éviter la ſaignée, ou du moins on ne fera que des ſaignées médiocres ; on employera auſſi moins de bains, pour ne pas affoiblir & relâcher encore les ſolides & les vaiſſeaux, que la Maladie n'a déja rendu que trop lâches.

III. Pour les ictériques, dont la bile eſt trop réſineuſe, & pour les hypochondriaques, dont le ſang eſt trop épais , 1°. il eſt utile de leur faire prendre , pendant quelques jours, des bouillons ou des apozêmes avec les feuilles de chicorée , de ſcolopendre , de pimprenelle , d'aigremoine , de creſſon , en ajoutant à chacun un ſcrupule de tàrtre martial , ou un demi-gros *d'arcanum duplicatum.*

2°. Si la ſaiſon le permet, on pourra leur faire prendre , le matin à jeun , pendant quelques ſemaines , deux ou trois chopines d'Eaux Minérales , de celles qui ſont ferrugineuſes , & dont l'action eſt modérée ; comme les Eaux de Forges , de Paſſy , de Caranſac , de Spa , &c , qu'on fera chauffer au bain-marie avant qu'on les prenne.

3°. Dans le tems des préparations, on aura ſoin de continuer long-tems l'uſage des bains , pour atténuer la bile des ictériques , & délayer le ſang des hypochondriaques , & prévenir par ce moyen les déſordres qui pourroient arriver pendant la ſalivation.

IV. Si le malade eſt ſujet à de fréquens accès d'épilepſie , il faut ſonger à y remédier, le plus efficacement qu'on pourra, pour le mettre à couvert de pareilles attaques durant la

Dans les
épileptiques.

falivation, ou pour faire du moins qu'elles foient fort légeres.

Pour cet effet , 1°. on faignera abondamment du pied , en vue de détourner le fang du cerveau.

2°. On purgera fortement plufieurs fois , avec l'émétique : car, rien n'eft plus efficace pour diffiper ou diminuer les embarras du cerveau, comme l'expérience l'a montré.

3°. On employera les bains, pourvu qu'ils ne contribuent pas à furcharger la tête par la quantité de fang , que l'eau , qui péfe fur l'habitude du corps , repouffe vers les parties intérieures , & fur-tout au cerveau. Dans ce cas on fe contenteroit de faire prendre des demi-bains.

4°. Pendant tout le tems de la préparation , & même avant que de commencer la préparation , on ufera des remédes anti-épileptiques , dont les plus renommés font la poudre du crâne d'un homme qui a péri de mort violente ; l'ongle d'élan , les fels volatils de vipère , de crâne humain , de corne de cerf ; la poudre de guttète , la poudre de racine de valeriane fauvage , les martiaux , les mercuriels , fur-tout le cinnabre d'antimoine , &c.

On peut, avec ces drogues, mélées ensemble à des doses convenables, former des bols ou des opiates, qu'on donnera le matin à jeun, en faisant avaler par-dessus un bouillon où l'on aura fait bouillir de la racine de pivoine mâle.

V. Si le malade a aux jambes des taches violettes, livides, noires; s'il a les gencives molles, fongueuses, pourries; en un mot, s'il a le scorbut, ou s'il est prêt à l'avoir, il faudra, un ou deux mois avant la préparation, s'attacher à corriger le mauvais état du sang & des gencives, de la maniere suivante.

Dans les scorbutiques.

1º. On employera des bouillons, des apozêmes, ou une tisane avec les racines & les herbes anti-scorbutiques, comme les racines de polypode, de patience sauvage, de patience d'eau, d'aristoloche ronde, d'arum, de passe-rage, de raifort sauvage, &c; les feuilles de cochlearia, de raifort sauvage, de cresson d'eau, de beccabunga de lierre-terreftre, de houblon, de sauge, d'argentine, de roquette, d'ache, de germandrée, d'ivette, &c.

2º. On fera prendre ensuite des bols ou des opiates préparés avec les mêmes drogues, ou avec des drogues qui aient la même vertu, comme l'écorce de WINTER ou la canelle blanche, le quinquina, le chagril ou la cafcarille, la fécule d'arum, la graine de creffon, le fafran de Mars apéritif, & les autres martiaux, l'antimoine diaphorétique, l'æthiops minéral, les fels volatils, &c.

3°. On ordonnera, fi la faifon le permet, des Eaux Minérales ferrugineufes, propres à laver le fang & à corriger fon épaiffiffement ; comme les Eaux de Forges, de Paffy, de Pougues, de Spa, de Caranfac, de Vals, &c.

4°. On mettra le malade à l'ufage du lait d'âneffe ou de chèvre pur, ou du lait de vache coupé avec égale partie ou avec un tiers de décoction de Guaiac, qu'on fera prendre, une fois par jour, le matin à jeun, ou deux fois, le matin ou le foir.

5°. A l'égard de la pourriture des gencives, on y remédiera en les touchant légérement avec le collyre de LANFRANC, ou l'efprit de fel, après avoir coupé les fongofités, s'il y en a, & en avoir fcarifié la bafe. Enfuite on employera des gargarifmes anti-scorbutiques , faits avec l'eau-de-vie , le camphre , le sucre-candi & l'alun de roche ; ou avec la dé-coction de racines d'aristoloche ron-de ou de bistorte, de pommes de pin , d'écorce d'orange amère , de feuilles & de fruits de sumac , à laquelle on ajoutera une quantité suffisante d'eau-de-vie camphrée & d'alun de roche.

6°. Quand on aura adouci, par ces moyens, la violence du Mal, on pourra employer ensuite la préparation or-dinaire.

VI. Enfin si le malade a une diarrhée opiniâtre & habituelle il faut, quelques mois avant les frictions, travailler à la guérir, ou du moins à la diminuer.

Dans une diarrhée ha-bituelle.

Dans cette vue , 1°. on purgera le malade de tems en tems avec une ou deux onces de *catholicum*, ou avec une once & demie ou deux onces de syrop magistral astringent.

2°. Après avoir découvert la cause de la diarrhée , il faudra employer les remédes qui y seront propres ; comme les *Eaux de Forges* pour bois-son ordinaire , si la diarrhée dépend d'une bile trop âcre ; vingt , vingt-cinq ou trente grains d'*Ipécacuanha* , si elle vient d'une pituite âcre & mordicante ; vingt grains de poudre de *Simarouba*, en substance, ou demi-gros en décoction, si elle est l'effet d'une sérosité salée.

3°. Après avoir détruit ou diminué le foyer de la Maladie, on aura recours aux astringens, dont les principaux sont le corail rouge préparé, la craie de Briançon, la terre-sigillée, la pierre hématite, le cachou, le safran de Mars astringent, la corne de cerf brûlée, l'écorce & la fleur de grenade, la noix de galle, la conserve de roses, la gelée de coings, la thériaque, le *diascordium*, les syrops de corail, de coings, &c ; tous les remédes où entre l'*opium*, &c, avec quoi l'on pourra faire des poudres, des opiates, des bols.

4°. On aura soin d'ordonner une diète sévere, & de ne permettre l'usage que d'alimens de bon suc & faciles à digérer, qui ne chargent pas l'estomac, & qui ne puissent point faire de mauvaises digestions.

5°. Enfin, dans la préparation, on ne donnera pas un si grand nombre de bains, de peur de lâcher encore davantage le ventre.

Nous n'avons parlé jusqu'ici que

de certaines Maladies qui se rencontrent le plus souvent avec la Vérole.
C'est dans ces cas-là plus que jamais
qu'il est nécessaire d'administrer les
frictions Mercurielles de loin en loin,
& à petites doses, pour ne pas mettre tout-à-coup le sang dans une agitation subite & tumultueuse, comme
il arrive par les frictions trop grandes, & trop précipitées, & pour n'exciter au contraire qu'un mouvement
doux & qu'il soit aisé d'arrêter ou de
modérer en cas de besoin.

Il y a quelques autres sortes de Vérole, qui bien loin de demander des
préparations extraordinaires, ne donnent pas même le tems d'employer les
préparations ordinaires ; c'est ce qui
arrive lorsqu'un os carié vient à se
casser tout-à-coup, par un petit effort
ou par un coup léger, & répand dans
les environs une sanie virulente ; lorsqu'on juge que la carie d'un os a déja
pénétré fort avant, & qu'elle est prête
d'atteindre à la moelle ; lorsqu'une
exostose étant enflammée, douloureuse & lancinante menace de dégénérer en abscès. Dans ces cas, comme
le retardement seroit très-dangereux,
il faut négliger les préparations, se

contenter de saigner & purger le malade, & en venir sans délai aux frictions, dont la premiere & la seconde doivent être données à grande dose, si on juge que cela soit nécessaire pour arrêter la violence des symptômes qui menacent. Quand on aura une fois appaisé par-là la fougue du Mal, on ira ensuite avec plus de ménagement, tant afin que le Mercure séjourne plus long tems dans le sang, & qu'il ait le tems d'y agir, que de peur que trop de précipitation n'attirât quelque accident fâcheux.

A l'exception de ces cas, qui font rares & en assez petit nombre, je conseille de préparer toujours soigneusement les malades avant l'usage des frictions; & je crois que cette pratique est non-seulement utile, mais qu'elle est même nécessaire, tant pour corriger les vices étrangers à la Vérole, s'il s'en trouvoit dans le sang ou dans les premieres voies, que pour rendre les effets du Mercure plus doux & plus certains. Je ne crois pas qu'on doive suivre, sur cet article, la pratique de SYDENHAM (*a*), quelque

______

(*a*) *Epist. Respons. II, de Lue Venereâ.*

réputation que cet Auteur ait acquife d'ailleurs. Selon ce favant Médecin, on ne doit jamais employer de préparations pour le traitement de la Vérole, parce que ces préparations, à ce qu'il prétend, font toujours nuifibles, & ne font qu'affoiblir le malade. Mais comment un Praticien fi expérimenté a-t-il pu fe perfuader, qu'une ou deux faignées & une ou deux purgations, dans l'efpace de quinze jours, fuffent capables d'épuifer les forces d'une perfonne, jufqu'à ne lui en pas laiffer affez pour foutenir l'action du Mercure ? N'a-t-il pas dû comprendre, au contraire, que les préparations, en nettoyant les premieres voies, en diminuant la plénitude des vaiffeaux, & en relâchant la tenfion des parties folides, devoient faciliter l'opération du Mercure, l'atténuation du fang & des autres humeurs, & la féparation des humeurs vicieufes à travers les glandes de la bouche, des inteftins, de la peau & des reins ?

§. IV.

DE LA COMPOSITION DE L'ONGUENT MERCURIEL OU NAPOLITAIN.

Maniere de composer l'Onguent Napolitain.

La meilleure maniere de composer l'Onguent Mercuriel, c'est celle qui est maintenant en usage, & qui est fort simple.

I. On choisit de bon Mercure ré-vivifié du cinnabre, ou du moins passé plusieurs fois à travers le cha-mois, afin qu'il soit bien pur & sans crasse.

II. On le broye dans un mortier, avec un peu de térébenthine, jusqu'à ce qu'il soit éteint & réduit en une poudre noire ou brune.

III. On mêle avec cette poudre une égale partie de sain-doux nou-veau, point rance, & bien nettoyé de ses peaux; & on bat le tout en-semble, jusqu'à ce que la poudre Mercurielle soit divisée en des atômes si petits, qu'on ne puisse plus les dis-tinguer avec la loupe, & qu'elle se trouve par-là distribuée également dans toute la masse de l'onguent.

IV. On peut, au lieu de mêler

parties

parties égales de graisse & de Mercure, mettre le double de graisse ; ce qui rendra l'onguent d'un tiers plus foible. Mais c'est à ceux qui sont chargés du traitement, à déterminer ce qui convient le mieux, & à proportionner la force de l'onguent au tempérament de la personne, & à l'ancienneté de la Maladie.

V. Je n'approuve point l'usage de ceux, qui, au lieu de graisse, se servent de beurre : car de cette maniere l'onguent se fond trop aisément, & ne tient pas assez sur la partie où on l'applique ; d'ailleurs le beurre étant plus liquide, ne lie pas assez les parties du Mercure, & ne les tient pas assez séparées les unes des autres ; d'où il arrive qu'elles se réunissent trop facilement en grosses gouttes, qui par-là ont plus de peine à pénétrer dans les pores de la peau.

VI. Je crois qu'on doit condamner encore plus ceux qui ajoutent à l'Onguent Mercuriel des drogues échauffantes ; comme l'huile de laurier, de camomille, d'iris, de rue, de sésame, d'anet, l'onguent *martiatum*, l'aregon, l'onguent d'aunée, l'encens, le styrax, l'iris de

Florence en poudre, la cendre de sarment, & quantité d'autres drogues de cette espéce, dans la vue de corriger la prétendue qualité froide que les Anciens attribuoient faussement au Mercure. Ces drogues, loin d'être de quelque utilité, sont le plus souvent pernicieuses, en ce qu'en passant dans le sang avec le Mercure, elles causent la fièvre; ou du moins qu'étant appliquées sur la peau, elles l'irritent & l'enflamment par leur âcreté, & y produisent des exanthêmes, des pustules & des érysipèles qui incommodent beaucoup le malade, supposé qu'ils ne le mettent pas même en danger.

VII. Il arrive à beaucoup de malades, qu'en leur donnant les frictions à la maniere ordinaire, il leur vient à la racine des poils qui ont été frottés, de petits boutons qui démangent, qui sont rouges, enflammés, suppuratoires, érysipélateux ou dartreux, qui inquiettent, tourmentent, fatiguent les malades, & les empêchent de dormir. Cet accident arrive principalement aux femmes qui menent une vie sédentaire & délicate, qui ont la peau douillette & fort ten-

dre, comme auſſi aux hommes qui
ſont velus. Je crois qu'on doit en attribuer la cauſe ou à la térébenthine
avec laquelle on éteint le Mercure,
ou à la graiſſe trop âcre & trop vieille,
qui ſert à lier le Mercure éteint en
forme d'onguent : car les petites gouttes de térébenthine ou de graiſſe, qui
s'inſinuent ſous l'épiderme juſqu'à la
baſe des poils, ne ſont que trop en
état de ronger par leur âcreté, les
cellules du corps muqueux, & de les
élever en boutons.

VIII. Si donc la nature de la peau,
ou la grande quantité des poils, fait
appréhender quelque choſe de ce côté-
là pour les malades, il ſera aiſé d'ob-
vier à cet inconvénient, en employant
un Onguent Mercuriel compoſé de la
maniere ſuivante.

Prenez du Mercure révivifié du cin-
nabre, ou du moins bien pur, autant
que vous en voudrez, par exemple,
deux onces :

Ajoutez-y un peu de beurre de cacao.

Broyez le tout enſemble dans un
mortier, juſqu'à le réduire en poudre
noirâtre :

Ajoutez-y pour lors *deux onces de*
ce beurre.

Broyez le tout ensemble bien exactement dans le mortier.

Mais pour que l'onguent ne soit pas trop ferme, mêlez-y une once d'huile d'amandes douces tirée sans feu, ou des quatre semences froides majeures, ou ce qui vaut encore mieux, une once d'huile de ben, laquelle ne rancit jamais.

Un Onguent Mercuriel de cette façon n'a aucune âcreté; mais il est doux, anodyn, propre à échauffer la peau en s'y tenant fortement collé. D'ailleurs, il lie les parties du Mercure assez bien, pour qu'elles demeurent séparées les unes des autres, en atômes imperceptibles, & non pas assez, pour les empêcher de passer librement dans le sang.

CHAPITRE VII.

Des Frictions Mercurielles.

Nous avons dit plusieurs fois qu'il y avoit deux méthodes d'administrer les frictions mercurielles ; une où l'on donne des frictions fréquentes & abondantes, qui procurent une grande salivation ; & une où l'on ne donne que des frictions éloignées & légeres, qui font peu saliver. Ces deux méthodes ont chacune leur utilité, suivant l'âge, le tempérament & l'état des malades, ou suivant le degré & l'ancienneté de la Maladie ; c'est pourquoi nous croyons devoir les proposer & les expliquer toutes deux séparément.

Deux sortes de frictions.

§. I.

DES FRICTIONS FORTES.

Dans cette méthode on distingue trois tems différens : dans le premier, on excite la salivation par les frictions : dans le second, on la gouverne après l'avoir excitée : dans le troisiéme, on remédie aux suites de

On distingue trois tems.

K iij

la falivation après la guérifon du Mal.

Premier tems: Exciter la falivation.

I. A l'égard du premier tems, 1°. on donne ordinairement trois frictions dans les trois premiers jours, c'eft-à-dire, une friction chaque jour ; ou, ce qui paroît plus sûr & plus prudent, on donne ces trois frictions dans l'efpace des cinq premiers jours, c'eft-à-dire, une friction de deux jours en deux jours. Il eft rare qu'on employe pour chaque friction, moins de deux gros d'onguent, ou plus de quatre gros. La coutume eft de frotter la premiere fois, depuis les pieds jufqu'au gras des jambes : la feconde fois depuis le gras des jambes jufqu'au milieu des cuiffes : la troifiéme fois depuis le milieu des cuiffes jufqu'au-delà des feffes. Cette opération peut fe faire indifféremment le foir ou le matin, pourvu que le matin on foit à jeun, & que le foir la digeftion foit achevée.

2°. La maniere de donner la friction eft toujours la même. Le malade fe tient affis ou debout devant un feu léger, mais qui faffe de la flamme. Un garçon Chirurgien frotte d'abord à fec, avec les mains chaudes, la partie fur laquelle on doit étendre l'onguent, juſqu'à ce qu'elle devienne rouge, afin d'ouvrir davantage les pores par la chaleur que cauſe le frottement. Enſuite, ayant partagé également entre les deux côtés la doſe d'onguent qu'on a réſolu d'employer, on en frotte la partie avec la main nue, juſqu'à ce que l'onguent ait pénétré à travers la peau, & commence à ſécher. On couvre enſuite les parties frottées avec des bas de toile, ſi ce ſont les jambes; avec des caleçons, ſi ce ſont les cuiſſes & les feſſes; avec une chemiſe, ſi c'eſt le reſte du corps ; & on garde ces linges quelque ſales qu'ils ſoient, tant qu'on le juge néceſſaire pour entretenir & faire durer la ſalivation : car ſe trouvant imbibés de l'onguent, qu'ils ont enlevé de deſſus la peau, ils tiennent lieu d'emplâtre Mercuriel, & fortifient par ce moyen l'efficacité du Mercure qui eſt entré dans le ſang. D'abord, après chaque friction, on met le malade dans un lit bien chaud, où on l'oblige de ſe tenir une heure ou deux, juſqu'à ce que l'onguent ait pénétré.

3°. Le lendemain de la troiſiéme friction, il faut examiner ſoigneuſement le dedans de la bouche, pour

Précautions néceſſaires dans l'uſage des frictions.

K iv

voir s'il ne paroît point de signe de salivation : car c'est vers ce tems-là qu'elle a accoutumé de se montrer : & même, quoique l'expérience apprenne que la salivation arrive rarement avant la troisiéme friction, surtout lorsqu'on employe de petites doses d'onguent, suivant la coutume d'aujourd'hui, cependant il est de la prudence de ne point procéder à la seconde, & encore moins à la troisiéme friction, sans avoir auparavant reconnu l'état de la bouche, afin de s'assurer de l'effet que le Mercure pourroit avoir produit. Il y a plusieurs signes qui annoncent la salivation prochaine : l'abattement des forces, le mal de cœur, la pesanteur de tête, le pouls fréquent, &c, n'en sont guère que des signes éloignés ; mais on regarde comme des signes plus prochains, la tumeur & la douleur des glandes parotides & maxillaires, la sensibilité des dents, la rougeur & l'inflammation des extrêmités des conduits salivaires, tant supérieurs qu'inférieurs, la rougeur & l'enflure de la langue & des gencives, la chaleur & la mauvaise odeur de la bouche, l'abondance de salive, le crachement plus fréquent, &c.

4°. Si le septiéme jour il ne paroît rien de nouveau, rien de changé dans la bouche, il faudra passer, sans autre délai, à une quatriéme friction, que l'on fera sur le dos & sur les lombes depuis les fesses jusqu'au cou, & à laquelle on employera une dose d'onguent un peu plus forte. Que si les choses persistent dans le même état après cette quatriéme friction, il faudra, le neuviéme jour, en donner une cinquiéme, avec une pareille dose d'onguent, sur les deux bras, depuis les épaules jusqu'aux poignets.

5°. Mais, si au septiéme jour, l'état des gencives, de la langue & de l'intérieur des joües, annonçoit une salivation prochaine, on s'en tiendroit là jusqu'à ce qu'on vît clairement ce que cela deviendroit. S'il survenoit une salivation abondante & telle qu'il faut, on en demeureroit là, & il n'y auroit plus qu'à la conduire suivant les regles qui vont être proposées. Mais si les signes qui paroissoient, venoient bientôt à s'évanouir, & qu'il n'arrivât point de salivation, on donneroit, au bout de quelques jours, une quatriéme friction, & même une cinquiéme, en usant des mêmes

K v

précautions, jusqu'à ce qu'enfin la salivation parût.

6°. Dès la premiere friction, le
malade doit se tenir renfermé dans une
chambre médiocrement chaude. On
lui retranchera l'usage du vin & des
alimens solides, de peur de causer
quelque dévoyement, & même la dyssenterie; & on le nourrira de bouillons, ou tout au plus de soupes médiocres. On lui donnera pour boif-
son une tisane faite avec la décoction
d'orge ou de chiendent & de réglisse,
qu'il boira tiéde, & en grande quantité, afin de prévenir la fièvre, &
de fournir à la salivation une matiere
suffisante.

Second tems:
Gouverner la
salivation.

II. Le second tems du traitement
commence du moment où l'on a réussi
à exciter une salivation abondante &
réglée.

1°. On regarde la salivation comme une salivation abondante & réglée, lorsqu'on salive continuellement
ou presque continuellement, & qu'on
rend, dans les vingt-quatre heures,
quatre, cinq, ou six livres d'une salive visqueuse, gluante & pituiteuse:
ce qui ne doit point s'entendre, ni
du commencement, ni du déclin de

la falivation, où le flux-de-bouche
eſt trop peu abondant ; mais du tems
où la falivation eſt dans ſa plus grande
force. Ainſi l'on peut fixer le flux-
de-bouche bien établi, depuis trois
juſqu'à ſix livres de bave, ni plus ni
moins. S'il en couloit moins de trois
livres, il n'en couleroit pas aſſez ; &
l'on pourroit craindre que cela ne
ſuffît pas pour l'entiere guériſon du
Mal, à moins que le flux-de-bouche
ne continuât long-tems. Que s'il en
couloit plus de ſix livres, il ſeroit trop
conſidérable, & le malade ne pourroit le ſoutenir autant de tems qu'il
ſeroit néceſſaire pour déraciner le Virus. Au reſte, comme on peut juger
du degré préſent de la falivation, par
la quantité de bave qui coule, on peut
auſſi prévoir aſſez ſûrement le degré
où elle parviendra, par la ſituation, le
nombre & la nature des ulcères qui
naiſſent dans la bouche, comme on
verra ci-deſſous.

2°. Si le flux-de-bouche eſt dans
une quantité raiſonnable, il ne faut ni
l'exciter ni l'arrêter ; mais l'entretenir
ſur le même pied durant quinze, dix-
huit, vingt ou vingt-cinq jours, ſui-

vant qu'il fera plus ou moins abondant.

Mais fi l'on juge qu'il eft exceffif,
on le diminuera & on le réduira dans
des juftes bornes, 1°. en ôtant les
bas de toile , les caleçons , la chemife & les draps de lit , qui font pleins
d'Onguent Mercuriel : 2°. en déter-
geant les ulcères de la bouche , & en
arrêtant leur progrès par le moyen du
collyre de Lanfranc : 3°. en donnant,
s'il en eft befoin , des purgatifs pour
précipiter vers le bas une partie de la
lymphe & du Mercure , qui fe porte
avec un peu trop d'impétuofité à la
bouche.

Au contraire fi le flux-de-bouche
n'eft pas auffi abondant qu'il feroit néceffaire , il faut l'augmenter par de
nouvelles frictions , par une fixiéme ,
feptiéme , huitiéme , &c ; bien entendu qu'on ne les donnera pas fans
avoir auparavant examiné l'état de la
bouche , & s'être affuré par-là , qu'on
ne doit pas attendre de falivation plus
abondante , à moins qu'on n'employe
une nouvelle dofe de Mercure.

3°. Ainfi l'état préfent de la bouche , & la quantité de bave que le malade rend , doivent fervir de regle ,

& comme de bouſſole pour conduire & gouverner la ſalivation.

C'eſt l'unique moyen de connoître, s'il faut interrompre , continuer, ou ceſſer les frictions. Et pourvu qu'on s'attache à cette regle infaillible , ſans s'en écarter jamais par préſomption ni par négligence , on ne doit pas craindre que le traitement ſoit accompagné d'accidens , ou du moins d'accidens fâcheux & capables de mettre le malade en danger.

4°. Les ulcères de la bouche qui ſont produits par l'action du Mercure, & qui aident à entretenir la ſalivation, demandent des attentions différentes , ſuivant les différens endroits qu'ils occupent dans la bouche. Les uns ſont inutiles & même dangereux ; & on doit travailler à les réprimer & à les cicatriſer au plutôt. Les autres ſont utiles & exempts de tout danger ; & on doit les entretenir doucement, parce qu'ils ſont néceſſaires pour la ſalivation.

5°. Les ulcères du premier genre, ſont 1°. tous ceux qui occupent la lèvre ſupérieure ou inférieure, le palais, la pointe, le deſſus, ou le deſfous de la langue, &c, parce que, fans être d'aucune utilité pour le flux-de-bouche, ils ne fervent qu'à faire fouffrir & à tourmenter inutilement le malade. 2°. Ceux qui rongent les gencives, & caufent, par ce moyen, l'ébranlement & la chûte des dents : ceux qui attaquent la luette & les amygdales, & produifent une difficulté d'avaler : ceux qui occupent la racine de la langue, & qui attirent par-là le gonflement & l'inflammation de la langue, & ôtent l'ufage de la parole : ceux qui viennent aux commiffures des deux mâchoires, près des tendons des mufcles crotaphite, maffeter, & ptérygoïdien interne ; d'où il arrive que ces tendons étant rongés & mis en convulfion, caufent un refferrement de bouche, connu fous le nom de *bridure.*

6°. Les ulcères du fecond genre, font 1°. ceux qui occupent le milieu des joues, auprès des orifices des conduits falivaires fupérieurs : 2°. ceux qui font placés aux deux côtés du frein de la langue, auprès des orifices des conduits falivaires inférieurs : 3°. ceux qui font fur les deux tranchans de la langue vers le milieu, & qui de chaque côté font contigus aux dents molaires. L'expérience montre que tous les ulcères, en irritant & en piquottant les fibres, excitent par les loix de la fympathie, une abondante falivation.

7°. Dès que le flux-de-bouche paroît, il faut arrêter fur le champ les ulcères du premier genre, & empêcher qu'ils n'augmentent. Pour cet effet, on les touche deux fois le jour, avec un pinceau de linge trempé dans le collyre de Lanfranc, jufqu'à ce qu'ils foient bien détergés & en état de fe cicatrifer. Si le collyre ne fuffit pas, on pourra y méler quelques gouttes d'efprit de vitriol ou d'efprit de fel ; & même employer ces efprits, mêlés avec du miel, qu'on y diffout pour les adoucir, ou même tout purs, fi le Mal étoit plus rebelle. Il faut que le malade, chaque fois qu'on le touchera avec le pinceau imbibé de collyre ou d'efprit acide, fupporte la douleur pendant un moment, pour donner le tems à la liqueur de pénétrer la croûte de l'ulcère ; après quoi il pourra fe laver la bouche avec de la tifane tiéde, fans rien avaler.

8°. Les ulcères du fecond genre, qui font d'une utilité évidente, doivent être entretenus & ménagés durant la falivation. Que s'ils caufoient des douleurs exceffives, on pourroit y remédier par l'ufage de la décoction tiéde de racine de guimauve, ou de raifins fecs & de figues graffes ; de l'infufion de graine de lin ou de graine de *pfyllium* ; de l'eau de fray de grenouilles ; ou ce qui vaut encore mieux, du lait tiéde de vache ou de chèvre, feul, ou avec le fafran infufé, &c, que le malade tiendroit dans la bouche, & dont il laveroit les ulcères, en forme de gargarifme. Mais on ne doit jamais entreprendre d'arrêter ces fortes d'ulcères, à moins que l'âcreté extraordinaire de l'humeur qui en découle, ne les rendît fi profonds, ou fi étendus, qu'il n'y eût à craindre qu'en rongeant les vaiffeaux voifins, ils ne vinffent à attirer une hémorrhagie confidérable ; auquel cas il faudroit modérer le progrès de ces ulcères, & tâcher de les contenir dans de juftes bornes, par l'application des remédes que nous avons propofés.

9°. S'il y a, dans quelque endroit

particulier du corps, des exoftofes, des douleurs, des tumeurs gommeu-fes, des nodus, ou quelque autre Mal local, on aura foin de faire fur cet endroit des frictions particulieres, tous les jours, fi le flux-de-bouche eft mo-déré ; de deux jours en deux jours, ou de trois jours en trois jours, s'il eft fort abondant ; & d'employer, à chacune de ces frictions particulieres, un ou deux gros d'Onguent Mercu-riel. Par ce moyen, tandis que les grandes frictions opéreront l'effentiel de la guérifon, ces petites détruiront le Virus cantonné dans certains en-droits particuliers. Il faut feulement prendre garde, que ces petites fric-tions n'augmentent pas trop le flux-de-bouche qui eft déja établi.

10°. Pendant tout ce fecond pé-riode du traitement, le malade ne doit être nourri que de bouillons ; &, fi la faim le preffe, on pourra lui accorder tout au plus des œufs mol-lets, pourvu qu'il n'y ait point de fièvre. Il aura foin de boire une grande quantité de tifane tiéde, c'eft-à-dire, au moins quatre, cinq, ou fix livres dans les vingt-quatre heures. Mais, avant que de boire de la tifane, ou

de prendre du bouillon, il faut qu'il
se souvienne chaque fois de se rinser
auparavant la bouche avec un peu
de tisane, pour détacher la pituite
âcre & visqueuse qui y est, & l'empêcher d'être entraînée dans l'estomac, où elle pourroit causer des tranchées.

Ordonner un régime exact. 11°. Le malade pourra, s'il en a
la force, se lever de tems en tems,
& se tenir assis devant le feu, dans
une chambre modérément échauffée.
Que s'il est obligé de garder le lit,
il faut qu'il s'y tienne sur son séant,
le plus souvent & le plus long-tems
qu'il pourra, afin d'être en état de
baver plus aisément. Lorsque la foiblesse l'obligera de se coucher dans
son lit, il faut qu'il se couche sur le
ventre, & qu'il ne s'endorme jamais
dans une autre situation, afin que la
salive qui aborde continuellement à
la bouche, puisse couler d'elle-même,
& ne tombe point dans l'estomac. Mais
pour éviter que le cours de la bave
ne cause point d'enflure trop considérable à l'un des côtés de la bouche, de la langue & des joùes, le
malade doit avoir l'attention de se
coucher, s'il est possible, tantôt sur

un côté, tantôt fur l'autre. Enfin, fi le ventre n'eft pas libre, on donnera des lavemens d'eau tiéde, de deux jours en deux jours, ou de trois jours en trois jours.

III. Telle eft la maniere dont il faut régler la falivation durant le fecond période du traitement, c'eft-à-dire, pendant quinze, vingt ou vingt-cinq jours, fi l'on veut avoir une guérifon parfaite. Quand la falivation vient, après ce tems-là, à fe rallentir d'elle-même, c'eft alors que commence le troifiéme période, où l'on doit arrêter entiérement le flux-de-bouche, guérir les ulcères, & rétablir les forces du malade.

Troifiéme tems: Arrêter la falivation.

1°. Il faut ôter tous les linges qui font pleins d'Onguent Mercuriel, comme les bas, les caleçons, la chemife, les draps de lit, & donner du linge blanc au malade. Il faut en même tems décraffer avec de l'huile d'amandes-douces, & avec de l'eau-de-vie, tous les endroits du corps qui ont été frottés d'onguent, afin d'en laver tout le Mercure qui pourroit refter fur la peau, & entretenir trop long-tems la falivation. Comme le ventre eft le plus fouvent pareffeux

& même resserré dans la salivation ; parce que les humeurs se portent à la bouche ; il faut, dès le commencement du troisiéme période, donner d'abord des lavemens émolliens, & même quelquefois des lavemens purgatifs avec la décoction de feuilles de bouillon blanc & de graine de lin, à quoi l'on pourra ajouter du beurre frais, ou de l'huile d'amandes douces ; ou bien une once & demie de pulpe de casse récente, ou une once de *catholicum*.

2°. Le jour d'après, on purgera le malade avec le séné, la rhubarbe, le sel végétal, la manne, la casse, & d'autres semblables purgatifs doux ; ce qu'on réitérera de deux en deux jours, si la salivation est trop abondante, jusqu'à ce qu'elle cesse peu-à-peu.

Guérison des ulcères de la bouche.

3°. On commencera alors à déterger les ulcères de la bouche, qu'on aura ménagés jusqu'alors ; & on les détergera de la même maniere que nous avons déja proposée pour les ulcères malins ou dangereux ; c'est-à-dire, qu'on les touchera deux fois le jour, avec le collyre de Lanfranc, ou seul, ou aiguisé de quelques gouttes d'esprit de vitriol, ou d'esprit de fel : & fi le collyre de Lanfranc ne fuffit pas, on employera l'efprit même de vitriol, ou l'efprit de fel, adoucis par le miel. Après quoi on lavera fouvent ces ulcères avec des Eaux Thermales tiédes ; par exemple, avec celles de Balaruc, ou avec la décoction tiéde de racine de guimauve ou d'orge, & le miel-rofat. On pourra encore, après quelques jours, effayer d'y ajouter un peu de vin rouge, pour accélérer la cicatrice; & même fi le malade le foutient fans douleur, on fe fervira du vin rouge pur, qui eft excellent dans ce cas.

4°. Après la purgation, on pourra donner au malade des alimens un peu plus folides, comme des foupes, des crêmes de riz, des panades faites avec la croûte de pain, ou une aîle de poularde pilée, des œufs frais, &c, & même des poulets ou des poulardes, rôties ou bouillies, fuppofé que les ulcères de la bouche permettent de mâcher & d'avaler. Mais, comme les malades font affamés au fortir des remédes, il faut prendre garde qu'ils ne mangent pas trop, & qu'ils ne s'attirent la fièvre par leurs excès.

Alimens plus folides.

5°. Pendant que les ulcères fe réunif-

fent, il faut avoir foin d'empêcher
que les côtés de la langue ne s'attachent au-dedans des gencives, ou des
joues au-dehors des mêmes gencives. Il faut, pour cela, que le malade promene de tems en tems fon
doigt dans la bouche, pour écarter la
langue & les joues des gencives. Il
faut de même qu'il ouvre fouvent la
bouche, & qu'il écarte les mâchoires le plus qu'il pourra, pour empêcher que les ulcères qui font aux commiffures des mâchoires, ne fe reffer-
rent trop, en fe cicatrifant, & ne gênent la liberté des mouvemens de la
mâchoire inférieure.

6°. Quand on a une fois arrêté le
progrès des ulcères, on peut en abandonner la guérifon à la nature & au
tems, & les laiffer fe cicatrifer d'eux-
mêmes peu-à-peu : car fi on les pref-
foit, & qu'on les touchât trop fouvent avec le collyre de Lanfranc, ou
avec l'efprit de fel, il feroit à craindre qu'il ne s'y fît des cicatrices calleufes & fort dures.

7°. Dès que le flux-de-bouche eft
diminué, il faut donner un peu d'air
à la chambre, en ouvrant la porte
ou les fenêtres, ou, pour mieux faire,

il faut faire changer de chambre. Il feroit même très-avantageux aux malades, d'aller à la campagne refpirer un air pur ; ce qui contribueroit beaucoup à rétablir leurs forces.

8°. Enfin, pour peu que le tempérament du malade faffe juger qu'il ait befoin du lait, on lui prefcrira celui d'âneffe, de chèvre, ou de vache, durant un mois, une fois par jour, & même deux fois, le matin & le foir. Il n'y a point de reméde plus propre pour emporter les reftes de la falivation, pour guérir les ulcères qui fe trouvent encore dans la bouche, & pour réparer les forces que la falivation & l'abftinence ont affoiblies.

§. II.

DES FRICTIONS LÉGERES.

Cette feconde maniere de guérir la Vérole, eft plus aifée, plus commode & moins dangereufe que la premiere ; il feroit feulement à defirer qu'elle fût auffi certaine & auffi efficace. Elle demande les mêmes préparations, le même onguent, les mêmes précautions que l'autre ; & elle n'en differe, qu'en ce que les

doses d'onguent font moindres , &
que les intervalles entre chaque friction font plus longs.

Moindres doses d'Onguent Mercuriel. 1°. La dose d'Onguent Mercuriel
pour chaque friction peut aller de-
puis un gros jufqu'à deux , & doit
être adminiftrée devant le feu, de la
même façon ; avec cette feule différence , que la quantité d'onguent
étant moindre , la friction que l'on
fait fur chaque partie du corps, doit
avoir moins d'étendue ; par exemple ,
dans la premiere friction, on ne frotte
que les pieds ; dans la feconde, on
frotte les jambes ; dans la troifiéme ,
les genoux ; dans la quatriéme , les
cuiffes ; dans la cinquiéme , les feffes
& le périnée ; dans la fixiéme , les
lombes ; dans la feptiéme , le dos &
l'entre-deux des épaules ; dans la huitiéme & neuviéme , fi elles ont lieu ,
les deux bras jufqu'aux poignets.

2°. Quelques-uns effuyent exprès
l'onguent qui refte fur la peau après
chaque friction , de peur que l'odeur
ne faffe connoître le reméde dont on
fe fert. Cette pratique eft pardonna-
ble quand le malade eft obligé de paroître chaque jour devant fes amis ,
fes pere & mere , ou fa femme , &
qu'il

qu'il lui importe beaucoup de cacher le reméde qu'il fait. Mais alors il est nécessaire de compenser d'ailleurs cette perte d'onguent : 1°. en frottant plus long-tems, afin que l'onguent pénétre davantage & plus avant : 2°. en faisant chaque friction avec une dose d'onguent plus forte, afin de transmettre dans le sang une plus grande quantité d'atômes mercuriels.

3°. Il doit y avoir entre chaque friction, trois, quatre, cinq, & même six ou sept jours d'intervalle, si le malade est fort foible ; soit par maladie ou naturellement : encore ne faut-il pas trop compter sur cet intervalle, quelque long qu'il soit ; mais on doit examiner toujours le dedans de la bouche avant que de passer à une nouvelle friction, afin d'être sûr qu'il n'y a aucun danger de voir arriver une salivation abondante.

4°. Quoique, dans cette méthode, on doive user de frictions légeres & placées de loin en loin, afin de prévenir un flux-de-bouche trop abondant & trop précipité, il est néanmoins nécessaire d'avancer efficacement, & pour cela d'augmenter la dose de l'onguent, ou de diminuer

les intervalles des frictions ; de telle
maniere, qu’après la quatriéme ou la
cinquiéme friction, il survienne une
salivation , non pas , à la vérité, fou-
gueuse , tumultueuse , accompagnée
d’un gonflement subit de la bouche,
du col & de la tête; d’inflammation,
de phlogose , d’ulcères fort grands
& fort profonds ; qui soit rebelle,
excessive, qui aille à huit , neuf ou
dix livres par jour, qui expose les malades à un danger évident ; qui en
fasse périr quelques-uns ; mais au contraire, une salivation lente , douce ,
facile à gouverner , sans enflure de la
tête ; accompagnée de quelques aphthes dans la bouche, ou tout au plus
de quelques ulcères superficiels ; modérée , & qui dans vingt-quatre heures ne fournisse qu’une livre ou deux
de salive. Sans un flux-de-bouche
de cette espéce, on ne sauroit presque jamais se flatter de détruire la
Vérole, & sur-tout la Vérole invétérée, comme on verra dans le *Chapitre suivant*, & avec un pareil flux-
de-bouche, le malade ne peut jamais
être dans le moindre danger.

 5°. Tant que la salivation garde ce
juste milieu, il faut l’entretenir suivant

les regles de l'Art , fans employer de nouvelles frictions. Mais fi elle diminue jufqu'à paroître devoir bientôt s'arrêter , il faut , par de nouvelles frictions , la ranimer ou la rétablir autant de fois que le degré , la malignité , ou l'ancienneté du Mal le demanderont. Ainfi, pour rendre la guérifon pleine & parfaite , il faut que la falivation fe foutienne toujours au même point. *elle eft modérée.*

6°. Que s'il arrive , au contraire , que la falivation vienne tout d'un coup , comme il arrive affez fouvent , après trois , quatre ou cinq frictions , fur - tout lorfqu'on les a données à trop grande dofe , ou trop près l'une de l'autre ; pour lors , il faut fufpendre durant quelques jours les frictions , donner des lavemens , faire boire copieufement de la tifane , & ne revenir aux frictions que quand la matiere de la falivation aura eu le tems de fe détourner ailleurs par la tranfpiration , les urines ou les felles , & qu'ainfi elle fe trouvera hors d'état d'entretenir un flux-de-bouche immodéré. *La modérer, fi elle eft trop abondante.*

7°. Si , malgré ces précautions , le flux-de-bouche ne diminuoit point , s'il augmentoit , au contraire , & me- *La reprimer, fi elle eft exceffive.*

naçoit d'enflammer ou d'ulcérer la bouche ; alors on purgera plusieurs fois avec le séné, le sel végétal, la manne, la casse, &c, afin de précipiter en bas la matiere qui est en mouvement, & de prévenir les désordres qu'elle ne manqueroit pas de faire dans la bouche.

La renouveller, si elle est supprimée.

8°. S'il arrivoit que les purgations réitérées arrêtassent entiérement la salivation, ou la rendissent trop lente ou trop foible, il faudroit, au bout de quelques jours revenir aux frictions. Mais l'expérience ayant déja fait voir, que le sang du malade obéit trop facilement à l'action du Mercure, il seroit alors nécessaire d'employer moins d'onguent, & de mettre plus d'intervalle entre chaque friction, de peur de tomber dans un nouvel inconvénient plus grand que le premier.

La quantité d'onguent qu'il faut employer.

9°. Il est difficile de déterminer par avance quelle est la quantité d'onguent qu'il faut employer durant tout le traitement, pour avoir une guérison parfaite, parce que cette quantité varie beaucoup, suivant l'âge, le sexe, le tempérament des malades ; la malignité, le degré, la durée de la maladie ; le nombre, l'importance, & l'ufage des parties affectées. Ainfi, on n'en peut juger fûrement que par les effets; c'eft-à-dire, par le foulagement que reçoit le malade, & par la ceffation des fymptômes, comme on le prouvera dans le *Chapitre* fuivant. On fait néanmoins, par des obfervations fréquentes, que la quantité ordinaire d'onguent doit être au moins de deux onces, & au plus de trois ou quatre.

10°. C'eft ainfi qu'on doit ménager & régler la falivation dans cette méthode. Mais il faut que le tems que le traitement doit durer, foit d'autant plus long, que les dofes de Mercure qu'on employe, font moindres, & qu'on les adminiftre dans des intervalles plus longs : ce qui en retarde & affoïblit néceffairement l'action. De cette maniere, on regagne par la longueur du tems, ce que l'on ôte à la force du reméde. La durée du traitement doit donc être, depuis la premiere friction jufqu'à la fin, de trente, quarante, cinquante jours, & même davantage, fuivant le degré de la maladie & le nombre des frictions ; & pendant tout ce tems-là, il faut que le malade demeure dans

Sur quoi on doit régler la longueur du traitement?

les linges , s'il veut guérir sans retour.

11°. Lorsqu'on jugera qu'il sera
tems de le tirer des linges , on pourra
se conduire pour tout le reste , comme
dans la premiere méthode. On purgera une ou deux fois ; on permet-
tra une nourriture plus abondante par
degrés ; on fera changer d'air , & on
donnera le lait tous les matins ; enfin , on rendra le malade à ses oc-
cupations ordinaires.

Ce qu'on doit faire dans une salivation opiniâtre.

12°. Mais s'il arrivoit , par quelque accident , ou par la faute du Médecin , qu'il fût absolument impossible d'arrêter l'action du Mercure ,
& que la salivation , nonobstant l'u-
sage des purgatifs , prît le dessus ;
alors , loin de s'obstiner inutilement
à vouloir résister au cours du flux-
de-bouche , la prudence demanderoit
qu'on cédât au mouvement de la Nature , & qu'en y cédant , on travail-
lât à la régler ; c'est - à - dire , qu'il
faudroit permettre la salivation , & se
contenter de la gouverner suivant les
régles proposées dans la premiere méthode , en l'entretenant si elle est modérée , & en la modérant si elle est
excessive ; après quoi , au bout de dix-

huit, vingt, ou vingt-quatre jours,
on travailleroit, fuivant la méthode
ordinaire, à purger le malade, & à
déterger les ulcères de la bouche,
pour mettre le malade en état de manger & de fe rétablir.

13°. Dans cette méthode, pourvu
qu'on retranche abfolument l'ufage de
la viande & du vin, on peut donner
aux malades un peu plus de nourriture ; comme des foupes légeres, des
crémes de riz, des panades, &c. &
même du lait de vache une fois par
jour le matin, fi on juge que l'état du
fang le demande : ce qu'on peut continuer tant qu'il n'y a ni falivation
actuelle, ni aucun figne d'une falivation prochaine ; mais fi la falivation furprenoit, il ne faudroit nourrir le malade que de bouillons, de
même que dans la premiere méthode.
Du refte, on doit lui recommander
de boire beaucoup de tifane tiéde,
pour délayer le fang, & le laver par
les urines & la tranfpiration ; & fi le
ventre eft refferré, il faut avoir recours de tems en tems aux lavemens
émolliens.

Régime qui convient dans cette métho-de.

14°. Les malades peuvent demeurer levés tout le jour, pourvu que la

L iv

chambre soit échauffée & qu'ils n'en sortent point , pour n'être pas exposés au froid ou à l'humidité : car je ne saurois approuver la pratique de ceux qui laissent sortir leurs malades , comme à l'ordinaire , pendant le traitement. S'il est quelquefois arrivé , que quelques-uns ne s'en soient pas mal trouvés , parce que le Mercure agit foiblement ; dans certains tempéramens , il est arrivé souvent aussi que cette indulgence en a exposé beaucoup d'autres aux plus grands dangers : ainsi je ne conseille à personne de suivre une pratique si suspecte.

Regles générales dans l'usage des frictions. On voit , par tout ce qu'on a dit , que dans l'usage des frictions Mercurielles, quelles qu'elles soient , on doit principalement faire attention aux quatre points suivans.

1°. Qu'il est impossible de déterminer au juste le nombre, la dose & la fréquence des frictions pour tous les malades indifféremment, parce que cela doit varier suivant le tempérament, l'âge, les forces, le degré & la durée de la maladie. Qu'ainsi, c'est à ceux qui traitent les malades, à se déterminer selon les occasions. Qu'il

eſt important qu'ils aient ſoin de mettre ordinairement un jour ou deux
d'une friction à l'autre, & de ne point
paſſer à une nouvelle friction , ſans
avoir auparavant examiné l'état de la
bouche , & s'être aſſuré qu'il n'y a
aucun ſigne de ſalivation. En un mot,
qu'on ne ſauroit jamais procéder avec
trop de circonſpection & de réſerve,
ni oublier qu'il eſt très-facile d'introduire de nouveau Mercure dans le
ſang , quand on juge qu'il n'y en a
point aſſez ; mais qu'il eſt très-difficile de l'en retirer , lorſqu'il y a été
une fois introduit en trop grande quantité : ce qui fait que dans l'uſage de
ce reméde, il eſt toujours plus avantageux & plus ſûr d'avoir beſoin d'é-
peron , que de frein.

2°. Qu'il faut ſur-tout avoir une
attention particuliere, lorſque le vent
du midi vient à ſouffler pendant les
frictions, & qu'il échauffe l'air tout
d'un coup : car le mouvement du ſang
venant alors à être augmenté, & la
tenſion des parties diminuée, les atômes mercuriels roulent dans le ſang
avec beaucoup plus d'impétuoſité, &
cauſent, pour l'ordinaire , une trop
iolente ſalivation, comme nous avons

L v

dit ci-deſſus au Chapitre VI , §. II,
en parlant de la ſaiſon de l'été ; qu'au
contraire , il y a moins à craindre lorſque la biſe vient à ſouffler & à refroidir l'air pendant les frictions , parce
que le mouvement du ſang étant alors
retardé , & le reſſort des viſcères fortifié , les particules mercurielles cauſent moins d'agitation & de trouble.

3°. Qu'on ſe fait encore communément ſcrupule de frotter d'Onguent
Mercuriel le ventre , la poitrine & la
tête : qu'il paroît que cette crainte
eſt la ſuite du préjugé qu'avoient autrefois les Médecins , que le Mercure
étoit une eſpéce de poiſon , & qu'ainſi
on ne pouvoit , ſans danger , frotter
de ſi près les parties nobles & vitales : que quoique l'expérience ait dû
depuis long-tems détromper de cette
erreur , on n'a pas laiſſé de continuer
à s'abſtenir de faire des frictions ſur
le ventre , la poitrine & la tête ; &
que , comme le Mercure agit également ſur quelque partie du corps qu'on
l'applique , on ne doit pas même ſonger à changer cette pratique ſans aucun ſujet , à moins qu'on ne veuille
s'expoſer à être blâmé , s'il arrivoit
quelque malheur dans le cours du trai-

rement par quelque autre caufe que ce pût être. Mais auffi , que s'il y avoit au ventre , à la poitrine , ou au crâne quelque *nodus*, quelque ganglion, quelque exoftofe , quelque tumeur, quelque ulcère ; en un mot, quelque maladie locale , on auroit grand tort de s'arrêter , par une prévention mal fondée , & de ne point faire des frictions particulieres fur l'endroit affecté. Je puis affurer que je les ai pratiquées de cette maniere plufieurs fois , & que l'expérience m'a appris , que bien loin d'être dangereufes, elles étoient au contraire très-utiles & très-avantageufes.

4°. Que , malgré la douleur que caufent les ulcères de la bouche, & l'infomnie opiniâtre du malade , on ne doit point donner , pendant la falivation , de narcotiques , & fur-tout des préparations compofées d'*opium* pur ; parce qu'il feroit à craindre que ces remédes, en fupprimant tout d'un coup, ou en retardant trop le flux-de-bouche , n'attiraffent des gonflemens des glandes falivales fupérieures ou inférieures , qui arrêteroient le cours du fang , l'obligeroient à féjourner dans le cerveau , & donneroient lieu par-là à la léthargie. Ajoutez à cela que pendant le fommeil une partie de la falive qui diftille des glandes falivales, tombe dans l'eftomac, le piquotte, l'irrite auffi-bien que les inteftins; ce qui ne manqueroit guère de caufer des naufées, le vomiffement, des maux de ventre, des tranchées, la diarrhée, & autre accidens qui épuiferoient d'autant le malade, pour ne rien dire de plus. Qu'ainfi on ne peut accorder, dans ce cas, tout au plus, qu'un demi-gros de thériaque, pourvu qu'il n'y ait point de fièvre; ce qui convient principalement, lorfque le malade épuifé par la falivation, & par un flux-de-ventre opiniâtre, fe plaint de n'avoir plus ni force ni courage. On peut même lui donner la teinture anodyne, quand, fans avoir la diarrhée, il fe trouve extrêmement fatigué : mais toujours à petite dofe, & avec tant de ménagement, que cela foit feulement capable de le tranquillifer un peu, & non pas de le jetter dans l'affoupiffement.

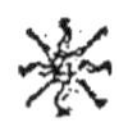

CHAPITRE VIII.

Des accidens qui arrivent quelquefois dans les frictions fortes, & des re-médes qu'on doit y apporter.

IL n'eſt pas ſeulement avantageux à un voyageur de connoître le grand chemin du pays où il voyage ; il lui importe même de connoître les che-mins détournés qui peuvent le remet-tre dans le grand chemin, s'il lui ar-rivoit de s'en écarter : de même, il n'eſt pas ſeulement utile à ceux qui em-ployent les frictions Mercurielles dans le traitement de la Vérole, d'être inſ-truits de la méthode qu'on vient de décrire dans le *Chapitre* précédent, & qui eſt la plus ordinaire ; mais il leur importe de connoître auſſi les au-tres méthodes dont on va parler, quoi-qu'elles ſoient plus rares. La premiere eſt excellente quand la ſalivation réuſſit heureuſement ; mais les autres ſont d'une grande utilité, lorſqu'il ſurvient quelque accident pendant les frictions. Ainſi, il eſt avantageux de les connoître également les unes &

autres, pour être prêt à remédier à tous les événemens, & à remplir par-là tous les devoirs d'un bon Médecin, dans les heureux & dans les mauvais succès.

Les accidens qui surviennent dans l'usage des frictions, sont en grand nombre, & fort différens les uns des autres. Quelques-uns sont communs aux deux espéces de frictions ; la plupart sont propres à une seule espéce. Ainsi, pour pouvoir les expliquer avec ordre, il faut les partager en deux classes : nous traiterons dans ce Chapitre de ceux qui arrivent dans les frictions fortes ; & dans le Chapitre suivant, de ceux qui arrivent dans les frictions légeres.

On distingue ordinairement trois périodes dans l'usage des frictions fortes, comme on l'a vu ci-dessus ; & chacun de ces périodes a ses accidens particuliers.

§. I.

ACCIDENS DU PREMIER PÉRIODE.

On observe ordinairement les accidens suivans dans le premier période, lorsque le Mercure qui a pénétré dans le fang, l'agite avant que d'avoir trouvé d'iffue.

I. Quelquefois, après la troifiéme & la quatriéme friction, les glandes falivales (tant les maxillaires que les parotides) & les amygdales fe gon-flent tout d'un coup, & deviennent chaudes & douloureufes ; la langue groffit & fort de la bouche ; le vifage & la tête s'enflent : ce qui pro-duit la difficulté d'avaler & de ref-pirer, l'impoffibilité d'articuler & de parler, l'affoupiffement, la léthargie, la fièvre, &c. Il eft affez rare que tous ces accidens arrivent enfemble ; mais il eft ordinaire d'en voir arriver plufieurs à la fois.

Ils viennent toujours de ce qu'on a donné les frictions trop fréquentes & à trop grande dofe. Par-là l'hu-meur fe porte trop impétueufement vers les glandes falivales & vers les amygdales, les dilate avec trop de violence, arrête trop vîte le cours du fang qui revient du cerveau par les veines jugulaires, & attire les ac-cidens funeftes dont on vient de par-ler.

L'unique reffource en pareil cas, eft d'arrêter au plutôt l'impétuofité du Mercure, ou du moins de la détourner d'un autre côté, afin de dégonfler les glandes salivales, & de garantir le cerveau d'un engorgement mortel.

Pour cet effet, 1°. il faut saigner promptement du bras, ou, ce qui vaut encore mieux, du pied ; & cela plusieurs fois & abondamment, si le mal presse, & que les forces du malade le permettent.

2°. Il faut ôter sans délai tous les linges chargés de Mercure, changer les draps du lit ; & , si on le peut commodément, décrasser le malade, pour enlever tout le Mercure qui pourroit augmenter, ou du moins entretenir le désordre.

3°. Si on en a le tems, il faut donner un lavement purgatif, fait avec la décoction de séné, le diaphœnic, ou l'*hiera-picra*, & même avec le vin émétique, afin d'évacuer les matieres durcies des gros intestins, & de préparer les voies à la purgation.

4°. Il faut ensuite purger, sans différer, avec une médecine proportionnée au degré de la Maladie, à l'âge & aux forces du malade ; mais le plus souvent avec l'infusion de séné, de

rhubarbe & de fel végétal, & la manne ; & même, fi le danger eft grand,
avec demi-once de vin émétique. Cependant, fi la tumeur des amygdales
fermoit tellement le gofier, que le
vomiffement parût difficile, il vaudroit mieux pour lors diffoudre quelques grains de tartre émétique ; par
exemple, quatre ou cinq, dans une
pinte d'eau, & faire avaler cette pinte
d'eau à plufieurs reprifes. De cette maniere, l'émétique affoibli, & n'ayant
pas affez de force pour faire vomir,
n'agira que par en bas, au lieu que,
fans cette précaution, il auroit agi
par en haut.

5°. On prendra foigneufement garde, que la langue venant à s'enfler
& à fortir hors de la bouche, ne foit
bleffée par les dents incifives, ou,
ce qui eft encore pire, ne foit coupée, comme on l'a vu arriver plus
d'une fois. Ainfi, pour prévenir cet
accident, il faut engager entre les mâchoires, de petits coins de bois, qui
les tiennent écartées.

6°. Quand une fois on aura mo-
déré la fougue du Mercure, qui mettoit le malade en danger, il faudra
avoir foin d'adoucir le dedans de la

bouche, qui va être expofé à l'ora-
ge, afin d'empêcher qu'il ne s'y forme des ulcères rongeans & phagédéniques. On employera pour cela le
lait tiéde, feul, ou avec la fleur de
fafran qu'on y aura fait infufer ; la
décoction de racines de guimauve ,
de nénufar, &c, des graines de laitue, de pavot blanc , de jufquiame,
de melon , &c ; l'infufion de graines
de lin , de *pfyllium* , &c, dans l'eau
commune , l'eau diftillée de fray de
grenouilles , &c, que le malade tiendra prefque continuellement dans fa
bouche , évitant foigneufement tous
les gargarifmes acides, aftringens &
répercuffifs , qui , en empêchant le
cours de la falivation, pourroient attirer des dépôts funeftes fur les glandes falivales.

7°. Si le flux-de-bouche qui fur-
viendra, eft trop violent & trop abondant, comme il arrive d'ordinaire ,
on le modérera avec prudence par une
diète des plus exactes , par une abondante boiffon de tifane , par des lavemens donnés chaque jour, par des
purgatifs réitérés , &c. Que fi ces remédes venoient par hafard à émouf-
fer l'action du Mercure , à un tel point

qu'il ne reſtât que peu , ou même point du tout de ſalivation , on pourroit , dans ce cas , la ranimer ou la renouveller en faiſant reprendre les linges chargés d'Onguent Mercuriel , que l'on avoit ôtés , ou bien en donnant de nouveau quelques frictions , mais plus petites & plus éloignées , de peur de retomber dans le même inconvénient.

II. Quelquefois , ſans aucun autre accident , le malade ſe trouve , après la troiſiéme ou la quatriéme friction , attaqué de la fièvre , qui eſt continūe ou intermittente , violente ou modérée , &c , mais qui échauffe prodigieuſement le dedans de la bouche , ſupprime ou diminue la ſalivation , produit une difficulté de reſpirer, & eſt ſuivie de tous les autres ſymptômes de la fièvre , mais plus mauvais qu'ils ne le ſont ordinairement , parce que le Mercure , qui cherche à ſe pratiquer quelque iſſue , met le ſang dans une grande agitation.

Cette fièvre vient de deux cauſes, 1°. de ce qu'on a négligé de préparer le malade aux frictions , & qu'on n'a pas évacué les impuretés des premieres voies , ni corrigé l'acrimonie vicieufe du fang ; 2°. de ce que le Mercure a été adminiftré avec trop de précipitation ; ce qui eft caufe qu'il excite, par fon activité, trop de mouvement dans le fang.

Mais de quelque caufe que cette fièvre vienne, il n'eft pas difficile d'y remédier, quand elle eft légere ; en réduifant le malade à l'ufage des bouillons, & des bouillons légers; en lui faifant boire beaucoup de tifane; en lui ordonnant des lavemens émolliens; en ceffant les frictions ; en lui ôtant les linges, &c. Mais quand elle eft confidérable, opiniâtre, & qu'au lieu de céder à la diète, elle augmente chaque jour, il faut alors recourir à des remédes plus fûrs & plus efficaces.

Ainfi, 1°. on fera une faignée, & même deux, fi la violence de la Maladie le demande.

2°. On purgera avec l'infufion de follicules de féné & de fel végétal, où l'on diffoudra la manne ou la pulpe de caffe, & où l'on ajoutera quelques grains de tartre émétique, fi le ventre étoit fort refferré.

3°. Si la fièvre a des intermiffions réglées, on employera le quinquina en fubftance ou en décoction, une

fois ou plusieurs fois le jour, à la dose
d'un gros ou de deux. Il n'est point de
reméde plus efficace pour la guérison
des fièvres périodiques, soit intermit-
tentes, soit continues.

4°. Quand la fièvre sera guérie ;
si le malade se trouve trop foible, on
remettra les frictions Mercurielles à
un autre tems. Mais s'il est assez fort,
on poussera la salivation, supposé que
les remédes qu'on a employés, l'ayent
simplement diminuée ; ou bien on la
renouvellera, si elle a disparu : pour
cet effet, on remettra le malade dans
les linges chargés de Mercure, qu'on
lui avoit fait quitter ; on fera quelques frictions nouvelles, mais avec
précaution, & on se conduira dans
tout le reste, suivant les regles qu'on
a déja expliquées.

III. Il arrive, dans quelques malades, après la seconde ou la troisiéme
friction, une diarrhée fâcheuse, au lieu
du flux de bouche. Si on néglige cette
diarrhée, elle dégénere bientôt en une
dyssenterie manifeste, accompagnée
de tranchées cruelles & d'un ténesme
presque continuel ; dans laquelle les
malades ne rendent, avec beaucoup
de peine, qu'un peu de matiere mu-

queuſe & ſanguinolente ; & où le plus ſouvent ils ont une petite fièvre, qui revient ou redouble de tems en tems.

Cet accident arrive ſouvent 1°. à ceux qui n'ont point été préparés avant les frictions, ou qui l'ont mal été : 2°. à ceux qui, dès le premier jour du traitement ne veulent point s'aſſujettir aux regles de la diète, qui boivent du vin, & qui mangent trop : 3°. à ceux dont les inteſtins ont peu de reſſort, & dont les glandes inteſtinales ſont d'un tiſſu foible, & peu ſerré : d'où il arrive que le Mercure trouvant moins de réſiſtance de ce côté là, s'y porte avec plus d'impétuoſité.

Les ſeuls remédes qui conviennent en pareils cas, ſont les anodyns & les calmans, pour adoucir l'âcreté des humeurs qui coulent vers les inteſtins, & pour calmer l'irritation des fibres de ces parties.

Ainſi, 1°. on doit modérer la fougue du Mercure, en ſuſpendant les frictions, & même, s'il le faut, on doit en arrêter entiérement l'action, en ôtant les linges chargés d'Onguent Mercuriel, qui entretiennent le Mal.

2°. On doit faigner de l'un des bras, d'où l'on tirera douze onces de fang, fi le malade fent de la chaleur & de la douleur aux inteftins, avec un danger évident de phlogofe & même d'inflammation.

3°. On donnera dans les intervalles des bouillons, demi-once ou une once d'huile d'amandes-douces, récente & tirée fans feu ; & l'on fera boire abondamment de la tifane, faite avec la décoction des racines de guimauve, des feuilles de bouillon-blanc, des fleurs de mauves, de bouillon-blanc, &c.

4°. On fera donner de deux heures en deux heures, de petits lavemens, compofés avec fix ou fept onces de lait de chèvre où l'on aura fait infufer de la fleur de fafran ; ou bien avec du bouillon de tripes de veau ; ou avec la décoction de feuilles de bouillon-blanc, de plantain, de bourfe-à-berger, de cynogloffe, &c, de graines de lin, de *talictrum*, de laitue, de pavot, &c. ajoutant fur chaque pinte de cette décoction, demi-once, ou une once de térébenthine de Venife, diffoute dans deux jaunes-d'œufs.

5°. Si la maladie augmente, on

pourra diſſoudre chaque jour dans un ou deux des lavemens quelques grains de *philonium romanum* ; par exemple, dix, quinze, vingt, & même faire prendre, une ou deux fois par jour, demi-gros de *diaſcordium* de Fracastor, en bol, ou délayé dans quelques cuillerées de bouillon.

6°. Si la maladie réſiſtoit à tous ces remédes, il faudroit mettre en uſage l'ipécacuanha, depuis vingt grains juſqu'à trente. Rien n'eſt plus efficace pour fondre & pour détacher la pituite âcre qui irrite les inteſtins, & qui, en précipitant leurs contractions, ſollicite continuellement les déjections.

7°. Dès que le cours-de-ventre ſera diminué, on purgera avec le *catholicum* & la manne, une once de chacun, dans une décoction de bouillon-blanc ; ou avec deux onces de ſyrop magiſtral-aſtringent, dans la même décoction, afin d'emporter ce qui pourroit reſter des matieres qui ont produit le Mal.

8°. Après quoi il s'agit d'examiner avec ſoin, ſi l'état du malade permet de ſuivre le traitement de la Vérole, qui a été interrompu ; & dans ce cas on le continuera ſuivant les regles de l'Art.

l'Art. Que si le malade se trouvoit trop abattu, on attendroit à un tems plus favorable, c'est-à-dire, jusqu'à ce que les forces du malade fussent rétablies.

IV. Il y a des malades en qui, même après cinq frictions bien administrées, il ne paroît point de salivation, ni même aucun signe qui l'annonce ; comme si le Mercure dont on craint avec raison la violence dans la plupart des malades, se trouvoit à l'égard de ceux-là, sans force & sans activité. C'est un phénomene très-singulier, & en même tems très-obscur, comme on l'a pu voir ci-dessus au Livre II, Chapitre X, où nous avons tâché d'en rendre raison. Je ne doute point qu'on n'ait cru dans les commencemens, qu'il anéantissoit tout l'avantage qu'on pouvoit tirer du traitement par le Mercure : cependant l'expérience a montré depuis long-tems, que ce reméde n'en réussit pas moins dans ce cas là, pourvu qu'on garde les précautions suivantes.

Manquement total de salivation, quoique les frictions soient bien administrées.

1°. Lorsqu'après cinq frictions dans l'espace de neuf jours, il ne survient aucun flux-de-bouche, il faut, durant quatre ou cinq autres jours, se tenir en repos, afin de voir si le Mercure, qui est déja entré dans le corps en assez grande quantité, ne produira point enfin la salivation. Pendant ce tems là, on doit donner peu de nourriture au malade, afin que le sang moins chargé de chyle, & par conséquent plus fluide, se débarrasse plus aisément des humeurs qui doivent s'en séparer. On doit lui faire boire beaucoup de tisane tiède, pour que les particules mercurielles délayées par quantité de liqueur, pénétrent mieux les replis tortueux des petits vaisseaux, détruisent plus efficacement les engorgemens des viscères, & causent plus promptement les évacuations qu'elles doivent causer.

2°. Ensuite, s'il ne paroît rien de nouveau, on fera dans l'espace des neuf jours suivans, cinq autres frictions avec une pareille dose d'onguent, ou même une dose plus grande, gardant la même méthode & les mêmes précautions, donnant chaque jour un lavement, & examinant avec soin l'état de la bouche, de peur que l'augmentation d'onguent ne produise tout-à-coup quelque accident.

3°. Que si la salivation vient enfin

à se déclarer, on la gouvernera suivant les regles qui ont été expliquées
au *Chapitre précédent* ; c'eſt-à-dire,
qu'on l'entretiendra, ſi elle eſt modérée, & qu'on la modérera, ſi elle eſt
trop abondante. Au reſte, on la laiſſera durer auſſi long-tems qu'on le
jugera néceſſaire pour la guériſon de
la Maladie.

4°. Mais ſi dans ces neuf jours,
il ne ſurvient point de ſalivation, il
faudra attendre neuf ou dix jours,
pour donner au Mercure tout le tems
d'agir ; après quoi, l'on peut en ſureté
& ſans danger de rechûte, décraſſer
le malade, lui ôter les linges, le purger pluſieurs fois, lui accorder par
degrés une nourriture plus abondante,
& le remettre enfin dans le train de
vie ordinaire.

5°. Durant tout le traitement, il
faut avoir ſoin de raſſurer & d'encourager ces malades : car, comme ils ne
voyent pas la ſalivation qu'ils atten-
doient, ils craignent de ne point guérir, & ils ſe forgent mille chimeres,
qui les tourmentent.

Les uns, ſurpris de ce que le Mercure ne produit point de ſalivation,
s'imaginent qu'ils n'avoient point la

Vérole, & qu'on les a fait paſſer mal-à-propos par le grand reméde, ſans faire attention que les frictions Mercurielles excitent le flux-de-bouche dans les perſonnes ſaines, de même que dans celles qui ont la Vérole.

D'autres appréhendent qu'on n'ait manqué en quelque choſe dans la compoſition ou dans l'adminiſtration de l'onguent. Mais, outre que de pareilles fautes peuvent difficilement avoir lieu, il eſt prouvé par des obſervations certaines & réitérées, que les frictions adminiſtrées avec toutes les attentions & toutes les précautions néceſſaires ne produiſent pas toujours la ſalivation.

La plupart enfin ne voyant point de flux-de-bouche, en augurent mal du ſuccès du reméde; comme ſi le Virus ne pouvoit point être détruit ſans être évacué: ce qui eſt une grande erreur: car il y a long-tems que quantité d'obſervations ont démontré le contraire. Et certes, puiſque la Maladie ſe contracte ſans qu'il pénétre au-dedans du corps aucune humeur ſenſible, pourquoi ne pourroit elle pas de même ſe guérir parfaitement ſans nulle évacuation manifeſte d'au-

cune humeur ? Outre qu'il arrive ordinairement que le cours-de-ventre,
les urines abondantes , le fueurs co-
pieufes , ou du moins la tranfpiration
plus grande , fuppléent au défaut de
falivation & en tiennent lieu.

Ainfi les malades qui fe trouvent
en pareil cas , n'ont aucun fujet de
déplorer leur fort, pourvu qu'on les
gouverne felon la méthode qu'on vient
d'expliquer. Au contraire, ils devroient
fe féliciter de ce que , par un bonheur
affez rare , ils font exemts des incommodités & des dangers de la falivation,
& obtiennent une guérifon complette
par une voie bien plus fûre & bien
plus commode.

§. I I.

ACCIDENS DU SECOND PÉRIODE.

Dans le fecond période du traitement, comme le fang fe trouve trop
brifé, trop raréfié, & mû avec trop
de rapidité & de force vers toutes
les parties du corps par les molécu-
les mercurielles dont il eft chargé ;
s'il vient à rencontrer quelque endroit
qui ne lui oppofe qu'une foible réfif-
tance , il s'y ouvre une route , &

donne lieu aux divers accidens qui suivent.

Crachement de sang.

I. Dans le fort du traitement, il est ordinaire aux personnes qui sont sujettes à la phthisie, à la toux, à l'hémoptysie, de cracher du sang, tantôt pur, liquide, vermeil, écumeux ; tantôt mêlé de pituite, noir, épais & en grumeaux : ce qui est toujours dangereux, de quelque maniere qu'il arrive, & demande un prompt secours.

C'est pourquoi 1°. il est nécessaire d'arrêter, par tous les moyens possibles, la trop grande activité du Mercure, en cessant les frictions, en ôtant les linges, en changeant les draps, en décrassant le malade, &c.

2°. Il faut faire deux ou trois saignées dans le jour, & des saignées copieuses, sur-tout au commencement ; & même, si le mal presse, il faut saigner de quatre heures en quatre heures. Il n'y a point de moyen plus sûr pour rallentir au plutôt la grande impétuosité du sang, qui se jette sur la poitrine, & qui fait effort contre les vaisseaux du poumon.

3°. On ordonnera pour boisson une légere décoction de racines de grande confoude. On donnera des bouillons de veau , où l'on fera bouillir de la racine de la même plante, de la graine de lin , ou un peu de riz ; ou même des bouillons de poiffons , fi l'on juge qu'ils foient néceffaires pour adoucir l'âcreté du fang , & pour procurer la réunion des vaiffeaux déchirés.

4°. On mettra en ufage tous les autres remédes propres contre l'hémoptyfie ; comme le bol d'arménie, la terre-figillée , le fang-de-dragon , les perles préparées , l'ivoire brûlé, la corne de cerf brûlée , ou préparée philofophiquement , le cachou, l'amydon torréfié , les coraux préparés , &c. depuis quinze grains jufqu'à un fcrupule ; la gomme arabique , la gomme adraganth, &c. depuis vingt grains jufqu'à trente ; les fucs dépurés d'ortie, de mille-feuille , de plaintain , ou , au défaut des fucs, les eaux diftillées des mêmes plantes , depuis une once jufqu'à deux , les fyrops de rofes féches , de coings, de myrthe , de pourpier, de plantain , de confoude , fuivant la formule de Fernel , de corail , &c. depuis demi-once jufqu'à deux ; faifant de tout cela , en diverfes façons , des bols , des opiates , des juleps, des potions, felon l'exigence du cas.

5°. Le crachement de fang étant guéri, il faut examiner avec foin l'état du malade. Si l'hémoptyfie eft furvenue au commencement du traitement, & fi elle a affoibli le malade, jufqu'à le mettre hors d'état de foutenir les frictions, on les renverra à un autre tems. Mais s'il fe porte affez bien, & que le traitement foit fur la fin, on l'achevera fuivant les regles.

Mal caduc. II. Il arrive fouvent qu'au milieu même des frictions, dans le tems que le fang eft le plus agité & le plus raréfié par l'action du Mercure, les malades qui font fujets à l'épilepfie, en font tout d'un coup attaqués avec tous les fymptômes qui ont accoutumé d'accompagner les accès d'épilepfie ; c'eft-à-dire, qu'ils tombent par terre, qu'ils ont des convulfions ou des mouvemens convulfifs, qu'ils écument, &c.

Alors, 1°. fi l'attaque eft légere, il n'y a rien à faire qu'à prendre garde que le malade ne fe bleffe lui-même dans les convulfions ; & afin d'éviter cet accident, on lui mettra de force entre les dents, de petits coins de bois, pour empêcher la mâchoire inférieure de mordre la langue dans les mouvemens convulfifs dont elle eft agitée.

2°. Mais fi l'accès eft plus long & plus confidérable, & qu'il y ait fujet de craindre qu'il ne dégénere en apopléxie ; alors, après avoir défempli, par la faignée, les vaiffeaux du cerveau qui font trop gorgés de fang, on donnera deux onces de vin-émétique, pour faire vomir le malade & tâcher de terminer l'accès.

3°. Quand l'accès fera fini, foit qu'il finiffe de lui-même, ou par l'ufage des remédes, on en reviendra aux frictions ; mais on les employera avec plus de ménagement, & on donnera en même tems, une ou deux fois le jour, des remédes anti-épileptiques, dont on a rapporté les principaux ci-deffus au *Chapitre* VI, §. III, n°. IV, & dont on pourra faire des bols & des opiates.

III. Il arrive affez fouvent que les gens qui font fujets à la goutte, au rhumatifme, à la fciatique, en font beaucoup plus tourmentés dans le tems des frictions. Voici la conduite qu'on doit garder dans ces conjonctures.

M v

1°. Il faut modérer l'abondance de la salivation, sans l'arrêter tout-à-fait, à moins que la violence des douleurs ne causât la fièvre.

2°. Il faut tâcher de diminuer la violence des douleurs par une nourriture très-légere, par une ample boisson de tisane adoucissante & diurétique, par l'usage fréquent des lavemens avec la décoction émolliente ou anodyne de feuilles de bouillon-blanc, & de graine de lin, où l'on ajoutera de l'huile d'amandes douces, ou bien du beurre frais, & même de la pulpe de casse, si le ventre étoit paresseux.

3°. Il faut travailler à détremper le sang par l'usage de l'infusion du thé, ou des plantes vulnéraires légeres, comme de la scolopendre, de l'ortie blanche, de la sauge, de la véronique, de la verge-d'or, de la mélisse, de l'yvette, &c ; dont on peut, le matin & le soir, avaler quelques tasses, pour exciter une légere moiteur capable d'adoucir au moins les douleurs, si elle ne les dissipe pas absolument.

IV. Il arrive souvent dans les femmes, que leurs règles surviennent dans le cours du reméde ; quelquefois à

Ecoulement des règles dans les femmes.

leur terme ordinaire, quand on n'a pas bien pris son tems pour commencer les frictions ; quelquefois hors du terme réglé, & par l'effet du Mercure, quoiqu'on ait pris toutes les précautions nécessaires pour empêcher que cet écoulement ne se rencontrât avec les frictions. De quelque maniere, & en quelque tems que les règles arrivent, on doit se conduire de la maniere qui suit.

1°. Il faudroit modérer le flux-de-bouche, s'il étoit trop violent. Mais on n'est presque jamais dans cette peine : car l'expérience montre que la salivation se ralentit d'elle-même, tant que les règles coulent abondamment, parce que l'humeur qui se portoit à la bouche, se détourne ailleurs dans ce tems là.

2°. Si l'écoulement des règles est modéré, on n'a qu'à laisser agir la Nature, en se contentant de donner alors des bouillons plus forts, ou chargés d'un peu de crême de riz ou de quelque jaune-d'œuf.

3°. Mais si les règles étoient trop abondantes, il faudroit employer les remédes usités en pareil cas ; tels que font presque tous ceux dont on a fait mention ci-deſſus, *Article I*, en parlant du crachement de ſang, & donner ſur-tout la préférence à la décoction d'oranges vertes; à l'alun de roche, pris à la doſe d'un demi-gros, de quatre heures en quatre heures; ou à un bol formé de parties égales d'alun, de ſang-de-dragon & de ſucre rouge, qu'on réitérera de quatre heures en quatre heures, à la doſe d'un gros par priſe, ſuppoſé que le Mal preſſât.

Fauſſes-couches des femmes groſſes. V. Les femmes groſſes ſe bleſſent quelquefois dans le tems des frictions; ſoit à cauſe de la grande agitation que l'action du Mercure produit dans le ſang; ſoit à cauſe des mouvemens du fœtus, qui ſe trouve mal, & qui s'agite violemment.

Ainſi, dès que la perte-de-ſang, l'affaiſſement du ventre, les douleurs à la matrice, & les efforts annonceront cet accident, 1°. on tâchera d'arrêter, autant qu'on pourra, l'action du Mercure, par les regles de l'Art, qu'on a pluſieurs fois expoſées.

2°. On accouchera enſuite la malade, ſi le mal preſſe; & ſi l'enfant vient en vie, on le baptiſera ſur le champ, de peur d'accident. Du reſte

on gouvernera la mere comme on gouverne les autres accouchées qui n'ont
point de mal.

3°. Si les vuidanges coulent con-
venablement & modérément, il faut
les laisser couler jusqu'à ce qu'elles
cessent d'elles-mêmes : on pourra alors
ranimer l'action du Mercure , si elle
paroît trop affoiblie ; ou du moins on
la maintiendra plus long-tems , afin
de regagner , par la longueur du traitement , ce qui manque peut-être à la
force du reméde.

4°. Si les vuidanges se suppriment
ou viennent en trop petite quantité ,
il faudra y remédier , comme si l'on
n'avoit point employé les frictions
Mercurielles ; c'est-à-dire , qu'il faudra
mettre en usage les lavemens hystéri-
ques ; la saignée du bras ou du pied ,
suivant l'état & le degré de la suppression ; les emménagogues doux , les
purgatifs & les autres remédes dont
il n'est pas question de parler ici.

5°. Au reste , si l'enfant vit , il est
nécessaire que sa mere le nourrisse ,
afin que s'il avoit la Vérole (comme
il est assez ordinaire quand il vient au
monde avant la fin du traitement) ,
il puisse achever d'en guérir en tettant

un lait rempli de particules Mercurielles, & par-là propre à détruire les
reftes du Virus.

VI. Les hypochondriaques, qui
font naturellement fort craintifs, fe
laiffent bientôt abattre par la douleur
& par l'ennui que leur caufe la longueur du traitement; ils défefperent
de leur vie, tant que le traitement
dure, & ils ne fe croyent pas guéris,
lorfqu'il eft fini; de forte que dans
ces deux différens tems, ils accablent
leurs Médecins de plaintes continuelles, & le plus fouvent fans fujet.

Il eft certain qu'on doit traiter ces
fortes de malades avec beaucoup de
circonfpection; car ils font très-impa-
tiens, ils s'épouvantent fans raifon,
& fe forgent fur rien des idées & des
craintes affreufes, qui les jettent dans
une confternation mortelle; c'eft pourquoi, tant que le traitement dure, il
faut les encourager, & empêcher qu'ils
ne tombent dans un défefpoir toujours dangereux : & quand le traitement eft fini, il faut leur prouver par
des raifons évidentes, qu'ils n'ont aucun fujet de fe défier de la guérifon.
Mais ce ne font pas de petites affai-
res, parce que dans le premier cas,

les hypochondriaques qui ne font pas capables de régler la vivacité de leur imagination, font plus frappés de l'idée feule de la Maladie, que la plupart des autres malades ne le font de la Maladie même ; & que, dans le fecond, au lieu que les autres fe laiffent facilement perfuader ce qu'ils defirent paffionnément, les hypochondriaques au contraire ne croyent véritable que ce qu'ils appréhendent le plus.

VII. Les fcorbutiques ou ceux qui ont de la difpofition au fcorbut, en qui les gencives font naturellement molles & fongueufes, & dont le fang & par conféquent la mucofité des gencives, font chargés d'une âcreté, ou pour mieux dire, d'une faumure ammoniacale, font fouvent expofés dans le traitement des frictions, à des ulcères dans la bouche, qui s'étendent fort vîte ; qui font rongeans, phagédéniques, gangréneux ; qui ravagent l'intérieur des joues, les gencives, la langue & le palais ; qui gênent extrêmement la déglutition lorfqu'ils attaquent la luette ou les amygdales, & qui demandent de prompts remédes, fans quoi les malades fe trouvent bientôt exposés aux plus grands dangers. Pour y remédier efficacement, il faut 1°. arrêter ou modérer l'action du Mercure, afin d'en prévenir les suites fâcheuses : 2°. déterger exactement tous les ulcères avec le collyre de Lanfranc ; & si le collyre ne suffit pas, avec l'esprit de sel marin, ou de vitriol tempérés par le miel, ou même employés sans miel, si la grandeur du Mal le demande : 3°. faire laver de tems en tems la bouche avec la décoction des racines d'aristoloche ronde, de bistorte, de raifort sauvage, &c ; des feuilles de cochlearia, d'ancolie, de sauge, de bécabunga, &c ; des écorces d'oranges ameres, des fleurs de grenade, des fruits de sumac, des noix de pin, &c, à quoi on ajoutera une suffisante quantité d'esprit-de-vin camphré, & d'alun de roche.

§. III.

ACCIDENS DU TROISIÉME PÉRIODE.

Dans le troisiéme & dernier période du traitement mercuriel, lorsque le Virus a été brisé, dompté, évacué, il n'est plus question que de mettre fin à la salivation, & de re-

médier aux défordres de la bouche.
Mais fouvent il arrive pour lors de
nouveaux accidens, qui font d'ordinaire moins l'effet de l'action, ou de
la prétendue vénénofité du Mercure,
que de la négligence & de l'inatten-
tion de ceux qui traitent les malades.

I. Le dedans de la bouche eft quel- Ulcères opi-
quefois cruellement rongé par un grand niâtres de la bouche.
nombre d'ulcères profonds, fordides,
phagédéniques, difficiles à cicatrifer,
qui entretiennent une falivation qu'il
eft prefque impoffible de modérer,
bien loin de pouvoir l'arrêter ; & qui
jette les malades dans l'amaigriffement
& le marafme.

Ce malheur arrive toujours, 1°.
lorfque le Mercure a été adminiftré
trop abondamment & trop précipitam-
ment : 2°. lorfqu'on n'a point arrêté de
bonne heure les ulcères, fuppofé qu'ils
fuffent trop confidérables ou mal placés : 3°. lorfque les humeurs du malade
font trop âcres & trop falées ; ce qui
retarde la cicatrifation des ulcères : 4°.
lorfque la chair des gencives & du dedans
de la bouche, eft trop molle & trop fon-
gueufe, comme il arrive aux fcorbutiques ; ce qui fait qu'elle eft aifément
rongée par le pus des ulcères.

Dans les deux premiers cas, les Médecins font visiblement en faute, & ne peuvent s'excufer d'imprudence ou de négligence : & dans les deux derniers, ils ne font pas entiérement excufables, parce qu'en adminiftrant le Mercure, ils auroient dû faire plus d'attention au tempérament & à l'état des malades.

Mais enfin, quelle que foit la caufe du Mal, la conduite qu'on doit tenir pour y remédier, eft à peu près toujours la même.

1°. Si le dedans de la bouche eft attaqué d'une inflammation ou d'un éryfipèle, qui le rende rouge, brûlant, douloureux, il faut faire d'abord une & même deux faignées, pourvu que les forces du malade le permettent.

2°. En même tems on fomentera les ulcères avec le lait tiéde de vache ou de chèvre, avec la décoction de racine de guimauve, l'infufion de graine de lin, l'eau de fray de grenouilles, & autres chofes femblables, qu'on fera tenir continuellement dans la bouche, en les renouvellant de tems en tems.

3°. On détergera deux fois par jour les ulcères avec la décoction d'orge & le miel-rofat, avec le vin rouge, mêlé d'eau ; avec les Eaux Thermales, comme celles de Balaruc, que l'on pourra adoucir, s'il est besoin, avec la décoction de racine de guimauve. Que si les ulcères étoient fort sales, il faudroit de tems en tems les toucher avec le collyre de Lanfranc, mais légérement, pour ne pas augmenter l'irritation des fibres.

4°. On donnera chaque jour un lavement émollient & laxatif ; & de trois en trois jours on purgera doucement avec le séné, la manne, la casse, le sel végétal, &c, afin de détourner en bas l'humeur qui se porte vers le haut en trop grande abondance.

5°. Pendant ce tems-là, on ne doit nourrir le malade que de lait de vache, si son estomac peut s'en accommoder : du moins prendra-t-il du lait deux fois par jour ; savoir, le matin & le soir ; & pour le reste de la nourriture, on ne lui accordera que des crêmes ou des panades, qu'il puisse avaler sans mâcher, & qui soient faciles à digérer, & saines.

6°. Il faut non seulement permettre au malade, mais encore lui ordonner de prendre l'air, si la saison est

favorable. Par-là la tranfpiration augmentera, les particules mercurielles fe
diffiperont en plus grande quantité,
le défordre qu'elles caufent dans le
fang, s'appaifera peu-à-peu, & la
quantité des humeurs qui fe portent
à la bouche, diminuera à proportion.
Au refte, pourvu que les ulcères commencent à fe cicatrifer, il faut laiffer
au tems le foin entier de détruire les
reftes de la falivation. Cette voie
eft longue à la vérité ; mais l'expérience montre qu'elle réuffit d'ailleurs
parfaitement.

7°. Il y a des gens qui, pour réprimer un flux de-bouche trop abondant & trop long, & pour refferrer
(difent-ils) les orifices trop relâchés des
conduits falivaires, employent les gargarifmes aftringens de fleurs de grenade, de rofes rouges, de fumac,
d'acacia, de bayes de myrte, & d'é-
pine-vinette, de noix de galles, d'écorce
de grenade, d'alun de roche, &c. D'autres ordonnent de rouler dans la bouche des piéces d'or, ou font avaler
des pilules dans lefquelles entre la li-
maille, la chaux ou les feuilles d'or,
afin que les parties de ce métal s'amal-
gament avec celles du Mercure, à

raifon de leur affinité mutuelle, qu’elles les abforbent, en s’incorporant enfemble, & les entraînent au-dehors.

Mais ces deux méthodes font condamnées depuis long-tems, & avec raifon, par les grands Médecins. La premiere, comme dangereufe : car, il n’eft pas sûr d’arrêter imprudemment à force d’aftringens, une falivation qui eft actuellement dans fa force. La feconde, comme vaine & frivole : car, quoiqu’il foit vrai que l’or enléve de la bouche ou des inteftins quelques parties mercurielles, & les entraîne au-dehors ; il eft évident qu’il ne peut jamais en enlever affez (furtout à l’égard de la maffe du fang, où fe paffe le principal défordre), pour que les malades en reçoivent un foulagement effectif, à moins qu’on n’employe des remédes plus sûrs & plus efficaces.

II. La chûte des efchares des ulcères, eft fouvent accompagnée d’hémorrhagies caufées par l’érofion ou le déchirement des vaiffeaux, que les ulcères produifent. Ces accidens font fort ordinaires quand les ulcères creufent profondément, fur-tout fi les malades arrachent les croûtes, ou fi les

Médecins les font tomber trop tôt, à force de les toucher trop souvent avec le collyre.

Cet accident est léger, & on peut l'abandonner à la Nature, lorsqu'il ne coule que peu de sang, & qu'il vient des petites veines capillaires. Mais il n'est jamais sans danger, lorsque le sang coule abondamment, & qu'il est fourni par des artères, & sur-tout par des artères assez grosses.

Dans ce cas, 1°. si l'endroit d'où vient le sang, est visible, comme il l'est toujours quand l'hémorrhagie vient des gencives, de la langue, de l'intérieur des joues ou des jointures des mâchoires, on touchera cet endroit avec le collyre de Lanfranc, la solution d'alun de roche dans l'eau de plantain, l'eau styptique, ou l'eau alumineuse de Fernel, ou, ce qui est encore mieux, avec l'esprit de vitriol, après avoir eu soin de faire laver la bouche. Que si ces remédes ne pouvoient pas arrêter le sang, il faudroit dans ce cas appliquer sur le vaisseau le cautère actuel, mais légérement chaud, & fomenter soigneusement l'eschare qui s'y formeroit, comme on a dit au n°. II du §. précédent, afin d'empêcher qu'elle ne tombe trop tôt. Cependant le malade ne doit être nourri que de bouillons, de panades, de crêmes de riz, de jaunes-d'œufs, & d'autres choses liquides ; & il doit garder exactement le silence, de peur que le mouvement de la mastication ou l'ébranlement de la voix ne détachent l'eschare, & ne renouvellent l'hémorrhagie.

2°. Mais si l'endroit d'où le sang coule n'est pas visible, comme lorsque le sang vient du gosier, ou de la face postérieure du *lacunar narium*, on saignera une ou deux fois, si la violence du mal le demande, & si les forces du malade peuvent le supporter. On employera de fréquens gargarismes, faits avec la décoction astringente & styptique de balaustes, de roses rouges, de sumac, de noix de galles, d'écorce de grenade ; à laquelle on ajoutera quelques gouttes d'eau de rabel. La boisson ordinaire doit être une décoction de racines de chiendent ou de chicorée-sauvage, avec l'eau de rabel, jusqu'à une agréable acidité.

3°. Je me souviens que dans un cas de cette espéce, où l'hémorrhagie étoit grande , & venoit du dedans des narines proche du gosier , on fut obligé de passer dans le nez un fer mince , recourbé & médiocrement chaud, qu'on introduisit à la faveur d'un canal pratiqué exprès, & de faire par ce moyen une eschare au hasard. L'expédient étoit dur & cruel ; mais il étoit nécessaire, & il eut le succès qu'on en attendoit.

Collement de la langue aux gencives; des gencives au-dedans des joues ; de la luette aux parties voisines.

III. Il arrive quelquefois que lorsque les ulcères de la bouche viennent à se cicatriser, la langue, dont les côtés se trouvent rongés, sur-tout vers la racine, se colle à la partie intérieure des gencives ; les gencives à la face intérieure des joues ; la luette à la voûte du palais, &c.

Cet accident est léger ; & on peut le négliger, s'il ne cause point d'incommodité. Mais s'il en cause, il faut se hâter d'y remédier : ce qui est aisé, lorsque la cicatrice est récente & tendre ; car il ne s'agit alors que de séparer avec le doigt les parties encore foiblement unies. Mais si elles le sont fortement & depuis long-tems, il faudra employer le bistouri, conduit avec adresse ; & , pour empêcher qu'elles ne se collent de nouveau, les fomenter

fomenter doucement plusieurs fois le jour, avec une décoction détersive, ou avec du vin chaud, & même tenir dans l'entre-deux un plumaceau ou une tente trempée dans les mêmes liqueurs.

IV. Enfin, il reste quelquefois, après la guérison des ulcères, un serrement de bouche, appellé communément *bridure*. La mâchoire inférieure se trouve alors presque immobile, & tellement serrée contre la supérieure, que la bouche ne s'ouvre que peu, ou point du tout : ainsi il est impossible, ou presque impossible d'y introduire des alimens solides, & de les mâcher, ni même de former des sons articulés.

Cet accident arrive toutes les fois que les tendons des muscles *masseters*, qui font auprès des articulations des mâchoires, ont été endommagés par des ulcères profonds dans ces endroits de la bouche, ou par l'usage des corrosifs trop âcres, qu'on a employés pour détruire les ulcères : car il arrive de-là que les filets élastiques des cordes tendineuses, étant piqués & irrités, se froncent & se contractent, à peu près de même qu'un par-

Tome IV.   N

chemin lorsqu'on l'approche du feu : ce qui fait que les tendons fe retirent, & que ne pouvant plus s'allonger à l'ordinaire , ils tiennent la mâchoire inférieure fi fortement appliquée con-tre la fupérieure , que , quelque effort qu'on faffe , on ne fauroit l'en écar-ter & ouvrir la bouche , à moins que de les déchirer.

Ce Mal eft d'autant plus fâcheux, qu'il eft fans reméde. Quelques-uns effayent de relâcher les tendons par des décoctions émollientes de raci-nes de guimauve , de branc-urfine , de mauve , de graines de lin , de *pfyl-lium* , &c , employées en forme de gargarifmes ; mais ces tentatives font inutiles , & l'on n'a pas vu jufqu'à préfent qu'elles aient eu aucun fuccès.

D'autres pouffent de force entre les dents de petits coins de bois , afin d'écarter les mâchoires , & de rendre aux tendons des mufcles *maffeters* leur extenfion naturelle. Mais ce moyen ne réuffit pas mieux ; & tout ce qu'on y gagne , c'eft de fe donner bien de la peine , & de caufer beau-coup de mal au malade , en pure perte & fans aucune utilité.

Enfin , il en eft d'autres , qui par

une manœuvre encore plus cruelle &
inutile, font des ſcarifications ſur les
cicatrices dures, qui couvrent le dedans des articulations des mâchoires,
en vue de faciliter le mouvement de
la mâchoire inférieure. Mais le mal
n'eſt point cauſé par ces cicatrices ;
il eſt uniquement dû au raccourciſſe-
ment & au froncement des tendons
des muſcles *maſſeters* , & toutes les
ſcarifications des cicatrices n'y ſauroient remédier. Le ſeul moyen ſeroit
de couper les tendons mêmes : mais
c'eſt à quoi il n'eſt pas même permis
de penſer.

Pourquoi donc amuſer ſi long-tems
les malades par des eſpérances frivoles ? Ou, ce qui eſt encore pire, pourquoi ajouter chaque jour de nouveaux
tourmens à ceux qu'ils ſouffrent déja ?
Il vaut mieux leur apprendre que leur
mal eſt incurable, afin qu'au lieu de
chercher une guériſon chimérique par
des remédes qui ne ſauroient être que
nuiſibles, ils travaillent à ſe procurer
des ſoulagemens qui ſoient utiles ,
ſans être nuiſibles. Ainſi, comme ils
ne peuvent ni introduire dans la bouche, ni mâcher des alimens ſolides ,
il faut qu'ils ſe contentent des liquides

qu'on fera entrer par la petite fente qui reste entre les deux rangées de dents, ou, en tout cas, par l'ouverture qu'on pratiquera en arrachant exprès une dent. C'est par ce moyen qu'ils pourront prolonger leur vie d'une maniere supportable, pourvu qu'ils s'accoutument à souffrir patiemment un mal qu'on ne sauroit guérir.

CHAPITRE IX.

Des accidens qui arrivent quelquefois dans l'usage des frictions légeres, & des remédes qui y conviennent.

Les frictions légeres ont aussi leurs accidens.

ON a déja dit ci-dessus, au Chapitre VII, §. II, que le traitement étoit plus doux & plus paisible dans les frictions légeres. Comme le Mercure y est administré en moindre quantité, il ne cause point de désordre dans le sang, ou y en cause moins ; & comme les frictions se trouvent plus éloignées les unes des autres, il est plus aisé de prévoir les accidens, qui peuvent survenir, & d'y remédier. Je ne prétends pourtant pas qu'on s'imagine, que cette méthode de traiter la Vérole, soit comme une mer

fans danger, & exempte de tempê-
tes & de naufrages. Ce traitement,
quelque doux qu'il foit, a auffi des
accidens ; les uns qui font ordinairement communs aux deux méthodes,
& qui viennent de l'imprudence des
malades peu exacts à fuivre les ordres
de leurs Médecins ; & les autres, qui
font comme propres à cette derniere
méthode, & qui arrivent par la négligence des Médecins, lorfqu'ils employent des remédes trop foibles pour
un fi grand mal, & que par-là ils fe
trompent eux-mêmes, & trompent
leurs malades avec eux.

§. I.

Des accidens qui sont communs a cette Méthode, et de la Méthode précédente.

I. Comme dans cette méthode les
malades font exempts d'ulcères à la
bouche & de la falivation, & que par
conféquent ils ne fouffrent rien ; ils
s'ennuient ordinairement de demeurer
fi long-tems enfermés dans la chambre. Ainfi, ils fe donnent la liberté
de fortir, fans trop faire d'attention
aux malheurs où ils s'expofent, ni

Fièvre &
enflure de la
tête, fi les
malades for-
tent pendant
les remédes.

au danger qui accompagne toujours l'ufage du Mercure ; & ils arrachent fouvent l'aveu même de leurs Médecins, qui ont la foibleffe d'y confentir, ou du moins de le diffimuler. Je ne nie point que je n'aie vu quelquefois cette conduite réuffir affez bien, ou n'attirer du moins aucun accident fâcheux, dans un climat plus chaud, tel que celui de Languedoc, en été, & dans des fujets peu fufceptibles de l'action du Mercure. Mais je dois avertir que j'ai vu auffi, dans ce même pays, un bien plus grand nombre d'autres malades qui ont payé cherement une pareille imprudence, & fe font mis par-là à deux doigts de la mort.

Il n'y a rien en cela qui doive furprendre; en effet, fi le vent, le froid, l'humidité viennent à refroidir tout d'un coup l'habitude extérieure du corps, dans le tems que le Mercure agite & échauffe le dedans du corps, il faut que le tiffu de la peau fe refferre, que fes pores fe rétréciffent, & que la tranfpiration infenfible s'arrête fur le champ. D'où il arrive que plufieurs parties du Virus, & fur-tout grand nombre de parties mercurielles, ne pouvant plus s'échapper & fe diffiper par cette voie, & trouvant d'ailleurs, dans cette méthode, toutes les autres voies fermées, font retenues dans les corps, & y produifent des défordres funeftes. Quelquefois retenues dans les vaiffeaux, elles augmentent le mouvement circulaire du fang, précipitent les ofcillations des fibres du cœur & des artères, en les irritant, & allument la fièvre ; comme on l'a déja dit au *Chapitre précédent*, §. I, *Art*. II. Quelquefois elles fe jettent fur les glandes falivales, tant les parotides, que les maxillaires, les enflent tout d'un coup, & attirent une chaleur, une douleur & une enflure confidérable fur la langue & fur toute la tête, comme on l'a dit au même *Chapitre*, §. I. Quelquefois, enfin, elles agiffent tout à la fois, & fur les vaiffeaux fanguins & fur les glandes falivales, & caufent en même tems la fièvre & le gonflement de ces glandes.

Ainfi, par l'imprudence des malades, les frictions même légeres font fouvent expofées aux mêmes accidens qui réfultent des frictions fortes, & que nous avons vus au *Chapitre précédent*, §. I, *Articles* I & II. Auffi faut-il employer les remédes qu'on

N iv

a déja rapportés dans ce Chapitre.

Fièvre avec diarrhée & dyſſenterie, ſi les malades mangent trop.

II. Il y a des malades., qui étant naturellement grands mangeurs, ne veulent point, ou ne peuvent point obſerver le régime exact qu'on leur preſcrit. S'ils ne prenoient d'alimens qu'autant qu'il en faut pour contenter leur faim, & s'ils n'uſoient que de ſoupes, de crêmes de riz, de panades, de jaunes-d'œufs, on pourroit le leur pardonner. Mais ils ſe portent à de plus grands excès. Comme l'intérieur de leur bouche n'eſt point ulcéré, & qu'ils peuvent librement mâcher & avaler, ils n'ont pas honte quelquefois de ſe gorger de nourriture, de manger de la viande, des ragoûts, des entre-mets, & même de boire du vin en quantité; comme ſi une pareille intempérance pouvoit être indifférente dans les circonſtances où ils ſe trouvent.

Mais ils ont lieu le plus ſouvent de ſe repentir de leur conduite: car, comme les frictions mercurielles, quelque légeres qu'elles ſoient, affoibliſſent toujours d'une maniere ſenſible l'action de l'eſtomac, (ce qui vient, à mon avis, de la mucoſité qui coule alors en plus grande quantité dans l'eſtomac, & qui relâche le reffort de fes membranes & émouffe l'activité de fon ferment,) il arrive que les alimens fe digerent mal, & forment un mauvais chyle, qui eft acide, âcre, ou bilieux, qui, lorfqu'il paffe dans le fang, y produit la fièvre, telle qu'on l'a décrite au *Chapitre précédent*, §. I, *Article* II, & qui, lorfqu'il coule dans les inteftins, caufe la diarrhée, laquelle dégénere bientôt en dyffenterie, & dont on a parlé au même endroit, *Article* III.

Ainfi même, dans cette méthode, l'intempérance des malades occafionne fouvent des accidens très-fâcheux, de la même nature que ceux qui furviennent dans les frictions fortes (comme on a vu ci-deffus), & quelquefois de la même violence, auxquels par conféquent il faut remédier par les même remédes, dont on a parlé à l'endroit qu'on vient de citer.

III. Comme les frictions légeres font beaucoup plus aifées à foutenir, on ne craint plus, depuis quelque tems, de les employer dans beaucoup de fujets naturellement foibles, infirmes, ou épuifés par quelque maladie habituelle ; comme dans les perfonnes

La plupart des autres accidens de la méthode précédente, arrivent fi les malades font cachectiques & mal conftitués.

attaquées de phthifie , de confomp-
tion , d'hémoptyfie , d'épilepfie , de
fcorbut , de goutte , & dans les fem-
mes-groffes , au lieu qu'on n'ofoit autrefois fe fervir de l'ancienne méthode
des frictions fortes dans prefque aucun de ces cas. On a fujet de fe louer
de ce changement dans la pratique ;
car on guérit tous les jours , par ce
moyen , des Véroles invétérées , qu'on
tenoit autrefois pour défefpérées , &
auxquelles on n'ofoit rien faire , ou
qu'on fe contentoit de traiter par certains remédes palliatifs , toujours inef-
ficaces , jufqu'à ce qu'une mort prématurée vînt mettre fin à des jours
accablés de mifere.

Cependant , comme il n'y a point
de parti qui n'ait fes inconvéniens , il
fe trouve que cette méthode , toute
douce qu'elle eft , ne laiffe pas d'être
fujette à quantité d'accidens , qui lui
font communs avec la méthode précédente ; comme le crachement de
fang dans les hémoptyfiques , les accès du mal-caduc dans les épilepti-
ques , les ulcères rongeans de la bouche dans les fcorbutiques , les accès
de goutte , les fauffes-couches , &c :
car , avec quelque ménagement qu'on

employe le Mercure, à petites dofes, & de loin en loin, & quelque atten- tion qu'on ait à le faire agir d'une ma- niere infenfible dans la deftruction du Virus, on ne peut prefque jamais l'empêcher d'agiter les liquides & d'ir- riter les folides. Or, l'un ou l'autre de ces deux effets, dans des fujets natu- rellement infirmes, cachectiques, mal conftitués, donne toujours une jufte raifon de craindre quelque accident dangereux, quoique différent fuivant le différent état des malades.

Ainfi, dans l'ufage des frictions légeres, la foibleffe des malades oc- cafionne quelquefois les mêmes acci- dens qui arrivent dans les frictions fortes, par l'activité du Mercure : il eft vrai qu'ordinairement ils font un peu moins fâcheux ; mais cela n'em- pêche pas qu'il n'y faille employer les mêmes remédes. On les trouvera au *Chapitre précédent*, §. II.

IV. Il eft rare que dans cette efpéce de traitement, les ulcères de la bou- che creufent fort avant, & encore plus rare qu'ils deviennent malins, opiniâtres, rebelles : l'un & l'autre néanmoins peut arriver par la négli- gence des Médecins; & alors on eft

Les ulcères de la bouche deviennent profonds & malins, fi on les néglige.

menacé de plusieurs accidens, qui, par rapport à leur nature, leur cause & leur danger, sont absolument semblables à ceux qui ont été expliqués dans le *Chapitre précédent*, §. III, & demandent les mêmes remédes.

§. II.

Des accidens qui sont comme propres a cette Méthode.

Frictions mercurielles sans succès. Après avoir traité en peu de mots des accidens communs aux deux méthodes, mais cependant plus modérés & plus rares dans les frictions légeres, l'ordre demande que nous parlions maintenant, avec un peu plus d'étendue, d'un autre accident malheureux, qui, quoique commun aux deux méthodes, se rencontre néanmoins plus particuliérement & plus souvent dans la méthode des frictions légeres. C'est de ne point détruire le Virus & de ne point guérir le mal radicalement, ou, comme on parle ordinairement, de *manquer* le malade. Cet accident demande une attention sérieuse ; & , à l'exception de ceux qui mettent la vie du malade en danger, je n'en connois point de plus fâcheux, parce que la maladie n'étant pas guérie comme il faut, & n'ayant fait que disparoître pour peu de tems, elle se renouvelle ensuite avec plus de fureur.

Ce n'est pas une chose nouvelle, de voir les frictions, même fortes, n'avoir pas le succès qu'on en attendoit : mais cependant le cas est assez rare, & n'arrive presque jamais, si ce n'est lorsqu'on abrége trop le traitement, par une précipitation imprudente, ou à cause des accidens fâcheux qui surviennent ; &, dans ces cas, on ne sauroit guère ignorer la cause du mauvais succès ni la façon d'y remédier. Mais ce malheur est très-ordinaire dans l'usage des frictions légeres ; &, ce qu'il y a de plus surprenant, c'est qu'il arrive même, lorsque tout paroît avoir été administré dans les regles, & après avoir fait durer le traitement assez long-tems, de sorte que le plus souvent on ne voit pas bien en quoi l'on a manqué, & qu'il est assez difficile de pouvoir éviter une autre fois la même faute, ou d'y apporter reméde.

C'est pourquoi, il est essentiel de

découvrir les caufes fecrettes qui rendent cette méthode fi fouvent infructueufe, & d'indiquer en même tems les mefures néceffaires pour éviter dans la fuite un pareil malheur. Si l'on pouvoit y réuffir, la méthode des frictions légeres, que tout le monde regarde comme plus douce, plus commode & moins dangereufe, fe trouveroit à couvert du reproche d'inefficacité, qui la décrédite, & elle pourroit être employée toujours avec confiance; ce qui feroit très-commode, & très-avantageux pour les malades. Mais comme cette queftion eft obfcure & difficile, il eft befoin, pour la faire entendre, de reprendre les chofes d'un peu plus loin.

La raifon & l'expérience font voir que tout effet dépend d'une caufe déterminée, qui doit avoir un certain degré de force, & qui demande un certain efpace de tems pour pouvoir opérer. C'eft ainfi, pour n'employer que des exemples communs, que la cire ne fe fond que par une chaleur portée à un certain degré, & appliquée pendant un certain tems. C'eft ainfi que l'eau ne fe gèle qu'à un certain degré de froid, & à un degré de froid qui agisse pendant un certain tems. Il est absolument impossible que la cire se fonde, ou que l'eau se gèle, à moins que les causes qui produisent ces effets, n'aient un degré de force, qui leur soit proportionné , & qui opere aussi long-tems qu'il est nécessaire.

Il en est de même de la destruction du Virus. De quelque maniere qu'elle se fasse, 1°. il faut dans le Mercure un certain degré de force & d'activité : 2°. il faut qu'il agisse sur le Virus durant un certain espace de tems. Si l'une ou l'autre de ces deux conditions manque, on n'obtient rien, & on ne doit jamais espérer l'extirpation du Virus, toutes les fois que la cause qui doit l'opérer , sera trop foible, ou n'aura qu'une action trop courte.

Ces deux conditions sont nécessaires dans le Mercure , pour qu'il produise son effet.

Or', comme le Mercure est un corps homogène ; c'est-à dire, composé de parties très-semblables & très-simples, qui ne reçoivent dans le sang aucun changement qui puisse altérer leur efficacité , il est clair que le degré de force & d'activité dont le Mercure a besoin pour détruire le levain Vérolique , dépend de la seule quantié de Mercure qu'on employe. Ainsi , pour guérir radicalement la Vérole, il eſt néceſſaire 1°. d'introduire dans le ſang une certaine quantité de Mercure; 2°. de l'y faire ſéjourner un tems ſuffiſant.

Deux regles dans l'adminiſtration du Mercure. 1. Employer une certaine doſe de Mercure. 2. L'employer durant un certain tems.

Voilà donc deux regles qu'on doit toujours obſerver dans l'adminiſtration du Mercure, ſi l'on veut qu'il réuſſiſſe : la *premiere*, que la quantité de Mercure requiſe pour la parfaite guériſon, agiſſe ſur le ſang, & agiſſe avec une force capable de produire cet effet : la *ſeconde*, que cette action du Mercure ſur le ſang, & l'altération qu'elle y cauſe, ſoient continuées ſur le même pied auſſi long-tems qu'il eſt beſoin ; c'eſt à-dire, juſqu'à ce que le Mercure ait pénétré toute la maſſe du ſang, qu'il ait parcouru tous les vaiſſeaux & tous leurs recoins, afin qu'il ne reſte aucun endroit où le foyer du Mal puiſſe ſe tenir caché pour produire une rechûte.

Fautes contre ces deux regles.

On pèche contre la premiere regle, lorſqu'on adminiſtre le Mercure en trop petites doſes, & qu'on donne des frictions trop éloignées ; car de cette maniere, on ne fait point entrer dans le ſang une aſſez grande quantité de Mercure pour la guériſon par-

faite. On pèche contre la feconde ,
lorfque finit trop tôt le traitement ;
d'où il arrive que l'altération caufée
dans le fang , ne dure pas affez pour
qu'il en réfulte une guérifon entiere
& abfolue.

Ces deux fortes de fautes ne font *Malheurs qui en réfultent.* que trop fréquentes dans la méthode
des frictions légeres. De-là viennent
ces cures manquées, qui, à la vérité,
adouciffent la violence des fymptômes & diminuent le Mal ; mais qui
n'en détruifent pas le foyer , & par
conféquent ne guériffent pas la maladie radicalement. De-là , ces gué-
rifons trompeufes , encore pires que
les cures manquées , qui diffipent pour
quelque tems les fymptômes ; & qui
rempliffent par ce moyen les malades d'une fauffe confiance ; mais qui
ne tardent guère à aboutir à des re-
chûtes ordinairement plus fâcheufes
que la maladie qui avoit précédé.

Je n'ignore pas ce qui engage dans *Raifons pour appuyer la méthode que nous con-damnons.* l'erreur ceux qui font un fi mauvais
ufage du Mercure, & je connois les
illufions qu'ils fe font pour s'autorifer
à adminiftrer le Mercure en fi petite
quantité , & pour y employer fi peu
de tems.

Premiere rai-
fon.

Quant au premier article, voici fur quoi ils fe fondent. Trois onces d'onguent mercuriel, adminiftrées en trois frictions dans l'efpace de cinq jours, guériffent ordinairement la Vérole d'une maniere radicale. Donc pareille quantité d'onguent, partagée en huit frictions dans l'efpace de vingt-deux jours, opérera le même effet auffi facilement & auffi fûrement.

Seconde rai-
fon.

Quant au fecond article, voici comment ils fe font illufion. Il eft certain (difent-ils) que tout le fang circule par tout le corps plufieurs fois dans une heure. Les parties mercurielles peuvent donc fe mêler promptement avec le fang, parcourir plufieurs fois, dans chaque heure, tous les vaiffeaux du corps, & attaquer efficacement la caufe du Mal, quelque part qu'elle foit cachée, & par conféquent la détruire en moins de tems qu'on ne s'imagine.

Réponfe à
la premiere
raifon.

Mais ces deux raifonnemens font également faux. Pour ce qui eft du premier article, nous n'accordons point que trois onces d'onguent fuffifent toujours pour guérir la Vérole, ni que tous les partifans des frictions légeres employent toujours cette quan-

tité. Ce font-là deux propofitions
avancées fans fondement : ainfi , la
conféquence qu'on en tire , tombe
d'elle-même.

Cependant , quand nous admet-
trions ces deux propofitions , on n'en
pourroit rien conclure : car les cas
font fort différens ; 1°. les frictions
ne font pas adminiftrées de même ;
2°. l'intervalle entre les frictions eft
différent ; 3°. le Mercure ne féjourne
pas également dans le fang.

1°. *Les frictions ne font pas adminiftrées de même.* Lorfqu'en trois frictions on employe trois onces d'onguent , c'eft une once pour chaque
friction , & de cette once il peut entrer dans le fang environ demi-once
de Mercure. Au contraire , lorfque
de trois onces d'onguent on fait huit
frictions , on n'employe pas chaque
fois plus de trois gros d'onguent , &
il n'entre dans le fang qu'un gros &
demi tout au plus de Mercure ; par
conféquent la force que le Mercure
peut exercer dans le premier cas ,
eft à celle qu'il exerce dans le fecond , comme une demi-once eft à
un gros & demi , c'eft-à-dire, comme huit à trois.

2°. *L'intervalle entre les frictions est différent.* Dans le premier cas , les frictions se donnant de deux en deux jours, & l'intervalle n'allant pas au-delà de quarante-huit heures, il doit s'évaporer moins de Mercure de la friction précédente ; ainsi, il en restera davantage dans le sang , du produit de toutes les frictions. Au contraire, quand les frictions ne viennent que de trois en trois, ou de quatre en en quatre jours , les intervalles étant de soixante & douze , ou de quatre-vingt-seize heures , il doit se perdre bien plus de Mercure de la derniere friction ; ainsi , la quantité de Mercure qui reste dans le sang de toutes les frictions , sera d'autant moindre.

3°. *Le Mercure ne séjourne pas également dans le sang.* Dans le premier cas , le Mercure , en quelque quantité qu'on l'employe , se trouve, dès le cinquiéme jour , tout mêlé avec le sang ; ainsi il l'attaque avec toute la force dont il est capable , & travaille , au moins durant quinze ou vingt jours , à détruire le Virus. Au contraire, dans le second cas , la même quantité de Mercure , supposé qu'elle puisse jamais en ce cas se rencontrer à la fois dans le sang, (ce qui n'est nullement croyable, comme on l'a vu dans l'article précédent) n'y seroit réunie que le vingt-deuxiéme jour ; ainsi elle auroit à peine un jour, ou tout au plus trois, pour agir sur le sang avec toutes ses forces ramassées.

Concluons de-là que le Mercure, 1°. donné en moindres doses ; 2°. administré de plus loin en loin ; 3°. réuni plus tard dans le corps, exerce sur le sang, & sur le Virus mêlé avec le sang, une action beaucoup plus foible, que si les doses étoient plus grandes & plus fréquentes ; quand même on supposeroit d'ailleurs qu'il est employé en pareille quantité : ainsi croire que les deux méthodes peuvent également détruire la Vérole, c'est vouloir croire qu'une porte qui est renversée & brisée par les coups d'un puissant bélier, pourra l'être de même par les coups des morceaux de bois formés du débris du bélier, ou qu'une muraille qui est facilement abattue par un boulet de canon, le sera de même par un nombre de balles, qui toutes ensemble égaleront le poids du boulet de canon, & seront poussées chacune

avec la même force, mais succeſſive-
ment.

Pour ce qui eſt du ſecond article,
1°. nous avouons bien qu'en l'eſpace
d'une heure le ſang circule pluſieurs
fois dans le corps : mais cela n'eſt
vrai qu'à l'égard des gros vaiſſeaux ;
car à l'égard des plus petits, la circulation n'eſt ni auſſi prompte, ni auſſi
ſouvent réitérée. Il s'enſuit de-là que
le Mercure qui a été introduit par les
frictions, ſe diſtribue aſſez promptement dans les gros vaiſſeaux : mais il
ne s'enſuit pas qu'il doive ſe diſtribuer
avec une pareille vîteſſe dans les conduits extrêmement fins & entortillés
des glandes & des viſcères, où la prin-
cipale cauſe du Mal ſe tient can-
tonnée.

2°. Néanmoins, quand on accor-
deroit que le Mercure parcourt avec
une très-grande rapidité tous les vaiſſeaux du corps, même les plus petits, en pourroit-on jamais conclure
qu'il dût produire avec la même vîteſſe l'effet qu'on en attend ? Non,
aſſurément : car, pour guérir radicalement la Vérole, il faut que le Mercure pénétre toutes les gouttes du
ſang, & en chaſſe le Virus : il faut

qu'il parcoure tous les plus petits vaiffeaux des vifcères, des glandes & de
la moelle des os ; il faut enfin qu'à
force de paffer & repaffer plufieurs
fois, il brife & enléve les obftacles
qui peuvent fe rencontrer quelque
part que ce foit. Or, pour opérer
tous ces changemens, il faut un efpace
confidérable de tems ; & l'expérience
a montré que ce tems doit être ordinairement plus long qu'on ne s'ima-
gineroit d'abord.

Concluons donc, pour revenir à
notre premier fujet, que la façon d'adminiftrer le Mercure, & la durée du
tems qu'il faut y employer, ont des
bornes fixes & précifes. Si l'on s'y
tient exactement, le Mercure guérit
parfaitement la Vérole, & la guérit
de la maniere la moins fâcheufe pour
le malade. Si l'on va au-delà de ces
bornes, la guérifon réuffit encore ;
mais le malade fouffre davantage, &
fouvent même il eft en danger. Enfin, fi l'on ne va pas jufques-là, le
malade véritablement fouffre très-peu;
mais auffi il n'eft point guéri, ou ne
l'eft qu'imparfaitement.

L'effentiel eft de favoir quelle quantité de Mercure il faut employer, &
dans combien de tems.

Ainfi le point effentiel du traitement
mercuriel, confifte à déterminer pré-

ciſément la quantité de Mercure qu’on doit employer, & la meſure du tems qu’on doit mettre à l’adminiſtrer ; en ſorte que, d’un côté, la guériſon ſoit entiere & parfaite, & que, de l’autre, le traitement ſoit le moins fâcheux & le moins dangereux qu’il ſe puiſſe.

Mais rien n’eſt plus difficile à déterminer : car cette quantité de Mercure & cet eſpace de tems doivent néceſſairement varier ; ſuivant que le Mal eſt récent ou invétéré, qu’il eſt plus ou moins violent ; ſuivant la nature des parties affectées & l’eſpéce des vices qui les attaquent ; ſuivant le nombre & la violence des ſymptômes ; ſuivant l’âge, le ſexe, & l’état des malades. On ne ſauroit donc établir rien de certain ſur cette matiere par la raiſon ſeule, mais uniquement par l’expérience & par les effets. C’eſt pourquoi nous allons expoſer, en peu de mots, ce qu’un grand nombre d’expériences réitérées nous ont appris juſqu’à préſent de plus aſſuré ſur cet article, afin qu’on profite de nos découvertes, en attendant que d’autres donnent quelque choſe de mieux.

I. Il eſt certain, par l’expérience, que le Mercure eſt capable d’extirper

la

la Vérole, toutes les fois qu'il excite une falivation raifonnable. Ainfi, on doit travailler à procurer une faliva-tion de cette efpéce ; c'eft à-dire, qui ne foit point fubite, tumultueufe, exceffive ; comme dans les frictions trop fortes, où les malades rendent jufqu'à huit, neuf ou dix livres de baves en vingt-quatre heures ; où il arrive des tumeurs des glandes fali-vales, des inflammations du dedans de la bouche, & des ulcères nombreux & profonds aux joues, aux genci-ves, à la langue : mais qui foit douce, tranquille, modérée, facile à gouver-ner, avec peu ou point d'inflamma-tion dans la bouche, avec des ulcè-res fuperficiels & en petit nombre ; qui ne fourniffe qu'une, deux, ou tout au plus trois livres de falive en vingt-quatre heures.

Si-tôt donc qu'après les trois pre-mieres frictions, on aura reconnu ce que le Mercure peut opérer fur le fang du malade, il faut, dans le refte du traitement, fe conduire de façon que l'on ait enfin une falivation telle qu'on la defire ; foit en augmentant la dofe des frictions ; foit en dimi-nuant les intervalles ; foit en donnant

ployer affez de Mercure, pour exciter une douce fa-livation.

en même tems des frictions plus grandes & plus fréquentes. Alors, si le flux-de-bouche est modéré, on l'entretiendra : s'il est trop petit, on l'augmentera par de nouvelles frictions ; que s'il se trouvoit trop abondant, on le réprimera & on le réduira dans de justes bornes, suivant les regles de l'Art. Ainsi, comme l'étoile polaire dirige la route des navigateurs, de même la présence & le degré du flux-de-bouche doit toujours diriger le traitement mercuriel.

Par-là on peut juger de l'erreur de ceux qui croyent qu'en traitant la Vérole, on doit éviter la salivation comme pernicieuse, & qui, dans cette idée, ne donnent que de très-petites frictions & très-éloignées l'une de l'autre : ce qui aboutit à travailler inutilement, & à tromper les malades.

On ne sauroit excuser non plus la conduite de ceux qui, par des purgatifs placés mal-à-propos, empêchent ou diminuent la salivation déja établie ou prête à s'établir, & évacuent ou détournent ailleurs par cette méthode le Mercure, lorsqu'il agit le plus efficacement pour la guérison. Traiter ainsi des malades, c'est d'ordinaire se donner beaucoup de peine pour ne rien avancer. Je ne nie pourtant pas qu'on n'ait quelquefois guéri heureusement, sans aucun flux-de-bouche, des Véroles nouvelles, légeres, & dans des sujets qui étoient très-susceptibles de l'action du Mercure : mais on n'en doit pas conclure, qu'il faille bannir la salivation du traitement de toute espéce de Vérole ; parce qu'une chose auroit réussi fortuitement une ou deux fois, seroit-on en droit de la proposer pour exemple, & d'en faire une regle pour l'avenir, contre les lumieres de la raison ? Ne vaut-il pas mieux, pour aller à ses fins, prendre toujours les voies les plus sûres & les plus avantageuses qu'une observation constante ait pu nous découvrir ? Il me semble que la façon de raisonner de nos Adversaires, ressemble assez à celle d'un homme qui soutiendroit opiniâtrément, qu'on peut & qu'on doit aujourd'hui naviger, & naviger heureusement sans le secours de la boussole, parce qu'il sera arrivé quelquefois que les vents étant entiérement favorables, elle se sera trouvée inutile, ou parce que l'Histoire nous apprend que les Anciens, qui n'avoient pas la bouffole, n'ont pas laiffé quelquefois de faire des navigations affez heureufes.

Il faut de plus entretenir la falivation, jufqu'à ce que les fymptômes aient difparu.

II. Une autre regle du traitement confifte à ne point arrêter la falivation, que les fymptômes Véroliques n'aient difparu. C'eft-là la feule marque certaine par où l'on puiffe connoître fûrement, que l'infection du fang eft corrigée, le Virus détruit, & la caufe du mal anéantie.

C'eft donc une erreur de mefurer & de régler la longueur du traitement, par le feul nombre des jours, & non par la ceffation des fymptômes. En effet, le degré de la maladie & l'état du fang n'étant jamais abfolument les mêmes dans les divers fujets, rien n'eft plus mal entendu que de traiter tous les malades par la même méthode, &, pour m'exprimer ainfi, *de les chauffer tous au même point,* comme difoit autrefois GALIEN (*a*), en parlant de certains Médecins ignorans, qui, fans avoir égard à la différence des tempéramens, donnoient à tous les malades les mêmes remédes.

Cependant je ne prétends pas qu'on

______

(*a*) *Méthode de guérir, Liv. IX, Chap. 16.*

s'avife d'attendre que tous les fymptômes Véroliques aient difparu. C'eft
un bonheur qu'il ne faut pas toujours
efpérer ; d'autant que ces fymptômes
ne font pas tous de la même nature,
ni produits de la même façon. Les uns
dépendent du Virus comme caufe *con-
tinente*, & doivent néceffairement
ceffer lorfque cette caufe eft emportée, c'eft-à-dire, lorfque le Virus eft
détruit : de ce nombre font tous ceux
qui naiffent du fimple vice des fluides, ou tout au plus du fimple éré-
thifme des folides, fans aucune autre
léfion. Les autres dépendent du Virus
comme caufe fimplement *conjointe*, &
peuvent par conféquent fubfifter lors
même que le Virus eft détruit, quoique ce foit le Virus qui les ait produits : de cette efpéce font tous ceux
qui viennent de la corruption des folides, quelle qu'elle foit. Ce que nous
venons de dire, montre affez qu'il
faut faire une exacte diftinction entre
ces divers genres de fymptômes, &
prendre bien garde à ne pas porter de
tous indifféremment le même jugement. Mais cette matiere fera traitée
plus au long dans les Chapitres qui
fuivent.

O iij

CHAPITRE X.

*Des Maladies qui restent après l'usage
des frictions mercurielles, mais qui
sont guérissables.*

La trop gran-
de défiance
des frictions,
& la trop
grande con-
fiance aux
frictions, sont
également
blâmables.

COMME il y a des gens qui ont
de l'aversion sans raison pour les frictions mercurielles , il y en a d'autres au contraire qui s'y confient trop.
Les premiers craignent tout du Mercure, qu'ils regardent comme un reméde infidèle & dangereux. Les se-
conds en espérent tout ; c'est pour
eux une médecine infaillible & universelle ; & , s'ils ne portent pas la
prévention jusqu'à s'imaginer qu'il les
rajeunira , comme les Poëtes ont feint
que le vieux ÆSON fut rajeuni par les
enchantemens de MÉDÉE , du moins
se flattent-ils de recouvrer, par son
moyen, une santé parfaite , & telle
qu'ils l'avoient autrefois avant que
d'être attaqués de la Vérole. Mais ces
deux extrémités contraires sont également blâmables. Les uns ont tort
de se trop défier du Mercure , dont
l'usage légitime est sûr & exempt de

danger, ainſi que nous l'avons prouvé
ci deſſus au Liv. II, Chap. XI, XII
& XIII. Les autres ont tort auſſi de
s'y trop confier : car , quoique le
Mercure ſoit un reméde très-ſalutaire
& très-efficace, il ne s'enſuit pas qu'il
détruiſe toujours tous les ſymptômes
Véroliques, comme nous le prouverons
dans la ſuite.

On a vu au Chapitre V , §. I de
ce Livre , qu'il y a trois eſpéces de
Vérole. La premiere , où le Virus eſt
peu abondant , foible & récent , &
n'infecte que certaines humeurs , tantôt plus , tantôt moins , ſans s'attaquer aux parties ſolides : la ſeconde
& la troiſiéme , où le Virus abondant,
âcre , augmenté & multiplié par la
longueur du tems , pénétre dans les
différens organes du corps , altere pluſieurs parties ſolides , & y cauſe différens vices , comme des phlogoſes ,
des inflammations , des engorgemens,
des bouffiſſures , des tumeurs gommeuſes , des skirrhes , des éroſions ,
des ulcérations, des caries , &c.

Deux prin-cipales eſpé-ces de Véro-les ; l'une qui attaque les fluides ; & l'autre , les ſolides.

Les frictions mercurielles légitimes guériſſent parfaitement la premiere eſpéce de Vérole ; & on ne
doit point en être ſurpris : car, comme

La premiere eſpéce ſe gué-rit entiére-ment par les frictions mer-curielles.

le Virus n'eſt que dans les fluides, & qu'il n'a point encore altéré les ſolides, on conçoit aiſément que ſi l'on peut en nettoyer le ſang & les autres humeurs , il n'en demeurera pas la moindre trace , & que ce Mal ſera radicalement guéri : & c'eſt ce que l'expérience confirme. Il eſt vrai que le Mercure , en fondant & en atténuant le ſang & les autres humeurs , cauſe aſſez ſouvent une certaine âcreté : mais cette âcreté eſt ordinairement aſſez légere , & peut être facilement corrigée par le régime humectant & rafraîchiſſant , ou , s'il eſt néceſſaire , par l'uſage du lait.

Mais il arrive rarement , ou plutôt il n'arrive jamais , que les deux autres eſpéces de Vérole ſoient auſſi heureuſement guéries : car , quoique le Virus , qui infectoit les humeurs , ait cédé au reméde , les vices que le mal a cauſés dans les ſolides , ne laiſſent pas de ſubſiſter le plus ſouvent ; & tant qu'ils ſubſiſtent , ils ne ſauroient manquer d'entretenir & de perpétuer pluſieurs des Maladies Vénériennes précédentes. Auſſi arrive-t-il ſouvent que ceux qui ont une Vérole invétérée & fixée depuis long-tems dans les solides, & qui se flattent d'une guérison pleine & entiere, se trouvent ordinairement loin de compte, & ont le chagrin de se voir déchus de leurs espérances.

Or, entre les vices que le Virus laisse dans les parties solides, quoiqu'il soit détruit, les uns peuvent être corrigés par l'Art & par les remédes; & de-là viennent les maladies qui restent après la Vérole, mais qui sont guérissables : les autres sont absolument sans remédes ; & de-là naissent les maladies qui subsistent après la Vérole, & qui sont incurables.

Entre ces vices, les uns causent des maladies guérissables ; les autres des maladies incurables.

Nous parlerons des premieres dans ce Chapitre , & des autres dans le Chapitre suivant.

Ce qui m'engage à traiter cette matiere avec exactitude, c'est que je sais combien il importe, dans la cure de la Vérole, de savoir au juste le jugement qu'on doit porter , & le prognostic qu'on doit faire de chaque symptôme de la maladie , avant que d'employer les frictions mercurielles : car , comme dit Celse (a) , *il faut qu'un Médecin sache d'avance quelles*

Nécessité de distinguer ces deux genres de maladies.

(a) *De Medicinâ, Lib.* v *, Cap.* 26 *, Art.* 1.

font les maladies où il n'y a point de remède ; quelles font celles qu'on guérit difficilement, & celles qu'on guérit aifément : car il eft de la prudence, de ne point entreprendre de traiter un malade qu'on ne peut pas guérir, & de ne point s'expofer à fe voir accufé d'avoir tué les perfonnes que leur maladie feule enleve. Que s'il craint beaucoup pour celui qu'il traite, fans néanmoins en défefpérer abfolument, il doit avertir les parens du danger où il le trouve, afin que, s'il venoit à mourir, on ne l'accufât pas d'ignorance ou de tromperie. Voilà (ajoute Celse) comment fe doit conduire un homme fage. Il n'appartient qu'à un Charlatan de groffir les moindres maux, pour faire valoir la guérifon.

Au refte, en expliquant (foit dans ce Chapitre, foit dans le fuivant) les maladies de l'une & de l'autre efpéce, qui ont coutume de refter après les frictions légitimement adminiftrées, nous parlerons d'abord de celles qui fe rencontrent plus fouvent, & enfuite de celles qui font moins ordinaires.

§. I.

GONORRHÉE.

La Gonorrhée, tant celle qui eſt accompagnée de phlogoſe, & cauſée par une contagion récente, que celle qui eſt ancienne, & qui a déja dégénéré en flux habituel de ſemence, ſubſiſte ordinairement après les frictions mercurielles les plus régulieres. Il eſt vrai qu'au lieu d'être virulente, comme avant les frictions, elle eſt une Gonorrhée ſimple & ſans Virus, & ne ſauroit plus ſe communiquer. Dans les hommes elle retient le nom de Gonorrhée : mais dans les femmes on la confond ordinairement avec les fleurs-blanches ; nom ſpécieux, & dont le ſexe aime à ſe ſervir, pour cacher les reſtes d'une Gonorrhée mal guérie.

La Gonorrhée, ſoit récente, ſoit habituelle, ſubſiſte après les frictions.

Nous avons vu ci-deſſus, au Liv. III, Chapitre I, §. II, que la Gonorrhée virulente & nouvelle dépend toujours d'une phlogoſe ou d'une inflammation ulcéreuſe, qui occupe, dans les hommes, l'urèthre, les glandes cellulaires qui s'ouvrent dans l'urèthre, les glandes de Cowper, les proſtates ou

Pourquoi celle qui eſt récente ?

les véſicules ſéminaires ; & dans les femmes , l'urèthre , les cellules qui s'ouvrent dans l'urèthre , les proſtates, les glandes de COWPER , ou les glandes botryformes , dont la face du vagin eſt tapiſſée. La phlogoſe & l'ulcération peuvent reſter quelque-tems dans quelqu'une de ces parties , ou dans pluſieurs à la fois , même après que le Mercure a détruit le Virus. Ainſi on ne doit pas être ſurpris qu'il reſte quelquefois , dans l'un & dans l'autre ſexe , après l'uſage même des frictions bien adminiſtrées , une Gonorrhée qu'on avoit contractée depuis peu.

Pourquoi celle qui eſt invétérée ? Nous avons vu de même, au Liv. III, Chapitre III , §. III , que la Gonorrhée ancienne, qui a dégénéré par négligence en flux habituel de ſemence , dépend , dans les hommes , ou de la dilatation ou du relâchement & de *l'atonie* des canaux excrétoires, par où les cellules de l'urèthre , les véſicules ſéminaires, les glandes de COWPER & les proſtates ſe dégorgent dans l'urèthre. Il en eſt de même dans les femmes , ſi au lieu des véſicules ſéminaires , qu'elles n'ont pas, on entend les véſicules ou glandes botry-

formes qui garniſſent l'intérieur du vagin. Or, il eſt viſible qu'après la guériſon de la Vérole, ces conduits excrétoires gardent le même diametre
& la même *atonie*. Donc la même Gonorrhée habituelle doit demeurer auſſi
dans l'un & dans l'autre ſexe.

Quoique ces deux eſpéces de Go- Toutes deux
norrhée n'aient pas été parfaitement ont éprouvé
guéries, elles n'ont pas laiſſé d'éprou- l'action du
ver l'action du Mercure, puiſqu'elles Mercure.
ont perdu leur premiere malignité :
car après l'uſage des frictions, elles
ne ſont plus entretenues par le Virus,
& n'en contiennent plus du tout ; elles
ne ſont plus virulentes, ni contagieu-
ſes ; mais ce ſont de ſimples écou-
lemens, qui ne ſont plus entretenus
par aucun mauvais levain, qui dépendent alors du ſimple vice des parties, & que la longueur du tems ,
avec un régime convenable, ſuffit
quelquefois pour guérir ; mais qui
pourroient devenir nuiſibles par leur
durée, & qu'il vaut mieux guérir par
l'uſage des remédes, tels que ceux
que nous avons déja propoſés au Livre III, Chap. I & III, & qui aient
la vertu : 1°. d'adoucir l'âcreté naturelle ou accidentelle du ſang & des

autres humeurs ; 2°. de nettoyer, de déterger & de mondifier les ulcères des parties affectées ; 3°. enfin, de rendre aux parties trop relâchées leur ancienne tension.

Maniere de les traiter. Ainsi, 1°. on fera prendre, durant quelque tems, une fois par jour le matin, ou deux fois le jour le matin & le soir, du lait d'ânesse, de chèvre ou de vache. Les deux premiers tout purs ; & le troisiéme, ou pur, ou coupé avec égale quantité de décoction d'orge, ou de chiendent, ou de racine de grande consoude, suivant la volonté du malade ou l'avis du Médecin.

2°. Le malade boira ensuite, le matin à jeun, durant quinze ou vingt jours, en observant le régime, trois ou quatre livres d'Eaux Minérales acidules, vitrioliques ou ferrugineuses, telles que les Eaux de Forges, de Caransac, de Capverd, de Passy, & autres semblables, qui sont assez communes par-tout, & principalement en France.

3°. On employera les remédes balsamiques, pour déterger & cicatriser les ulcères cachés de l'urèthre. Les meilleurs baumes sont ceux de Copahu

& de Canada. On peut donner de l'un
ou de l'autre, fix, huit, & même douze
gouttes, de deux en deux jours pendant une femaine ou deux, les réduifant en bol avec du fucre pulvérifé. Selon Frédéric Hoffmann (a),
*le fucre de Saturne diffous dans l'huile
de térébenthine, & digéré à une douce
chaleur de cendres, eft un remède excellent & prefque divin dans la Gonorrhée,
fur-tout fi l'on y joint un peu de camphre.* La dofe eft de quelques gouttes
dans un véhicule convenable.

4°. On prendra intérieurement de
légers aftringens, propres à deffécher
les endroits ulcérés, & à refferrer &
raffermir les parties trop relâchées :
tels font 1°. les infufions des feuilles
de menthe, de marrube, d'aigremoine,
de plantain, de rofes rouges, de bourfe-
à-berger, de fauge, de pilofelle, de
méliffe, de vigne, des tendrons de
vigne, ou des fommités de ronce, &c,
que l'on boit en façon de thé : 2°.
l'eau de menthe de Quercetan,
décrite dans fa *Pharmacopæa Dogmaticorum reftituta*, & fouvent recom-

---

(a) *Clavis Pharmaceutic.* Schorderian,
Lib. III, Cap. 13, §. 158.

mandée par RIVIERE (*a*) pour les Gonorrhées opiniâtres : (on en donnera la composition ci-deſſous au Chapitre XII) ou bien l'eau diſtillée des fruits de petit-houx, vantée par SAMUEL FORMY, Chirurgien de Montpellier (*b*). La doſe de chacune de ces eaux eſt de deux cuillerées, à jeun, pendant quelques jours : 3°. les opiates ou les bols avec le corail préparé, le cachou, les fleurs & l'écorce de grenade, le ſang-de-dragon, la terre-ſigillée, le bol d'arménie, la pierre hématite, l'alun, la corne de cerf brûlée, l'ivoire, l'os de ſéche, le camphre, le ſuc d'hypociſtis épaiſſi, le ſuccin pulvériſé, la poudre de couleur d'or, qui ſe trouve répandue ſur le dos des feuilles de ceterach, & & ſur-tout le ſafran de Mars aſtringent. La doſe de chacune de ces drogues, eſt depuis dix juſqu'à vingt grains. Les pilules de craie de PAULMIER ſont recommandées, pour le même uſage, dans la Pharmacopée de BATES, à la

---

(*a*) *Obſervat.* 25 & 36, *Centur.* 1. & *obſervat.* 30 & 74 ; *Centur.* 2.

(*b*) Dans la quarante ſeptiéme des obſervations communiquées à RIVIERE.

dose d'un ou deux scrupules chaque
fois : on en trouvera la dispensation
à la fin de ce Livre : 4°. les conser-
ves astringentes ; comme celles de
roses rouges, de coings, de fruits de
cynorrhodon, de feuilles de menthe,
ou de rue, de prunes sauvages, &
sur-tout de fruits de petit-houx, dont
la dose est depuis un gros jusqu'à deux,
si on les ordonne séparément.

5°. On peut encore se servir utilement de l'eau de RABEL, dont on
donnera la préparation ci-dessous au
Chapitre XII. Elle se mêle par gouttes, jusqu'à une agréable acidité, dans
une ou deux livres de tisane ordinaire, où l'on ajoute quelque syrop,
comme celui de capillaire ou de violettes, & que l'on fait boire par intervalles, durant quelques jours de suite,
le matin à jeun, & l'après-dînée, le
plus loin qu'on peut du repas. On peut
aussi faire avec l'eau de RABEL une
teinture d'ambre-gris, ou de myrrhe,
suivant la méthode qui sera décrite
au Chapitre XII, & donner, pendant
quelques jours de suite, six, huit, ou
dix gouttes de cette teinture, dans
un bol, ou dans un véhicule tel qu'on
voudra. J'ai appris d'un homme cé-

lébre, que depuis peu ce reméde avoit heureusement guéri une Gonorrhée habituelle, qui avoit résisté à tous les autres remédes.

6°. On fera , avec une petite seringue , des injections dans l'urèthre aux hommes , & dans le vagin aux femmes. La matiere de ces injections doit être une infusion ou une décoction des mêmes remédes astringens dans l'eau seconde de chaux ; ou bien une dissolution de la poudre styptique de VERNY , dont on trouvera la composition à la fin de ce Livre , ou de la pierre médicamenteuse de CROLLIUS. Mais ces remédes doivent être employés avec précaution & en petite quantité , de peur que , par leur acrimonie , ils ne causent une phlogose , ou qu'agissant tout-à-coup , & avec trop de force , ils ne resserrent excessivement les conduits excrétoires des prostates & des vésicules séminaires.

7°. Enfin , si le relâchement des parties est cause que les orifices des canaux séminaires étant trop dilatés , ne peuvent pas retenir la semence , & la laissent échapper goutte-à-goutte , il faudra , dans ce cas , essayer la dou-

che ou les bains des eaux Thermales,
comme de celles de Balaruc, de Bourbon, de Barèges, d'Aix-la-Chapelle, &c, qui ont une vertu merveil-
leuse pour fortifier le ressort des fibres.

8°. Je ne dois pas oublier de dire
que M. GARIDEL, Médecin d'Aix,
dans son *Histoire des Plantes d'Aix,
& de Provence, au mot* Cistus, *pag.
m.* 115, propose comme un reméde
spécifique, qu'il assure avoir éprouvé
plusieurs fois avec succès pour les
Gonorrhées opiniâtres, l'infusion suivante.

*Prenez des cantharides entieres, de-
mi-gros; de suc d'hypocistis épaissi, de
gomme ou d'extrait de Guaiac, de chacun un gros; de cochenille, une once.
Mettez le tout infuser pendant vingt-
quatre heures au bain-marie dans une
livre d'esprit de vin.*

*Gardez la colature pour vous en ser-
vir dans le besoin. Le malade en prendra deux fois par jour depuis demi-once
jusqu'à une once pour chaque prise, c'est-
à-dire, le matin à jeun, & le soir avant
que de se coucher, dans un verre de décoction de Guaiac.*

Cette infusion a beaucoup de rapport avec celle de LISTER, dont nous

avons parlé plus haut , tant pour la qualité , que pour le nombre des drogues ; mais elle en différe en ce qu'il y en entre moins , & que l'infusion se fait dans une plus grande quantité d'esprit-de-vin : d'où vient qu'il en résulte une infusion plus douce & moins ardente.

Cependant , je ne saurois guère m'empêchér d'en porter le même jugement que de l'infusion de Lister. Si je n'ai pas le don d'être plus avisé qu'un autre ; je puis me flatter d'être naturellement réservé en fait de remédes. J'avoue donc qu'appréhendant les suites d'un reméde si échauffant , je n'ai jamais pu me résoudre à l'ordonner, d'autant qu'on en a assez d'autres qui sont & plus sûrs & aussi efficaces. Je ne disconviens pas que M. Garidel ne fût un homme de probité & véridique ; mais on doit convenir aussi que ce n'étoit pas un grand Praticien. Voilà pourquoi je laisse à d'autres qui auront plus de confiance en ses observations , à essayer son reméde , pourvu que ce soit avec les précautions qu'un Médecin sage doit toujours apporter en pareil cas ; c'est-à-dire , à petite dose & de loin en loin. C'est le moyen de s'assurer de l'efficacité d'un reméde , & d'être à portée de remédier aux accidens qui pourroient survenir. Quand une fois on aura fait l'expérience , on verra pour lors si l'on peut s'en servir en toute sûreté.

§. I I.

POIREAUX VÉNÉRIENS.

Les poireaux Vénériens qui ont leur siége dans les parties naturelles , qui sont nouveaux , petits & mollasses , séchent & tombent quelquefois d'eux-mêmes , après que le Virus Vérolique a été détruit par les frictions mercurielles. Mais d'autres fois aussi , & principalement quand ils sont gros , durs & profondément enracinés , on les voit subsister en entier , même après les frictions les mieux administrées , parce qu'ils continuent de recevoir , par leur pédicule , la nourriture qui doit les entretenir , de la même façon que les autres verrues du corps qui ne sont pas Vénériennes , ont accoutumé de la recevoir.

Les poireaux vénériens restent quelquefois après les frictions , & pourquoi ?

Il n'est pas difficile de juger de ce que doivent devenir les poireaux , lorsque le traitement mercuriel est sur

Leur cure.

sa fin. Et alors, s'ils paroissent dispo-
sés à tomber d'eux-mêmes, il faut
les abandonner aux forces de la Nature & à l'efficacité du reméde. Si-
non, voici ce qu'il faut faire : 1°. il
faut les couper avec la pointe des ciseaux, le plus près de la peau qu'il
sera possible; & si la base en est molle,
il faut y appliquer un emplâtre de fait
de parties égales d'emplâtre de Vigo
au quadruple de Mercure, & d'emplâtre de diachylon avec les gommes,
afin d'exciter une douce suppuration,
& une entiere fonte des callosités qui
pourroient se trouver à la base des
poireaux, avant que de laisser former
la cicatrice.

2°. Mais si la base est dure, &
garnie de beaucoup de callosités dures & profondes, il faut alors (comme on l'a déja dit ci-dessus au Liv. III,
Chapitre IX) faire de temps en temps
des frictions légeres aux environs, &
panser la plaie avec de l'onguent *ba-
silicum* chargé de précipité-rouge,
afin d'emporter peu-à-peu ces callosités, par l'érosion ou par la résolution, de ramollir par-là les bords des
ulcères, & de les mettre en état de
se cicatriser sans crainte de retour.

3°. On pourra même employer, si on le juge à propos, des corrofifs plus efficaces, tels que ceux qui ont été propofés dans l'endroit qu'on vient de citer ; mais il arrive rarement, ou il n'arrive prefque jamais qu'on en ait befoin lorfque les frictions ont été adminiftrées d'une maniere convenable, parce qu'alors elles ont déja détruit la plupart des callofités.

§. III.

PHIMOSIS ET PARAPHIMOSIS HABITUELS.

Les hommes qui ont eu le gland oule prépuce enflé par des chancres, & qui en conféquence ont eu un phimofis ou un paraphimofis, gardent quelquefois, après la guérifon des chancres, & même après la deftruction du Virus par le Mercure, un phimofis ou un paraphimofis habituel, qui empéche de découvrir ou de recouvrir le gland. Ces accidens arrivent fouvent lorfque la tumeur du prépuce a été skirrheufe & de longue durée, & que les fibres de cette partie étant refferrées ou ridées, fe font engorgées d'une lymphe fi fort endurcie , qu'elle a réfifté à l'action du Mercure.

Il arrive auffi quelquefois dans les femmes une maladie de même genre, tant par rapport à fa nature que par rapport à fa caufe ; c'eft-à-dire, un refferrement fâcheux de la vulve , & fur-tout de l'entrée du vagin, ou une efpéce de phimofis habituel , qui vient ou du refferrement ou de la réunion des parties. Ces deux caufes font ordinaires dans les femmes qui ont eu, à la vulve & à l'entrée du vagin , des chancres profonds, calleux & en grand nombre : & il eft rare que ni l'une ni l'autre céde à l'action du Mercure.

Les deux maladies dont on vient de parler, n'ont rien de bien fâcheux, ni dans les hommes , ni dans les femmes , & on peut les fupporter fans peine, parce qu'elles font fans aucun danger , & qu'elles ne font guère incommodes. Cependant , comme elles nuifent à la génération , il faudra fe conduire de la maniere qui fuit , fi l'on veut y remédier.

1°. On fera une décoction mucilagineufe & émolliente, avec les racines de guimauve & de nénuphar, les oignons de lys , les feuilles de branc-

branc-urfine & de mauve, les graines de lin, de *pfyllium*, &c. On fera tremper toute la verge, pendant une ou deux heures, deux fois par jour, dans cette décoction tiéde; &, le refte du jour, on couvrira le gland d'un cataplafme fait avec la pulpe des racines, des feuilles & des graines qui auront fervi pour la décoction; ou du moins on le fomentera avec des linges trempés dans cette liqueur tiéde, qu'on renouvellera fouvent. Il faudra même, dans le phimofis, feringuer de la même décoction fous le prépuce, & introduire dans l'ouverture qui eft au bout, un petit plumaceau ou une éponge fine imbibée de cette liqueur, afin que cette décoction puiffe, par ces moyens, pénétrer profondément, continuellement & de tous côtés les fibres ridées du prépuce, & par-là les ramollir & les relâcher.

2°. Pareillement, dans les femmes, on doit fomenter fouvent dans la journée, avec cette même décoction, la vulve & l'entrée du vagin, & introduire dans le vagin, de la pulpe des plantes & des graines dont on fait la décoction, enveloppée d'un linge en forme de peffaire; ou, ce qui eft ordinairement plus commode, introduire un peſſaire de linge, ou une éponge imbibée de cette liqueur émolliente, pour qu'elle humecte ſans ceſſe les parties qui ſont reſſerrées.

3°. Quand ces parties ſeront une fois ramollies, il faudra travailler doucement à les dilater, afin qu'elles reprennent peu-à-peu leur étendue naturelle. Ainſi, dans le paraphimoſis, ayant pris délicatement avec la main gauche, le prépuce, qui eſt repliſſé derriere la couronne du gland, on repouſſera doucement le gland en-arriere, tandis qu'on amenera le prépuce en-devant, & qu'on étendra peu-à-peu ſes plis. Dans le phimoſis, il faut dilater peu-à-peu l'ouverture que laiſſe le prépuce, & ſe ſervir pour cela du *ſpeculum ani*, dont on introduit d'abord le bout fermé, & qu'on ouvre enſuite peu-à-peu. Enfin, dans les femmes on employera de même le *ſpeculum ani*, ou le *ſpeculum uteri*, pour dilater peu-à-peu l'étranglement de l'entrée du vagin. On aura ſoin de réitérer ces manœuvres pluſieurs fois, mais avec ménagement & précaution, juſqu'à ce que les parties alternativement ramollies & étendues, ayent recouvré infenfiblement leur premiere grandeur.

4°. Si ces moyens ne réuffiffent pas, il faudra en venir aux incifions. Ainfi dans le paraphimofis, on fera, des deux côtés du gland, une incifion affez profonde fur les plis du prépuce ; pour qu'ils puiffent, par ce moyen, s'étendre & recouvrir le gland; & dans le phimofis on fendra, des deux côtés, le bord du prépuce, jufqu'à ce qu'on puiffe librement découvrir le gland. On choifit ordinairement, pour faire ces incifions, les côtés de la verge, parce qu'on fait, par l'anatomie, que les vaiffeaux fanguins y font, & moins nombreux, & plus petits; ce qui rend l'hémorrhagie moins confidérable. Au refte, il faut panfer les plaies de ces incifions à la maniere ordinaire, d'abord avec le digeftif, & enfuite avec le baume d'Arcæus, prenant garde que la cicatrice qui s'y formera, ne refferre le prépuce, & n'empêche la liberté de fes mouvemens ; ce qui renouvelleroit le mal.

5°. Dans les femmes il n'eft pas poffible de faire d'opération, à moins qu'il ne paroiffe évidemment que le phimofis vient de la réunion des côtés du vagin ou de la vulve ; auquel cas on pourroit, fans danger, les féparer par une incifion. Hors de-là il faut s'en abftenir : car ce feroit une entreprife téméraire & dangereufe, que de couper en long les tuniques du vagin, qui font ridées & rétrécies. Sans compter qu'une pareille opéra-tion feroit le plus fouvent inutile, parce que la cicatrice qui réuniroit les lèvres de l'incifion, ne manque-roit prefque jamais de les refferrer de nouveau. Mais pourquoi fe tant ar-rêter fur ce fujet ? les femmes dont il s'agit ne fe fouviennent guère de nos confeils, & ne s'avifent pas d'avoir recours à nous : elles regardent cet accident comme une heureufe aven-ture, dont elles fe font honneur, & dont elles favent enfin fe faire gué-rir par quelque jeune homme péu ex-périmenté, qui fe félicite de cette bonne fortune.

§. IV.

CONDYLÔMES ET CRETES.

On ne doit pas s'attendre que les condylômes, les crétes, les fraifes, les meures, les fics, & les autres ex-croiffances de ce genre qui viennent

à l'anus ou aux parties de la génération, à la fuite d'un commerce avec
une perfonne gâtée, fe deffékent &
tombent d'elles-mêmes par l'ufage des
frictions Mercurielles, fi l'on fait attention aux racines groffes, larges &
& moëlleufes, qui leur fourniffent la
nourriture. C'eft pourquoi il faut les
couper le plus près de la peau qu'il
eft poffible, & cela fans différer, c'eft-
à-dire, vers la fin du traitement, fuppofé que les forces du malade le permettent, ou s'il eft trop foible, quelque tems après le traitement, quand
les forces lui feront revenues. S'il fe
rencontre des callofités à la bafe de
ces excroiffances, il faudra les détruire par le moyen des corrofifs, ou
du cautère actuel. Enfin, on fera fuppurer la plaie qui reftera après l'opération, on la détergera enfuite, & on
la cicatrifera, fuivant les regles de
l'Art, qui ont été propofées ci-deffus
au Livre III, Chapitre X.

ties naturel-
les, réfiftent
aux frictions,
& pourquoi?

Comment il
faut les trai-
ter.

§. V.

FISTULE A L'ANUS, ET FISTULE LACRYMALE.

On doit porter le même jugement
de la fiftule à l'anus qui vient de la

La fiftule à
l'anus réfifte
au Mercure,
& demande
l'opération.

Vérole. Elle eſt quelquefois cachée entre les fics ou les autres excroiſ-ſances de l'anus ; & quelquefois, ſans qu'il y ait d'excroiſſances, elle forme des claphers cachés : mais, dans l'un & dans l'autre cas, elle eſt également rebelle aux frictions Mercurielles, par-ce que le mal eſt entretenu par le pus ou par la ſanie qui rempliſſent les ſi-nus, & qui ne peuvent pas ſe vuider. Ainſi, l'opération eſt indiſpenſable-ment néceſſaire ; &, après avoir re-connu l'état du mal, on la fera ſur la fin du traitement, ou du moins lorſ-que le malade aura repris un peu de force après les frictions. Après avoir ouvert tous les ſinus, il faut avoir at-tention d'enlever les bords qui ſont pourris & ulcérés, & d'emporter avec la pointe des ciſeaux, les calloſités, s'il s'en rencontre, ou de les conſu-mer peu-à-peu par les corroſifs. Enfin, après avoir fait ſuppurer la plaie, après l'avoir détergée & mondifiée, on la cicatriſera. Sur quoi on peut conſulter les Auteurs qui ont écrit depuis peu ſur les Opérations de Chirurgie, ou, ſi l'on veut, la diſſertation que j'ai pu-bliée autrefois *ſur la fiſtule à l'anus.*

Ce qui vient d'être dit de la fiſtule

à l'anus, doit s'entendre pareillement de la fiftule lacrymale caufée par la Vérole, dont on ne doit point entreprendre la cure, jufqu'à ce que le Virus qui l'entretient, ait été détruit par les frictions.

Il en eft de même de la fiftule lacry-male.

§. VI.

DOULEURS DE RHUMATISME ET DE GOUTTE.

L'expérience fait voir que les douleurs de rhumatifme, de goutte, & de fciatique, lors même qu'elles paroiffent être le plus Véroliques, fubfiftent néanmoins pour l'ordinaire après les frictions Mercurielles les mieux adminiftrées, tandis que les autres fymptômes de la Vérole difparoiffent entiérement. On peut l'attribuer à trois caufes : 1°. à l'acrimonie que le fang a contractée par le mélange du Virus; d'où il arrive que la lymphe qui arrofe les parties tendineufes & fibreufes, fe trouve trop falée & trop âcre : 2°. à la trop grande vifcofité de la lymphe & du fang; ce qui rallentit leur circulation dans les vaiffeaux capillaires, & leur donne lieu d'y croupir : 3°. au relâchement que les fré-

Douleurs de rhumatifme & de goutte entretenues par trois caufes, malgré les frictions.

quens dépôts, qui ont précédé, ont causé aux fibres des ligamens, des tendons & des membranes des muscles : ce qui fait que la lymphe âcre & piquante croupit trop aisément dans ces parties.

Leur cure. Il suit de-là que pour adoucir, ou, ce qui seroit mieux, pour dissiper ces sortes de douleurs, il est nécessaire de remédier, d'un côté, aux vices du sang & de la lymphe ; & de l'autre, de corriger le relâchement des parties fibreuses & tendineuses.

Pour cet effet, 1°. après avoir employé les remédes généraux, on pourra se servir utilement, dans la constitution salée & muriatique du sang, 1°. de toute sorte de lait, comme d'ânesse, de chèvre, de vache, qu'on fera prendre une ou deux fois le jour, ou pour toute nourriture, pendant deux mois ou plus, pourvu que l'estomac soit en état de le digérer ; 2°. de bouillons de poulet ou de veau, avec les herbes tempérantes, telles que la chicorée sauvage, la bourrache, la scolopendre, la fumeterre, l'aigremoine, la pimprenelle, le cresson de fontaitaine, &c ; 3°. des Eaux Minérales acidules, prises durant plusieurs jours à la dose de deux, trois, ou quatre livres par jour.

2°. Dans la constitution trop visqueuse du sang, on employera 1°. les doux sudorifiques, propres à en atténuer les principes, & à faire sortir, par la voie des urines, ou de la transpiration, la trop grande quantité de sels dont il est chargé ; tels sont les décoctions & les bochets des bois, des écorces & des racines sudorifiques ; comme des bois de Guaiac & de Saffaffras ; de l'écorce de Guaiac ; des racines de Squine, de Salse-pareille, &c, dont on fera prendre deux ou trois verres par jour, pendant près de deux semaines : 2°. les bouillons de vipère ou de couleuvre, durant quinze ou vingt jours, avec un régime convenable.

3°. Si l'âcreté & la viscosité du sang se trouvent réunies à la fois, on sera obligé d'employer conjointement ou alternativement, les remédes qui viennent d'être proposés : *conjointement*, si on coupe le lait avec une décoction sudorifique, ou si le soir on donne un bouillon de vipère, & le matin du lait : *alternativement*, si l'on fait succéder tour à tour les dé-

P v

coctions fudorifiques ou les bouillons
de vipère au lait ou aux bouillons tempérans , & le lait ou les bouillons tempérans aux décoctions fudorifiques &
aux bouillons de vipère.

4°. Tandis qu'on met en ufage ces
remédes intérieurs , pour corriger les
vices du fang , il eft néceffaire , pour
fortifier le reffort des parties , d'employer extérieurement 1°. les frictions
féches , que l'on fait avec une flanelle
douce , jufqu'à ce que la peau devienne
rouge : 2°. les onctions de différentes
efpéces , avec les graiffes d'ours , de
bléreau , de vipère , de ferpent , d'homme , &c , avec les huiles de camomille , de laurier , d'aneth , de rue ,
de fcorpions de Matthiole , de petits chiens , de vers de terre , de noix-
mufcade , de brique , autrement dite
des Philofophes , &c ; avec le favon
dur & l'efprit-de-vin , ou l'eau vulnéraire , &c ; avec le baume tranquille ;
& avec je ne fais combien d'autres
drogues femblables : 3°. les exercices du corps , à jeun , jufqu'à une
légere moiteur : 4°. l'ufage ordinaire
d'une camifole de laine , qu'on porte
fur la peau , &c. Si tous ces remédes
font inutiles , il faudra avoir recours

à la douche & aux bains des Eaux Thermales, qui font, dans ce cas, une derniere reſſource preſque aſſurée.

5°. Au reſte, il faut examiner avec ſoin, ſi ces douleurs opiniâtres ne proviennent point d'un levain ſcorbutique : ce qu'on pourra conjecturer par les ulcères & la pourriture des gencives ; ou par les taches rouges, violettes ou noires, qui paroîtront aux jambes. Dans ce cas-là il faudroit inſiſter ſur les meilleurs remédes ſcorbutiques, dont on a déja parlé ci-deſſus au Chapitre VI, §. III, Article III, n°. V de ce Livre, ſans omettre pourtant ceux qu'on vient de propoſer.

§. VII.

Dartres et Gratelle.

On doit remédier à-peu-près de la même façon aux dartres, à la gratelle, & aux autres vices de la peau, lorſqu'ils perſiſtent après les frictions ; ce qui arrive ſouvent ; ou lorſqu'ils ſe renouvellent par intervalles ; ce qui eſt encore plus fréquent. Ces deux accidens, de même que les douleurs dont on vient de parler, dépendent

Dartres & gratelle.

1°. ou de *l'acreté* du sang , & par conséquent de l'humeur muqueuse & de l'humeur sébacée qui humectent continuellement la peau ; 2°. ou de la *viscosité* de ces mêmes humeurs, & sur-tout d'une viscosité jointe à l'âcreté ; 3°. ou de la *mollesse ulcéreuse* , tant des glandes du corps réticulaire , que de l'épiderme qui les couvre ; ce qui fait que ces parties se trouvant spongieuses s'imbibent aisément , comme une espéce de filtre , des sucs vicieux que le sang leur fournit.

Il s'ensuit de-là , que pour guérir radicalement ces maladies cutanées , il faut 1°. employer les mêmes remédes qu'on vient de proposer contre l'âcreté & la viscosité du sang & des humeurs que le sang fournit ; 2°. y joindre l'usage des remédes extérieurs dont on se sert contre les vices de la peau , en forme de linimens ; tels que les sucs tirés des racines de patience sauvage & de cyclamen , des feuilles d'armoise & de tabac ; l'eau de chaux ; l'eau sel , c'est-à-dire, l'eau saoulée de sel marin ; les huiles de papier, de froment brûlé, de tartre par défaillance ; la laine grasse ou l'œsype torréfiée jufqu'à noirceur, dans un pot bouché, enfuite pulvérifée & délayée dans l'eau-rofe, le précipité-rouge, ou le précipité-blanc, mêlé avec une pommade telle qu'on voudra, à la dofe qu'on jugera convenable ; l'eau phagédénique, &c. Il faut feulement obferver, que comme ces remédes ne font pas tous de la même force, ils doivent auffi être employés avec plus ou moins de précaution, felon leur activité.

§. VIII.

Gersures des mains.

Il eft très-rare que les Vérolés qui font riches, & qui fe tiennent propres, ayent des gerfures aux paumes des mains, & aux plantes des pieds ; car comme ils fe lavent fouvent, & qu'ils ne travaillent pas, ils ont la peau trop fine & trop douce pour qu'elle fe gerfe, fe fende ou fe crevaffe. Au contraire ce Mal eft affez ordinaire aux gens obligés à des travaux rudes & pénibles : car la peau du dedans des mains & du deffous des pieds devenant calleufe & fort féche, s'ouvre de foi-même ; ce qui forme des gerfures, qui s'augmentent chaque jour par l'abord d'une humeur virulente, qui s'y jette.

On les traite avec les mêmes remédes que les dartres.

Lorfqu'il arrive que ces gerfures fubfiftent après les frictions, il faut fe fervir, pour les guérir, des remédes qu'on a propofés contre les dartres, parce que ces deux maladies font de même nature, & viennent de la même caufe. On doit, entre ces remédes, donner la préférence aux préparations mercurielles mêlées avec quelque pommade, à une dofe plus ou moins grande, fuivant la qualité & le degré du Mal.

§. IX.

ULCERES OPINIATRES.

Ulcères opiniâtres, qui viennent de quatre caufes.

Les ulcères qui font produits, en divers endroits du corps, par des tumeurs gommeufes, des tubercules, des nodus & des ganglions abfcédés, & qui par conféquent naiffent d'une caufe Vénérienne, font ordinairement lents à fe cicatrifer, même après qu'on a employé les frictions Mercurielles; & s'ils font confidérables, ils ne fe cicatrifent le plus fouvent qu'au bout d'un tems affez long.

Cependant, pourvu que les bords de l'ulcère soient mols, sans être ni trop chauds, ni trop rouges, ni trop gonflés, pourvu que la chair qui vient au fond de l'ulcère, soit ferme, serrée, grenue, & de couleur de rose; enfin, pourvu que le pus qui coule de l'ulcère, soit en petite quantité, épais, égal, uniforme, blanc, & très-semblable à la lymphe qui nourrit les parties, on a lieu d'en attendre une guérison parfaite : car il est aisé de voir, par ces signes, que l'ulcère tend à se cicatriser, quoiqu'il faille quelque tems pour y parvenir ; mais on peut alors attendre sans inquiétude, parce qu'on peut attendre sans danger.

Que si, au contraire, l'état de l'ulcère étoit opposé, dans tous les points, à ce que nous venons de dire, ou du moins dans la plupart, en ce cas là le mal seroit fâcheux & la guérison très-difficile. Ces sortes d'ulcères malins & opiniâtres, qui subsistent après la destruction du Virus, reconnoissent ordinairement quatre causes : 1°. des sinus & des clapiers creusés dans les environs des ulcères, qui y versent continuellement un pus fétide : 2°. la carie de l'os qui est par-dessous, qui

fournit fans cesse une sérosité purulente : 3°. & 4°. un levain scorbutique ou écrouelleux dans le sang,
qui infecte à un tel point la lymphe
nourriciere, qu'au lieu de pouvoir cicatriser l'ulcère, elle contribue à l'a-
grandir, ou du moins à l'entretenir.

La premiere cause se reconnoît par
la tumeur, la douleur, la chaleur, la
rougeur, la rénitence des parties voisines de l'ulcère, par le pus ou la sérosité purulente qu'on en fait couler,
lorsqu'on presse cette partie ; enfin,
par l'introduction de la sonde, qui
étant portée dans le sinus, par l'ouverture qui se présente, en montre
la situation, la profondeur & la di-
rection.

La seconde cause est évidente,
quand l'ulcère demeure sans se cicatriser, quoique les bords n'en soient
ni gonflés, ni douloureux, ni rénitens ; quand le fond de l'ulcère se
remplit d'une chair spongieuse, molle,
qui tombe aisément en pourriture ;
quand il est continuellement inondé
d'une sérosité fétide, quelque soin
qu'on ait de le déterger ; enfin quand
on voit à l'œil, ou qu'on reconnoît
par la sonde, que l'os de dessous est

découvert, raboteux, inégal, troué, vermoulu, en un mot, carié.

La troisiéme & la quatriéme cause se manifestent par les signes qui indiquent un levain scorbutique ou écrouelleux. Les premiers sont la puanteur & la pourriture des gencives, ou les taches livides des jambes. Les autres sont la situation de l'ulcère dans une partie glanduleuse; le skirrhe qui occupe la base de l'ulcère; l'état des glandes voisines de l'ulcère, ou des glandes placées ailleurs, lorsqu'elles sont attaquées d'une semblable tumeur skirrheuse.

On traitera des trois dernieres de ces causes dans les *Articles* suivans. Il ne s'agit ici que de la premiere, c'est-à-dire, des sinus fistuleux.

Comment il faut remédier à la premiere de ces causes.

C'est un principe certain & indubitable en Chirurgie, que les plaies & les ulcères ne se guérissent jamais plus sûrement & plus promptement, le reste étant égal, que quand on les a mis entiérement à découvert par l'ouverture de leurs sinus; en sorte qu'il ne reste aucun recoin où le pus demeure caché, ni aucun endroit qui ne puisse aisément être amené à suppuration, être détergé, nettoyé & mondifié.

C'est pourquoi, 1°. si rien ne l'empêche, il faut ouvrir tous les sinus, quelque étendue qu'ils aient : on pourra se servir des ciseaux, si les sinus sont cutanés ; mais on employera le bistouri conduit par une sonde cannelée, qu'on aura introduite d'avance, si les sinus sont profonds : après quoi on emportera les bords de l'incision à droite & à gauche, afin de mettre le fond du mal à découvert, & de pouvoir le panser plus commodément.

2°. Cependant si un sinus étoit d'une telle longueur, qu'il s'étendît jusqu'au côté opposé, il vaudroit mieux, pour éviter une trop grande incision, faire une simple contr'ouverture : par-là le pus ayant deux issues, il seroit facile de mondifier & de déterger parfaitement l'ulcère, soit par des injections, soit par la simple introduction des médicamens convenables.

3°. Que si la situation de l'ulcère, ou la nature des parties voisines, ne permet ni l'une ni l'autre de ces opérations, du moins est-il nécessaire de dilater l'entrée du sinus, avec le bistouri ou avec les corrosifs, jusqu'à ce qu'on puisse aisément en voir & toucher le fond, & y appliquer les remédes nécessaires. Dans ce cas là, il faut faire le bandage & placer la partie malade de telle maniere, que le fond du sinus se trouve plus haut que la plaie, & que le pus ait la facilité de s'écouler par la déclivité du chemin, qu'on aura ménagée avec art.

4°. Après avoir mis les choses dans cet état, il ne reste plus qu'à procurer la suppuration de l'ulcère avec le digestif, ou simple, ou mêlé avec l'huile de mille-pertuis, & même avec la teinture de myrrhe, si le fond de l'ulcère est fétide, livide, noirâtre. On le détergera ensuite par des injections avec la décoction d'orge & le miel-rosat, la décoction d'aigremoine, de mille-pertuis, de bétoine, de bugle, &c; & on le pansera avec le baume d'Arcæus, où l'on pourra mêler un peu de baume vert de Metz, si les chairs poussoient trop. Que si on les trouve molles & fongueuses, on les réprimera en les saupoudrant d'alun brûlé, ou en les touchant légérement avec la pierre - infernale. Enfin, on procurera la cicatrice par le moyen de la charpie séche, du linge rapé,

de la poudre de térébenthine cuite,
ou des autres cicatrifans.

5°. Pendant l'ufage de ces remédes extérieurs, il faut employer en-
dedans les remédes propres à corriger les vices du fang, comme les tempérans & les adouciffans, dont on a
parlé ci-deffus dans ce Chapitre, §. VI.
On fe contentera de les employer feuls,
fi la conftitution du fang n'eft que falée & muriatique ; mais fi elle eft en
même temps âcre & vifqueufe, on
joindra les adouciffans avec les diaphorétiques & les atténuans, qu'on a con-
feillés au même endroit.

6°. On s'eft quelquefois très-bien
trouvé, dans ces ulcères malins qui
viennent originairement d'un levain
vérolique, de frotter de tems en tems
les bords & les environs avec de l'onguent mercuriel. Ce reméde fond les
callofités, s'il y en a, corrige les vices de la lymphe qui aborde à l'ulcère, & par-là fert à en ramollir les
bords, & à avancer la cicatrice.

7°. Enfin, dans les ulcères malins,
de même que dans les douleurs & les
dartres qui reftent après la guérifon
de la Vérole, il eft utile d'ouvrir des
cautères à la nuque du cou, à l'un

des bras, ou à l'une des jambes, pour évacuer une partie de la lymphe trop âcre qui est dans le sang, ou du moins pour la détourner de l'endroit affecté.

§. X.

Carie des Os.

La carie vérolique des os céde rarement d'elle-même aux frictions les mieux administrées : ce qui ne doit pas surprendre, puisqu'on ne sauroit la guérir qu'avec beaucoup de temps & de peine.

La carie des os & ses différentes espéces.

L'os carié est quelquefois entiérement dépouillé de la chair & du périoste, & paroît à la vuè ; d'autres fois il est couvert de chair, mais d'une chair mollasse, fongueuse, sanguinolente, qui est tantôt rouge, tantôt blanchâtre, tantôt livide, & qui ne tient point à l'os. La premiere sorte de carie s'appelle *carie manifeste* : la seconde, *carie cachée* ; mais qu'il est aisé de reconnoître, par la nature des chairs qui remplissent le fond de l'ulcère ; par la sérosité puante qui s'y ramasse ; enfin, par le secours de la sonde, qui fait connoître avec certitude que l'os est découvert, vermoulu & carié.

Chacun de ces deux genres de carie doit être encore foudivifé, dans la pratique, en deux efpéces : l'une, où la furface de l'os eft, à la vérité, dépouillée de fon périofte, féche, aride & incapable de recevoir le fang ni la lymphe nourriciere, mais où il ne paroît aucun figne d'érofion manifefte ; & celle-là s'appelle *defféchement d'os* : l'autre, où la furface de l'os eft raboteufe, rude, inégale, & même affez fouvent vermoulue, & où l'on voit par conféquent des marques certaines d'érofion, & celle-ci porte le nom de *carie proprement dite*. Ces deux efpéces de carie ne différent que par le tems. La premiere dépend d'une caufe plus récente, & qui a fait moins de ravage : la feconde, d'une caufe plus ancienne, qui en a fait davantage.

Remédes de la carie. 1°. Dans l'une & dans l'autre efpéce, fi l'endroit carié eft recouvert d'une chair à demi-pourrie, il faut l'emporter avec le biftouri, fi on le peut facilement, ou la détruire par des corrofifs, afin qu'on puiffe voir l'os à découvert, & y appliquer commodément les remédes.

2°. Dans la premiere efpéce de

carie, il suffit le plus souvent d'appliquer sur l'os, à chaque pansement, un plumasseau trempé dans l'eau-de-vie ou l'esprit-de-vin, dans la teinture de myrrhe, d'aloes, d'euphorbe, &c ; ou de le saupoudrer avec la poudre de racine d'Iris de Florence ou d'Euphorbe ; ou bien d'y verser de tems en tems quelques gouttes d'huile de Guaiac, ou, ce qui est encore plus efficace, quelques gouttes de dissolution de Mercure dans l'eau-forte.

3°. Dans la seconde espéce de carie, il est nécessaire d'appliquer le cautère actuel, afin de consumer la surface de l'os qui est cariée. Mais on doit alors avoir soin 1°. de garantir de l'impression du feu les bords de l'ulcère, en les couvrant auparavant de linges mouillés : 2°. de brûler un peu plus fortement le milieu de l'endroit carié, où la carie est la plus profonde, & de brûler plus foiblement la circonférence : 3°. de proportionner au degré de la Maladie la violence du cautère ; ce qui dépend, & du degré de chaleur, & de l'espace de tems qu'on tient appliqué le cautère actuel ; c'est-à-dire, qu'il faut

plus ou moins brûler, ſuivant la di-
verſe profondeur de la carie, ſuivant
qu'elle eſt plus ſéche ou plus humide,
ſuivant que l'os eſt plus ou moins
ſpongieux.

4°. La lame oſſeuſe qui étoit cariée, après avoir été deſſéchée par
les remédes ou par le feu, ſe ſépare
d'elle-même au bout de quelque tems;
ce qu'on appelle *s'exfolier* : voici de
quelle maniere nous croyons que cette
exfoliation doit ſe faire. Comme les
fibres de cette lame ſe ſont retirées
& reſſerrées, à force d'avoir été deſ-
ſéchées, cette lame, qui ſe trouve entiérement morte, ne jouit plus de la
circulation du ſang & de la lymphe,
qui continuent à circuler dans les lames inférieures qui ſont en vie. Ainſi
la lymphe nourriciere, qui aborde
ſans ceſſe, & qui ne peut pas aller
plus loin, eſt forcée de ſe ramaſſer
goutte-à-goutte ſous la lame cariée,
& d'y former peu-à-peu une chair ferme, ſerrée, grenue, blanche, qui
pullule de la ſurface de l'os ſain, &
qui y tient fortement. A meſure que
cette chair croît, la lame cariée ſe
ſépare inſenſiblement de celle qui eſt
deſſous; & cela avec d'autant plus
de

de facilité, que le defféchement de cette
lame lui faifant occuper moins d'efpace, elle ne remplit plus fi exactement la place où elle eft, de forte
qu'elle peut aifément en être détachée.

5°. Jufqu'à ce que l'exfoliatiqn foit
faite, il faut tenir affujettis les bords
de l'ulcère, pour empécher que le fond
ne fe rempliffe trop tôt. On y applique pour cela des plumaffeaux de charpie féche, ou, fi les chairs pouffent
encore trop, on couvre les plumaffeaux d'onguent brun, qui fe fait en
ajoutant au *bafilicum* une dofe de précipité-rouge, plus ou moins grande,
fuivant le befoin.

6°. Mais, dès que la lame cariée
eft une fois tombée, & qu'elle a fait
place aux chairs qui naiffent de l'os
fain, c'eft-à-dire, à des chairs capables de s'unir aux lèvres de l'ulcère,
on doit abandonner le refte à la Nature, en prenant garde feulement fi
les chairs étoient trop mollaffes, ou
fi elles croiffoient trop vîte, de les
réprimer par le moyen de l'alun brûlé,
de l'eau de chaux, de l'eau phagédénique, de l'onguent égyptiac, du
baume verd de Metz, du baume brun
dont on vient de parler, & d'autres

Tome IV.   Q

remédes d'une semblable qualité.

7°. Pendant le traitement, il faut, 1°. corriger les vices du sang, si on trouve qu'il y en ait, par les mêmes remédes dont on a fait mention plusieurs fois ci-dessus : 2°. nourrir légérement le malade, en ne lui donnant que des bouillons ou des panades claires, s'il a quelque peu de fièvre; & lui accordant des soupes, ou même du lait de vache, s'il est sans fièvre : 3°. ouvrir un ou deux cautères, pour évacuer une partie de la lymphe âcre du sang : 4°. employer tous les autres secours qui peuvent servir à la digestion des alimens, à la purification du sang, & à la tranquillité de l'esprit & du corps.

8°. Au reste, si la carie a pénétré dans les grands os, jusqu'à la moelle, il est non-seulement nécessaire de percer en plusieurs endroits avec un trépan l'os gâté, pour l'émincer; mais il faut même enlever l'entre-deux des trous, avec un ciseau qu'on frappe à coups de marteau de plomb, afin de procurer, par ce moyen, une issue facile & commode au pus & à la sanie renfermés dans l'os, & de pouvoir par-là faire des injections, &

introduire des médicamens propres à
nettoyer, déterger & mondifier la cavité de l'os. Mais en même tems il
faut avoir foin, tandis que la moëlle
fe guérit, de procurer l'exfoliation tout-
autour du trou de l'os, pour que rien
ne retarde la guérifon, que les chairs
qui croiffent de tous côtés, fe réuniffent enfemble, & que la cicatrice
avance également. Quant aux moyens
de rendre cette cicatrice ferme, ils
font les mêmes que ceux dont on a
parlé ci-deffus.

9°. Néanmoins fi la carie pénétre
fi avant dans la tête fpongieufe d'un
grand os, qu'il n'y ait aucune efpé-
rance d'exfoliation ; fi elle fait dans
l'intérieur de la moelle de l'os un
défordre incurable ; ou fi le malade
épuifé tombe dans l'amaigriffement &
la fièvre hectique, je ne crois pas
qu'on puiffe alors en entreprendre la
cure méthodique. Autrement ce feroit s'expofer non-feulement à décrier
la profeffion par une entreprife téméraire ; mais même à faire périr le malade dans les douleurs d'une mort
cruelle & prématurée. Mais je penfe
qu'il vaut mieux l'abandonner aux feules forces de la Nature, ou à une cure

purement palliative, afin de lui prolonger ſes jours, & de lui procurer une fin plus tranquille.

§. XI.

SCORBUT.

Le ſcorbut joint à la Vérole ne céde pas aux frictions.

Les frictions Mercurielles ne font aucun effet, ou en font peu ſur le ſcorbut & ſur les écrouelles, qui ſe trouvent quelquefois joints à la Vérole : car le Mercure n'eſt pas un reméde ſpécifique pour les levains qui cauſent ces deux Maladies. Ainſi elles ſubſiſtent après les frictions, & elles doivent être détruites par des remédes qui leur ſoient propres. Tout ce qu'on y a gagné, c'eſt qu'elles ſont devenues plus aiſées à guérir, par la guériſon de la Vérole, avec laquelle elles étoient compliquées.

Ces deux eſpéces de maladies ſont très-fâcheuſes, & preſque auſſi difficiles à guérir qu'à expliquer. C'eſt pourquoi on doit conſulter les Auteurs qui en ont écrit des Traités particuliers : car, comme le plan de cet Ouvrage ne permet pas de longues digreſſions, je crois que, ſans entrer dans aucun détail ſur la théorie, il ſuffira d'expoſer en peu de mots les remédes les plus approuvés pour la guériſon de ces maladies.

1°. Le ſcorbut eſt un mal qu'il eſt ordinairement impoſſible de guérir radicalement, du moins avec les remédes que la Médecine fournit aujourd'hui. Ainſi on peut bien le diminuer & le pallier ; mais il eſt rare qu'on le détruiſe jamais parfaitement, ſur-tout lorſqu'il s'eſt fortifié par la longueur du tems. On a déja propoſé ci-deſſus au Chapitre VI, §. III, n°. V de ce Livre, la méthode qui nous a paru la meilleure pour réprimer ce mal avant l'uſage des frictions, quand il ſe trouve compliqué avec la Vérole. La même méthode peut ſervir à le diminuer & à le guérir, s'il reparoît après les frictions : on peut par conſéquent conſulter l'endroit cité.

Par quels remédes il faut l'adoucir, ſi on ne peut le guérir.

2°. En général, il y a trois remédes, qui, dans le cas préſent, l'emportent ſur tous les autres.

Le premier eſt la *tiſane ſudorifique*, préparée à l'ordinaire avec la décoction des bois & des racines ſudorifiques ſans ſéné, ou avec un peu de ſéné ; mais où l'on fait bouillir la racine de raifort ſauvage, depuis demi-once jusqu'à une once pour chaque livre de décoction. On donne cette tisane deux fois le jour, le matin & le soir : il faut la continuer long-tems, parce qu'elle agit doucement, & qu'elle ne purge point, ou ne purge que très-peu.

Le second est le *lait de vache*, mêlé avec le suc dépuré de *cochléaria* ou de *becabunga*, & pris deux fois le jour le matin & le soir, depuis demi-livre jusqu'à une livre, durant plusieurs mois, & même pour toute nourriture, pourvu que l'estomac le soutienne.

Le troisiéme est un *julep* préparé avec les sucs dépurés des feuilles de *scordium*, d'*alliaire*, de *scorodonia* ou *sauge sauvage*, &c ; ou bien, si l'on ne peut pas avoir ces sucs, il sera préparé avec une forte décoction de ces mêmes plantes, depuis deux onces jusqu'à quatre ou six, où l'on fera infuser de l'écorce de canelle blanche ou de *cassia-lignea* ; & où l'on ajoutera une once de syrop de fumeterre, ou de celui des cinq racines. On donne ce julep de deux en deux jours, pendant deux semaines. Quoique les remédes qu'on vient de proposer, semblent se contrarier en quel-

que façon les uns les autres, il faut
néanmoins en user alternativement à
plusieurs reprises, jusqu'à ce que le Virus scorbutique ait été atténué par les
diaphorétiques, ou évacué par la transpi-
piration, les sueurs & les urines ; ou
bien qu'il soit empâté & adouci par
l'usage du lait.

§. XII.

ECROUELLES.

Les écrouelles ne sont guère moins
difficiles à guérir que le scorbut. Elles
dépendent d'une tumeur skirrheuse ou
presque skirrheuse des glandes lymphatiques ou conglobées : ainsi l'on
voit 1°. qu'elles ont pour cause une
lymphe épaissie, & qui séjourne dans
les canaux entrelassés de ces glandes :
2°. qu'on ne sauroit les emporter avec
succès, que par les remédes délayans,
fondans, atténuans, incisifs, apéritifs,
&c, capables de rendre à la lymphe
épaissie & arrétée, sa fluidité naturelle, & son premier mouvement.

Les écrouelles jointes à la Vérole, cédent rarement aux frictions.

Entre ces remédes on doit compter au premier rang, 1°. les bouillons des plantes apéritives, comme
des racines de chicorée-sauvage, de
petit-houx, d'arrête-bœuf, de char-

Elles exigent des remédes particuliers.

don-roland, & des feuilles de fcrofulaire, d'aigremoine, de creffon d'eau,
&c, avec le fel admirable de Glau-
ber, ou *l'arcanum duplicatum*, depuis un fcrupule jufqu'à un demi-gros.

2°. Le petit-lait dépuré, à la dofe
de demi-livre, où l'on fera infufer
trente cloportes pilées, & où l'on
ajoutera le tartre martial, depuis vingt
grains jufqu'à un fcrupule, ou les fleurs
antimoniales de Mars, depuis dix
grains jufqu'à quinze ; & deux onces
de fuc de fumeterre ou de fcrofulaire.

3°. Les Eaux Minérales ferrugineufes ; comme celles de Forges, de Pougues, de Paffy, de Spa, de Caranfac, &c, ou même les Eaux Thermales, pourvu qu'elles foient ful-
fureufes ; comme celles d'Encauffe,
de Vichy, de la Motte, de Bourbonne, d'Aix-la-Chapelle, &c.

4°. Diverfes préparations de mi-
néraux, qui ont une vertu apéritive
& incifive, comme les martiaux, les
mercuriels, les antimoniaux, &c,
dont on compofe des bols, des ta-
blettes, des pillules, en y joignant
des purgatifs à une dofe convenable.

5°. On peut ajouter aux remédes
qu'on vient de propofer, quelques

autres remédes qui ont mérité les élo-ges de quelques Praticiens habiles comme autant de spécifiques. C'est ainsi 1°. que Gabriel Falloppe vante la racine de petit-houx pulvé-risée, & prise dans du vin à la dose d'un gros, avec dix grains de pou-dre de racine d'iris, pendant quarante jours : 2°. qu'Arnaud de Ville-neuve loue (a), la racine de scro-fulaire en poudre, donnée à la dose d'un scrupule : 3°. que Robert Boyle approuve (b) la plante nommée *pa-ronychia folio turaceo*, ou *sedum tri-dactylites*, infusée dans de la petite-bierre, & prise durant quelques jours : 4°. que Zacutus Lusitanus re-commande (c) l'onguent fait avec la racine de bryone, dont on rappor-tera la formule ci-dessous au Chapi-tre XII de ce Livre. 5°. Enfin, que le commun des Médecins se servent de la décoction de l'éponge de mer, à la dose de quatre onces ; ou de la cendre de cette éponge brûlée

______

(a) *Praét. Medic. Lib. II, Cap. 5.*

(b) *De Utilitate Philosoph. Experiment. Part. 1, Seét. 2.*

(c) *Praxeos Medic. admirandæ, Lib. 1, Observat. 101.*

dans un pot fermé, à la dofe d'un demi-gros ; ou de la pierre qui fe trouve ordinairement dans la même éponge, réduite en poudre, & donnée dans un véhicule convenable, depuis un fcrupule jufqu'à un demi-gros, durant plufieurs jours. Mais j'avoue que je n'ai pas affez éprouvé ces remédes pour pouvoir en parler avec la même confiance.

6°. Il n'y a pas long-tems qu'on a beaucoup loué en France, & fur-tout à Paris, pour la guérifon des écrouelles, une préparation d'anti-moine, peu différente de l'antimoine diaphorétique, & qui eft connue fous le nom de *Poudre de Rotrou*, à caufe qu'on prétend qu'un certain Empiri-que nommé *Rotrou*, l'a employée le premier. On en trouvera la prépara-tion à la fin de ce *Livre*, avec la ma-niere dont il faut s'en fervir. Mais il eft bon d'avertir le Lecteur, que ce reméde, ainfi que la plupart des au-tres remédes qui obtiennent pendant quelque tems les plus grands éloges du Public crédule & prévenu, a plus de réputation que d'effet, comme je l'ai éprouvé plus d'une fois.

CHAPITRE XI.

Des Maladies presqu'incurables, qui restent quelquefois après les frictions Mercurielles.

LES maladies dont on vient de parler, sont toutes fâcheuses ; mais elles sont toutes guérissables. Celles dont il est question dans ce Chapitre, sont infiniment plus fâcheuses, en ce qu'elles sont la plupart incurables. Il est certain qu'elles doivent leur origine à la violence extrême du Virus, qui a altéré les parties solides d'une maniere irréparable. Mais il n'est pas moins certain, quelque grande qu'on veuille supposer la violence du Virus, que ces maladies n'arrivent jamais sans qu'il y ait beaucoup de la faute des malades, qui en négligeant de se faire traiter, donnent le tems au Virus de se fortifier, de pénétrer jusques dans la moelle des os, & de ravager l'intérieur des viscères. Ainsi les malades sont eux-mêmes les auteurs de leurs propres malheurs, & c'est par leur négligence, ou par leur imprudence,

Maladies incurables, qui suivent quelquefois la Vérole.

qu'ils s'attirent les plus grands maux : *par leur négligence*, quand ils différent mal-à-propos de paffer par le grand reméde, malgré les avis des Médecins qui les preffent de ne point différer un reméde néceffaire : *par leur imprudence*, lorfque fe laiffant abufer par des difcours & des promeffes magnifiques, ils fe confient à des Empiriques & à des Charlatans, dont les remédes peuvent bien peut-être affoiblir le Virus, mais ne fauroient jamais le détruire.

§. I.

TUMEURS DES TESTICULES.

Entre ces fortes de maux incurables, nous mettons d'abord toutes les tumeurs de tefticules, connues fous le nom de *hernies humorales*, comme le fpermatocèle, le farcocèle, l'hydrocèle, le pneumatocèle, le varicocèle, &c, dont on a parlé ci-deffus au Chapitre III, §. V.

Le fpermatocèle, qui eft comme le principe des autres hernies humorales, vient de deux caufes : 1°. du féjour de la femence dans les vaiffeaux fpermatiques des tefticules : ce qui

arrive lorſqu'une Gonorrhée qui coule , eſt arrêtée tout-à coup par une
injection aſtringente, par un excès de
vin , par l'exercice du cheval, par un
commerce avec des femmes , par la
fièvre, &c : 2°. de la congeſtion d'une
ſemence trop viſqueuſe, dont ces vaiſſeaux ſont engorgés ; ce qui arrive
lorſque le ſang eſt infecté d'un levain
Vérolique , qui cauſe dans la ſemence
un épaiſſiſſement vicieux.

La premiere eſpéce de ſpermato-
cèle, qui arrive ſouvent dans la Gonorrhée , eſt moins fâcheuſe , en ce
qu'elle ne dépend que d'une ſimple
ſtagnation ; auſſi dès qu'on rétablit le
flux de la Gonorrhée , en procurant
une iſſue à la ſemence qui ſéjournoit,
ſe diſſipe-t-elle ordinairement d'elle-
même. La ſeconde eſpéce eſt plus difficile à guérir : car , comme elle eſt
produite par la Vérole , la congeſtion
qui ne s'eſt faite que lentement, forme
une tumeur plus dure, & par conſéquent plus difficile à réſoudre.

Si ces deux ſortes de ſpermatocè-
les ont réſiſté aux frictions Mercurielles , on doit preſque les regarder comme incurables, puiſqu'on voit par expérience , que de toutes les humeurs

fujettes s'épaiſſir, la ſemence eſt celle qui ſe réſout avec le plus de difficulté ; & que d'ailleurs le Mercure n'ayant point eu d'effet , on ne ſauroit preſque trouver d'autre reméde plus capable de fondre les humeurs épaiſſies, & de leur rendre leur premiere fluidité.

Comment il faut les traiter , ſuppoſé qu'elles puiſſent être guéries.

Auſſi toute l'eſpérance qui reſte alors , conſiſte à pratiquer ce qui ſuit : 1°. on fera , pendant très-long-tems , de nouvelles frictions Mercurielles ſur le *ſcrotum* , deux ou trois fois chaque ſemaine , avec un gros d'onguent pour chaque fois , ou, ſi on juge que cela ſoit plus commode , on mettra ſur le teſticule gonflé , & on y tiendra continuellement appliqué un emplâtre de VIGO au quadruple de Mercure , ou ſeul , ou mêlé avec partie égale de *diabotanum* , ou l'emplâtre ſavoneux & camphré de BARBETTE , que l'on renouvellera tous les mois , ou tous les quinze jours ; ou bien on y appliquera un cataplaſme fait avec la pulpe des racines cuites de bryonne, de concombre ſauvage & d'iris , où l'on ajoutera la gomme ammoniac diſſoute dans le vinaigre.

2°. Pendant ce tems-là , de peur

que le testicule, par sa pesanteur, ne tiraille trop violemment le cordon des vaisseaux spermatiques (ce qui causeroit de la douleur, & seroit un nouvel obstacle au retour des humeurs), il est nécessaire que le malade se serve d'un *suspensoire*, pour soutenir les deux testicules.

3°. Cependant il faut bien prendre garde que l'usage excessif, ou hors de saison, des incisifs & des résolutifs internes ou externes, ne fasse abscéder le testicule skirrheux ; ce qu'on reconnoîtra par les signes qui annoncent la suppuration ; ou, ce qui est encore pis, qu'il ne le fasse dégénérer peu-à-peu en cancer ; ce qu'on pourra connoître d'avance par les douleurs lancinantes, & par la dilatation variqueuse des veines qui rampent sur le testicule. Il vaut bien mieux souffrir courageusement un mal, qui, tout considérable qu'il est, n'a aucun danger pressant, que d'avoir recours, par une trop grande envie de guérir, à des remèdes qui peuvent devenir funestes.

4°. Que si la tumeur est trop grosse ou trop dure, pour pouvoir espérer de la résoudre ; si cette tumeur in-

commode beaucoup par sa pesanteur;
s'il est dangereux que le Mal ne s'é-
tende du testicule au cordon des vaisseaux spermatiques , & de-là jusques
dans le bas-ventre, il faudra, dans ces
cas là , penser à l'amputation du testicule , sur-tout s'il étoit prêt à suppurer, ou à devenir carcinomateux.

5°. Mais avant que d'en venir à
cette opération , on doit examiner
avec soin , si le cordon des vaisseaux
spermatiques (qui est formé par l'ar-
tère & la veine spermatique , par le
vaisseau déférent , par quelques veines lymphatiques , par le nerf qui va
au testicule, & par le muscle suspenseur du testicule) conserve encore la
souplesse & l'état qui lui sont naturels?
Car sans cela il faut s'abstenir de l'opération, puisque la tumeur calleuse du
cordon montre évidemment que la
maladie a gagné jusques dans le bas-
ventre, & que l'amputation du testicule ne la détruiroit pas radicalement.

6°. Le meilleur moyen de faire
cette opération, est d'appliquer sur
le dos du testicule qui doit être em-
porté , une traînée de pierre-à-cau-
tère , pour ronger profondément le
scrotum & la tunique vaginale du tes-

ticule. Par ce moyen le pus & la férofité qui peuvent s'y trouver, s'écou-
lent, le volume du tefticule diminue,
& le refte de l'opération fe fait enfuite avec plus de facilité. D'ailleurs,
on connoîtra mieux, par ce moyen,
l'état du tefticule malade : ce qui eft
de très-grande conféquence ; car il eft
arrivé plus d'une fois dans l'hydrocèle, & même dans le farcocèle,
que le tefticule étoit fain, & que le
mal n'occupoit que les feules tuniques ;
ainfi l'on eût pu alors y remédier, fans
en venir à la caftration.

7°. Dès qu'on s'eft affuré que le tefticule eft dur, skirrheux, tuméfié,
fuppuré ou gangréné, il faut finir
l'opération fans balancer. Pour cet effet, on lie étroitement avec un double fil, le cordon des vaiffeaux fpermatiques, & l'on fait, un pouce au-
deffous, l'amputation du tefticule. On
a foin d'emporter une partie de la poche du *fcrotum*, où étoit renfermé le
tefticule qu'on vient de couper : après
quoi on panfe la plaie à la maniere
ordinaire, avec le digeftif, jufqu'à ce
que la ligature tombe ; enfuite avec
le baume d'Arcæus ; & enfin, lorfque la cicatrice eft prête à fe former,

avec les cicatrisans dont on a si souvent parlé.

§. II.

Courbure de la Verge.

Courbure de la verge dans l'érection. Un autre accident très-fâcheux, c'est la courbure de la verge dans l'érection. Cette courbure peut se faire en différens sens, vers le haut, vers le bas, ou vers les côtés; ce qui met hors d'état d'avoir des enfans, ou rend du moins la génération très-difficile.

Ce Mal vient d'un nodus ou ganglion, produit par la Vérole au frein du prépuce, aux parois de l'urèthre, au ligament suspenseur de la verge, ou même dans les corps caverneux : d'où il arrive que la verge qui paroît être droite hors de l'érection, est forcée, dans le tems de l'érection, de se courber du côté affecté, parce que le ganglion qui s'y trouve placé, l'empêche de s'allonger librement. C'est pourquoi, si ce ganglion est au ligament suspenseur de la verge, elle se repliera vers le haut; s'il est au frein du prépuce, ou dans l'urèthre, elle se repliera vers le bas; s'il est à l'un ou à l'autre des corps caverneux, elle se repliera à droite ou à gauche.

Les remédes à ce Mal , font les Remédes & exemples. mêmes que ceux du tefticule shir-rheux ; puifque dans l'un & dans l'autre cas , il s'agit de diffiper `& de réfoudre une lymphe épaiffie & arrêtée : ainfi l'on peut voir ce qu'on a dit dans le *Chapitre précédent.* Si ces remédes n'ont aucun effet , il faudra fe réfoudre à fupporter patiemment un mal incurable , à la vérité , mais qui eft auffi fans aucun danger.

JACQUES HOULLIER (*a*) prétend avoir corrigé, par une invention particuliere, un vice de la verge femblable à celui dont il s'agit , fi ce n'étoit pas le même. Voici comme il s'explique : *J'ai vu* (dit-il) *un homme, qui ayant le membre viril recourbé , ne pouvoit engendrer , parce que la femence reftoit toujours au col de la matrice. Je lui fis faire un tuyau de plomb ou d'argent, d'une groffeur convenable , où je faifois emboîter la verge , & je fis tenir à l'entour des attelles , que l'on eut foin de lier. Par ce moyen la verge de cet homme fe redreffa comme elle étoit naturellement, & il eut des enfans.* Quoique ce difcours foit affez obfcur, on

____

(*a*) *Commentar. ad Aphorifm.* 63 , *Lib.* V.

ne laiſſe pas de voir quelle étoit l'invention dont ſe ſervit cet Auteur : ainſi tous ceux qui en auront beſoin, pourront en faire eux-mêmes l'épreuve.

Je ne m'arrête pas à ce que rapporte Jules-César Arantius (*a*) d'une certaine courbure de la verge, qu'il attribue à un relâchement des cellules dans l'un ou l'autre des corps caverneux, qui fait que ces cellules relâchées ſe dilatant plus que les autres dans l'érection, la longueur naturelle du corps caverneux où elles ſe trouvent, diminue d'autant à proportion , & que par conſéquent la verge doit néceſſairement ſe courber vers ce côté. Il dit *que ce Mal arrive à ceux qui ſe livrent avec excès aux plaiſirs de l'amour , & qui, pour plaire aux femmes, ſe tiennent ſouvent dans de longues érections* , parce que le gonflement trop grand & trop long cauſe du relâchement dans quelque endroit de l'un ou l'autre des corps caverneux. Cet Auteur ajoute que ce Mal ne doit pas être traité avec les émolliens, mais avec les aſtringens,

____

(*a*) *Lib. De Tumoribus prœternaturalibus,* Cap. 50.

dont il donne quelques formules. Mais
fuppofé que ce qu'il dit foit vrai, ce
que je n'ai pas le tems d'examiner,
du moins eft-il certain que ce qu'il
rapporte ne regarde en aucune façon
la Vérole, & qu'il eft par conféquent
abfolument étranger à notre fujet.

§. III.

IMPUISSANCE.

Les Maladies Vénériennes produifent fouvent l'impuiffance. Pourquoi
s'étonner que ceux qui combattent
avec plus d'ardeur fous les étendards
de Vénus, & qui reçoivent des bleffures plus fréquentes, fe trouvent auffi
les premiers hors de combat ?

Il y a trois efpéces d'impuiffance
de ce genre : dans la *premiere*, l'érection fe fait affez bien ; mais il n'y a
point d'éjaculation ; ou bien il n'y a
qu'une éjaculation imparfaite d'un peu
de femence féreufe. Je crois que cette
efpéce d'impuiffance vient du refferrement total des conduits excrétoires
qui font la communication des véficules féminaires & des proftates avec
l'urèthre, & qu'elle eft une fuite de
l'ufage exceffif, & à contre-tems,

L'impuif-
fance eft de
trois efpéces.

ou, pour mieux dire, de l'abus que l'on fait quelquefois des injections trop astringentes.

Dans la *seconde* espéce, au contraire, la semence coule sans aucun sentiment, ou du moins avec peu de sentiment de plaisir; elle coule même plutôt qu'à l'ordinaire, dès que l'érection commence, & avant qu'elle soit parfaite, & elle est suivie sur le champ d'un relâchement involontaire. Cette sorte d'impuissance semble venir de la trop grande dilatation des conduits excrétoires de la semence; ce qui fait qu'elle est alors exprimée de ses réservoirs, trop facilement & trop promptement, & par conséquent avant que l'on soit en état. Elle arrive ordinairement après des Gonorrhées qui ont été fort longues & fort opiniâtres, de leur nature, ou par la négligence des malades.

Dans la *troisiéme* espéce d'impuissance, les parties sont absolument sans action. Cette espéce d'impuissance suppose plusieurs différens vices cachés : 1°. dans les réservoirs de la semence, qui sont le siége principal du plaisir Vénérien, c'est-à-dire, dans les prostates & dans les vésicules séminaires,

comme lorſquè ces parties ſont dures , calleuſes , ou remplies de chairs
fongueuſes ; ce qui les rend entiérement ou preſque entiérement inſen-
ſibles aux impreſſions de la ſemence
qui s'y amaſſe : 2°. dans les muſcles
érecteurs & accélérateurs , qui ſervent
à produire l'érection ; comme lorſqu'ils
ſont dans un tel état de relâchement,
qu'ils ne peuvent plus ſe contracter
avec aſſez de force pour produire l'effet auquel ils ſont deſtinés. Il arrive
ſouvent que ces différens vices , tant
des réſervoirs ſéminaires , que des muſcles érecteurs , viennent d'une cauſe
Vénériènne.

La premiere eſpéce d'impuiſſance
paroît entiérement incurable ; car je
ne vois point de moyen de pouvoir
rouvrir des conduits excrétoires , qu'un
reſſerrement a tout-à-fait bouchés. Si
cependant on veut eſſayer quelque
choſe à tout haſard , je conſens qu'on
faſſe des injections émollientes dans
l'urèthre , qu'on employe les bains ou
les demi-bains , qu'on applique ſur le
périnée des cataplaſmes émolliens ,
qu'on donne les Eaux Minérales , ſur-
tout les Eaux ſavoneuſes , &c.

On ne réuſſira guère mieux dans

la derniere espéce d'impuissance, principalement si elle a déja résisté aux frictions Mercurielles. Cependant, pour ne rien négliger de tout ce qui peut contribuer à la guérison, je conseille d'essayer les remédes qui ont la vertu de résoudre lés callosités, & qui ont été proposés ci-devant, §. I, n°. I, contre le skirrhe des testicules : & même de faire sur le périnée des embrocations ou douches avec les Eaux Thermales ; ce qui peut remédier au relâchement des muscles érecteurs & accélérateurs.

Quant à la seconde espéce d'impuissance, on peut la traiter avec un peu plus de succès, dans les cas même où l'on ne pourroit pas la guérir parfaitement. Il faut pour cela employer les remédes internes & externes, qui ont été recommandés au *Chapitre précédent*, §. I, contre les Gonorrhées invétérées, & qui sont très-propres à resserrer & à fortifier les conduits excrétoires trop dilatés. Mais, pour se conduire avec prudence dans l'usage de ces remédes, je crois qu'il faut commencer par les plus foibles, aller ensuite par degrés aux plus forts, & n'employer n'employer ces derniers qu'avec précaution & par intervalles.

§. I V.

Nodus, ganglions, tubercules, tumeurs gommeuses.

Les nodus, les ganglions, les tubercules, les tumeurs gommeuses, font ordinairement très - difficiles à guérir, sur-tout quand ils ont déja réfifté à l'action des frictions Mercurielles, parce qu'il n'y a prefque point de remédes plus efficaces pour fondre la lymphe épaiffie, & pour la réfoudre après l'avoir fondue.

Cependant on s'eft quelquefois bien trouvé d'avoir mis en ufage pendant long-tems & conftamment, foit les remédes, que nous avons propofés au *Chapitre précédent* contre les écrouelles, foit l'emplâtre de Vigo au quadruple de Mercure, tantôt feul, tantôt mêlé avec le *diabotanum* ; ou bien d'avoir appliqué une feuille ou lame mince de plomb, frottée chaque jour de Mercure, après avoir eu foin de manier doucement, & plufieurs fois le jour, les nodus & les ganglions, afin de les froiffer, & de ramollir par là la matiere épaiflie, jufqu'au point de la mettre en état d'obéir plus facilement à l'action des réfolutifs.

Mais je ne voudrois guère confeiller à perfonne une méthode auffi fatigante, à moins que les tumeurs dont il s'agit, ne nuifent par leur groffeur au mouvement des membres, ou ne déparent le vifage ou les mains : car lorfqu'elles n'incommodent point, & fur-tout quand elles ne paroiffent pas, je crois qu'il faut n'y rien faire ; d'autant plus qu'il arrive quelquefois qu'en les irritant par des remédes, & fur-tout par des frictions rudes, elles dégénerent en cancers.

§. V.

EXOSTOSES.

Les exoftofes & leurs efpéces.

On a vu au Chapitre III, §. V de ce Livre, qu'il y avoit deux principaux genres d'exoftofes : les unes *fauffes* ou *bâtardes*, qui confiftent dans un épaiffiffement du périofte ; ce qui forme un ganglion ou tubercule dur : les autres *vraies* ou *légitimes*, qui font formées par le gonflement de la fubftance même de l'os. On peut fubdivifer ce dernier genre en deux efpéces, fuivant que le gonflement offeux, qui conſtitue l'exoſtoſe , eſt fait de pluſieurs cellules diſtinctes & remplies de chair cartilagineuſe ou fongueuſe ; ou ſuivant qu'il eſt entiérement ſolide, & même ordinairement plus dur que le reſte de l'os.

Les frictions Mercurielles diſſipent aſſez ſouvent les exoſtoſes bâtardes, & preſque jamais la ſeconde eſpéce des exoſtoſes vraies. Quant à la premiere eſpéce , elle tient un milieu. Si elle eſt petite & récente , ſi ſes cellules ſont ſpongieuſes , ſi la chair qu'elles renferment eſt molle , elle céde d'ordinaire au Mercure ; mais elle y réſiſte le plus ſouvent dans les circonſtances oppoſées.

Sur ces principes , 1°. s'il reſte en quelque endroit , après les frictions , *Curation des exoſtoſes.* une exoſtoſe , je crois qu'il vaut mieux, de quelque nature qu'elle ſoit , n'y rien faire , tant qu'elle eſt indolente , que de tourmenter le malade par des remédes , qui ne promettent que peu ou point de ſuccès. Si cependant le malade en demande , on peut lui accorder ceux qui ont été propoſés ci-deſſus , §. I & IV , contre les skirrhes des teſticules , & contre les tumeurs gommeuſes.

R ij

2°. Mais si l'exostose qui a résisté aux frictions, vient à causer des douleurs accompagnées d'élancemens, avec chaleur & rougeur manifeste de la peau qui la couvre, soit que ces accidens arrivent d'eux-mêmes, soit qu'ils viennent de ce que les remédes qu'on a employés, ont irrité le mal, il est fort à craindre qu'il ne s'y forme un abscès qui carie l'os, ou, ce qui est encore pire, que l'exostose ne dégénere en cancer ; & alors il n'est plus question de temporiser : mais, après avoir préparé le malade par les remédes généraux, il faut en venir incessamment à l'opération suivante. On fera sur la peau une incision cruciale dont on coupera les angles ; & après avoir enlevé le périoste, on percera avec un trépan, l'exostose en divers endroits pour l'émincer ; & on l'emportera ensuite entiérement avec la scie, ou avec le ciseau ; & pour procurer l'exfoliation de la base qu'elle occupoit, on employera les poudres de myrrhe, d'aloès, d'euphorbe, ou les teintures tirées de ces drogues, & on appliquera même le fer chaud, si la profondeur de la carie le demande. Enfin, on pansera la plaie, qui restera de la même façon que les ulcères joints à la carie de l'os, dont on a parlé au *Chapitre précédent*, §. X.

§. VI.

DOULEURS DANS LES OS.

Quelquefois, malgré les frictions Mercurielles bien administrées, il reste dans de certains endroits des os, une douleur profonde, fixe, cruelle, comme si on brisoit l'os, continuelle, & quelquefois même lancinante par intervalles, sans aucune tumeur, & avec très-peu de changement dans la chaleur & dans la couleur de la peau. Si ce Mal résiste aux remédes émolliens, anodyns, calmans & résolutifs, il y a sujet de craindre qu'il ne dépende, ou d'une carie cachée dans l'os de la partie qui souffre ; ou d'une exostose avec carie à la face interne de cet os, du côté de la moëlle ; ou ce qui est le pire de tout, d'un abscès dans la substance même de la moëlle.

La douleur opiniâtre dans les os indique la carie de l'os ou l'abscès de la moëlle.

Ainsi, supposé que les soupçons deviennent chaque jour plus forts, &, si après avoir essayé inutilement les autres remédes, il ne reste plus d'autre ressource, il faudra en venir

Il n'y a point d'autre reméde que l'opération.

à une opération cruelle, mais néceffaire. Pour cela, il faut faire une incifion en croix, fur la peau qui couvre
l'endroit douloureux, couper les angles de la plaie, racler le périofte ;
enfin, après avoir découvert l'os, le
percer jufqu'au milieu avec un trépan.
S'il arrive qu'il ne coule qu'un peu
de fang, il faudra en demeurer là,
à moins qu'on n'apperçoive des marques plus sûres d'une carie ou d'un
abfcès caché. Mais s'il fort de l'os
une matiere purulente ou fanieufe,
on le percera par de nouveaux trous,
tant au-deffus qu'au-deffous du premier ; & en fe fervant d'un cifeau,
qu'on frappera avec un marteau de
plomb, on emportera l'entre-deux
des trous, pour donner au pus une iffue
facile, & pour pouvoir introduire les
médicamens néceffaires. Dans tout le
refte du traitement, on fe conformera
à la méthode propofée au *Chapitre
précédent*, §. X, jufqu'à ce que la
fuppuration de la moëlle étant finie,
la déterfion faite, & l'os exfolié,
tout annonce une bonne & heureufe
cicatrice.

Au refte, pour ne rien diffimuler,
comme les Médecins ne conjecturent

que tard la nature & la cause de la Maladie qui est au milieu de l'os ; comme ils osent encore plus tard se résoudre, sur de simples conjectures, à conseiller une opération difficile & dangereuse ; enfin comme les malades ne se rendent qu'à l'extrêmité aux avis & aux instances des Médecins, le Mal est ordinairement désespéré avant qu'on entreprenne l'opération : ce qui empêche presque toujours de pouvoir s'en promettre un heureux succès.

§. VII.

CANCERS.

L'expérience montre que les cancers qui viennent le plus certainement d'une cause Vérolique, ne s'adoucissent pas toujours par l'usage des frictions Mercurielles, & ne se changent pas en ulcères benins, ou en simples abscès. On a appris de même, par l'expérience, que les ganglions, les tubercules, les tumeurs gommeuses, & toutes les espéces d'excroissances skirrheuses, comme aussi les exostoses creuses, lorsqu'elles résistent à l'usage des frictions, dégénerent souvent en cancers, par l'usage des remédes at-

R iv

ténuans & résolutifs trop âcres, qui fondent avec trop de violence, sans néanmoins produire de résolution, ou qui ne produisent tout au plus qu'une résolution imparfaite. Ce n'est pas ici le lieu d'examiner les causes de ce phénomène. On en a parlé au long au Liv. III, Chap. V, §. III.

Remédes qu'on peut y faire.

Dans l'un & dans l'autre cas, le cancer, soit invétéré, soit récent, se fait connoître tant par la nature & la qualité de la tumeur, qui est dure, rénitente, skirrheuse, que par le caractere de la douleur, qui est mordicante, cruelle, continuelle, redoublant par élancemens : car dès que ces deux circonstances se rencontrent ensemble, on peut être assuré qu'il y a un véritable cancer, qui est un mal toujours redoutable, qui augmente vîte quand on le néglige, & auquel il importe par conséquent de remédier le plus promptement & le plus efficacement.

Ainsi, 1°. après avoir préparé le malade par les remédes généraux, propres à corriger le vice du sang, on coupera avec un rasoir ou avec un bistouri, la tumeur cancéreuse, supposé qu'elle déborde au-dessus de la peau, & qu'elle n'y tienne que par un pédicule plus ou moins gros. Enfuite, s'il refte à la bafe quelques endroits carcinomateux ou skirrheux, on les emportera avec la pointe des cifeaux, ou on les confumera avec les corrofifs. Enfin, après la chûte des efcarres, fi les bords font mols, fi la plaie fe remplit de chairs fermes & grenues, on la panfera & on la cicatrifera fuivant les regles de la Chirurgie, & fuivant la méthode dont on a déja fouvent parlé.

2°. Que fi la tumeur cancéreufe eft enfoncée dans les parties qui font autour, mais fans être pourtant adhérente ni à de gros vaiffeaux, ni à des nerfs, ni à aucun os, ni à quelque cartilage, & qu'elle foit au contraire tout-à-fait détachée, libre & mobile, il faudra l'extirper avec la même diligence & avec les mêmes précautions. D'abord on fera autour de la tumeur une profonde incifion ; puis l'ayant faifie de la main gauche, & la tenant fufpendue, on la féparera avec les cifeaux ou avec le biftouri, des parties voifines & de celles qui font deffous, &, pour ainfi dire, on la cernera. Après quoi on panfera la plaie,

d'abord avec la charpie féche, le fecond ou le troifiéme jour avec le digeftif fimple, & enfuite avec le baume d'Arcæus.

3°. S'il arrive que quelque exoftofe
celluleufe dégénere en cancer, on fera
fur la peau dont elle eft recouverte,
une incifion cruciale, on coupera les
angles de la plaie, & après avoir ra-
clé le périofte, on fciera l'exoftofe,
fi elle peut l'être; ou, à la faveur d'un
cifeau qu'on frappera avec un marteau de plomb, on l'emportera peu-à-
peu, à différentes reprifes & par morceaux : on tâchera enfuite de procurer
l'exfoliation de la bafe, par l'application de la teinture de myrrhe & d'aloès,
ou de la poudre d'euphorbe, ou de
la diffolution de Mercure dans l'eau-
forte, & même du cautère actuel, fi
les autres moyens ne fuffifoient pas.
Quand l'os fe fera exfolié, & qu'il
pouffera une chair ferme & grenue,
on pourra laiffer former la cicatrice,
fuivant les regles de l'Art qui ont déja
été expliquées plufieurs fois.

4°. Mais fi la fituation ou les atta-
ches de la tumeur carcinomateufe,
ou l'état déplorable du malade, ne
permettent pas d'entreprendre de pa-

reilles opérations difficiles & périlleu-
fes, qui feroient alors non-feulement
inutiles, mais même pernicieufes, il
faudra fe réduire à l'ufage des remédes palliatifs, pour adoucir du moins
le Mal, fi on ne peut pas le guérir.
On a déja parlé fort au long de ces
remédes, au Livre III, Chapitre V,
§. III, Article II, que l'on pourra
confulter, fans qu'il foit néceffaire de
répéter ici ce qu'on en a dit. Au refte
les palliatifs dont on doit efpérer le
plus de foulagement, font les narcotiques; comme la décoction d'une
ou deux têtes de pavot blanc; le fyrop
diacode, ou celui de karabé, à la
dofe d'une demi-once; le *laudanum*,
à la dofe d'un grain; les pilules de
cynogloffe, à la dofe de quatre ou
cinq grains; la teinture anodyne, à
la dofe de quinze ou vingt gouttes.
Ces dofes doivent être augmentées
par degrés & peu-à-peu, fuivant que
le Mal deviendra plus grand, ou que
la vertu des remédes s'affoiblira par
l'habitude.

§. VIII.

ULCÉRE DE LA MATRICE.

Divers gen-res d'ulcères à la matrice. L'ulcère de la matrice eſt une maladie qui arrive aſſez ſouvent dans les femmes qui ont eu la Vérole; & on ne doit pas en être ſurpris; car, comme entre toutes les parties du corps, la cavité de la matrice eſt la premiere & la plus expoſée aux impreſſions de la ſemence corrompue, il eſt naturel qu'elle reſſente plus fréquemment & plus griévement que les autres parties les effets du Virus.

L'ulcère Vérolique de la matrice vient de deux cauſes : 1°. de l'éroſion lente que cauſent à la face interne de ce viſcere la ſemence , le ſang des règles , l'humeur lymphatique & laiteuſe qui arroſe la cavité de la matrice, &c, quand ces liqueurs ſe trouvent infectées de Virus. Cette eſpéce d'ulcère ſe reconnoît à peine dans les commencemens, & ne fournit d'abord qu'un peu de pus équivoque ; mais elle fait peu-à-peu du progrès, & devient enfin très-fâcheuſe : 2°. de la ſuppuration d'un ganglion , d'une tumeur gommeuſe , d'un tubercule , d'un nodus, d'un athérôme, d'un stéatôme, d'un mélicéris, &c, qui se sont formés dans la substance même, ou près de la substance de la matrice, & qui ayant dégénéré en abscès, & s'étant ouverts dans la matrice, donnent lieu à un écoulement subit d'une grande quantité de pus par la vulve. Les ulcères de la premiere espéce ne surviennent pas après les frictions Mercurielles bien administrées ; ou, si par hasard ils surviennent, du moins ne doivent-ils point leur naissance à une cause Vérolique, puisque les humeurs qui abordent à la matrice, ne sont plus infectées de Virus. Mais s'ils ont existé précédemment, ils résistent souvent à l'action du Mercure, parce que ce Mal, dès qu'il est invétéré, est toujours opiniâtre, sur-tout dans la matrice, qui est comme l'égoût de tout le corps. Les ulcères de la seconde espéce peuvent survenir après les frictions, indépendamment d'aucun nouveau Virus, lorsque les ganglions, les tumeurs gommeuses, les tubercules, &c, qui ont résisté à l'action du Mercure, se tournent en abscès, ou d'eux-mêmes, ou par le mauvais usage des remédes fondans ou résolutifs.

Au reste, de quelque cauſe que ces ulcères viennent, il faut les diſtinguer également en deux genres, d'ulcères *ſimples*, & d'ulcères *carcinomateux*. Dans les premiers, la matrice & les bords de l'ulcère conſervent leur molleſſe naturelle; il n'y a point de douleur, ou il y en a peu; & le pus qui coule eſt blanc, épais, uniforme. Dans les autres, les bords de l'ulcère ſont skirrheux, & même une partie de la matrice; on ſouffre de fréquens & de cruels élancemens, & le pus qui ſort eſt en petite quantité, ſanieux ou ſéreux. Les premiers ſe guériſſent rarement; & les ſeconds jamais, ainſi que l'expérience le fait voir.

Quoique ces ulcères ſoient le plus ſouvent incurables, il faut néanmoins y faire des remédes.

Cependant, comme le ſiége caché de la Maladie empéche d'en connoître parfaitement la nature, & que d'ailleurs, quand on la connoîtroit parfaitement, il n'eſt jamais permis d'abandonner ſans ſecours une perſonne dans cet état, quelque déſeſpéré que ſoit ſon mal, il ne faut point négliger l'uſage des remédes qui ſoulageront toujours la malade, ſuppoſé qu'ils ne puiſſent pas la guérir.

Dans cette vue, 1°. on doit employer tout ce qui eſt capable d'adou-

cir la conftitution falée & muriatique
du fang , & par conféquent de corriger le vice de la lymphe qui aborde
à la partie ulcérée ; comme 1°. la tifane faite avec les racines de guimauve,
de grande-confoude, de biftorte, &c,
où l'on aura verfé peu-à-peu du plomb
fondu : 2°. les bouillons faits avec un
poulet, des écreviffes de riviere , &
des feuilles d'aigremoine , de pimprenelle, de fcolopendre, de chicorée-
fauvage, de fumeterre, de creffon, &c :
3°. les Eaux Minérales *acidules* , comme celles de Forges , de Pougues ,
de Spa ; ou les *favoneufes* , comme
celles de Plombières : 4°. les bains
ou demi-bains d'eau de riviere tiéde :
5°. le petit-lait ferré , où l'on fait infufer les feuilles de fumeterre ; le lait
d'âneffe, ou celui de chèvre, pris une
ou deux fois par jour ; ou , ce qui
vaut encore mieux, le lait de vache
pour toute nourriture , fi l'eftomac
peut le fupporter. 6°. Enfin , fi le
fang eft trop épais, les décoctions légeres de racines de fquine & de falfe-
pareille , dont on donnera trois verres par jour.

2°. On purgera de tems en tems ,
mais doucement , avec une ou deux

onces de caffé ou de manne , dans un verre de tifane ou de petit-lait , afin d'évacuer les impuretés des premieres voies , & les récrémens bilieux du fang : il faudra auffi de tems en tems faigner du bras , & tirer huit ou dix onces de fang , afin de diminuer l'impétuofité du fang qui aborde à la matrice , & prévenir la phlogofe.

3°. Durant le flux actuel des règles , fuppofé que la maladie ne les ait point encore fupprimées, on donnera chaque jour des lavemens avec du bouillon gras , ou avec l'infufion de graine de lin ; ou même, s'il y a quelques mouvemens hyftériques, avec une légere décoction de feuilles de matricaire & d'armoife , & de fleurs de camomille , en ajoutant l'huile d'amandes-douces. Il faudra même alors faire bouillir dans la tifane ordinaire une ou deux têtes de pavot blanc, pour empêcher que l'écoulement des règles ne caufe aucune irritation ni aucune phlogofe.

4°. Pendant les intervalles du flux menftruel, on injectera dans la matrice , avec une feringue propre à cet ufage , différentes décoctions , fuivant la nature & le degré du Mal. Ainfi ,

1°. elles seront adouciſſantes & cal-
mantes, ſi la douleur & la chaleur
ſont trop grandes ; & on pourra alors
employer les émulſions avec les ſe-
mences froides, après les avoir fait
légérement bouillir ; le petit lait de
chèvre, avec le ſafran oriental, qu'on
y aura fait infuſer ; les décoctions des
feuilles de plantain & de mauve, des
racines de guimauve & de nénuphar,
dès têtes de pavot blanc, &c. 2°. Elles
ſeront déterſives, ſi l'ulcère peut être
mondifié ſans danger ; & alors on ſe
ſervira des décoctions d'orge entier,
de lentilles, de féves avec la peau
ou enveloppe, de ſon ; de feuilles
d'aigremoine, d'abſynthe, de chèvre-
feuille, de marrube ; de racines d'a-
riſtoloche, d'iris de florence, de zé-
doaire, &c, où l'on pourra ajouter
l'eau vulnéraire, & même le collyre
de Lanfranc, ou l'onguent égyptiac,
ſi l'ulcère eſt fort ſordide. 3°. Elles
ſeront deſſiccatives & cicatriſantes,
ſi l'ulcère étant détergé & mondifié
paroît diſpoſé à ſe cicatriſer ; & on
pourra alors mettre en uſage les décoctions des racines de grande-con-
ſoude & de biſtorte ; des feuilles de
plantain, de prêle, de bourſe à berger,

de fanicle , de pilofelle , de mille-feuille , des rofes rouges , &c , ajoutant à chaque injection demi - gros d'onguent de pompholyx , ou de cérufe ; ou , ce qui eft encore mieux , un fcrupule de térébenthine de Venife , ou de baume de Copahu , délayé dans un jaune-d'œuf.

5°. Si l'ulcère paroît être carcinomateux , ce que l'on connoîtra par les élancemens , on injectera dans la matrice des fucs dépurés de feuilles de plantain , de pourpier , de joubarde , des feuilles ou des fruits mûrs de morelle ; des fucs d'écreviffes de riviere , &c , après les avoir battus dans un mortier de plomb , avec un pilon de même métal , jufqu'à ce qu'ils foient devenus noirs , ajoutant à chaque injection , fi on le juge néceffaire , deux gros de fyrop diacode ; ou bien demi-once d'huile d'œufs , ou de mucilages de graine de *pfyllium* ou de lin ; ou bien un fcrupule de plomb brûlé , & plufieurs fois lavé , ou de tutie préparée , ou de cérufe , ou de fucre de faturne , ou de camphre.

6°. On n'aura garde cependant de négliger les remédes internes qui font utiles contre les fuppurations inté-

rieures. Entre ces remédes on re-
commande principalement les balfa-
miques ; comme la térébenthine lavée , avec le fucre-rofat , à la dofe
d'un demi-gros ; le baume de Copahu , ou celui de Canada , à la dofe
d'un demi-fcrupule ; les pilules de *bdel-
lium* , à la dofe d'un fcrupule. On peut
répéter l'ufage de ces drogues plufieurs
fois , en obfervant le régime convenable. Je crois même qu'on peut employer en toute sûreté l'opiate &
l'eau avec lefquels Zacutus Lusitanus (*a*) affure avoir guéri parfaitement des ulcères de matrice défefpérés , & dont Riviere (*b*) loue
l'ufage. Mais pour empêcher l'imprudence de ceux qui fe confieroient trop
au témoignage de Zacutus , je crois
devoir avertir que cet Auteur me paroît un peu Charlatan.

7°. Si l'ulcère a fon fiége dans le
vagin , ou , comme on parloit autrefois , dans le col de la matrice , outre les injections qu'on a propofées
ci-deffus , & qui feront toujours fort

(*a*) *Obferv.* 87 & 88 , *Lib. II.*
(*b*) *Praxeos Medicæ* , *Lib.* xv , *Cap.* 8.
De Ulcere Uteri.

utiles , on pourra appliquer des on=
guens & des baumes fur l'ulcère ,
puifqu'on peut y atteindre. On employera d'abord des digeftifs , & enfuite des déterfifs, comme le baume
d'Arcæus ; & enfin divers cicatrifans
ou épulotiques , en obfervant dans
cette occafion la même méthode qu'on
garde dans le panfement des autres ulcères qui font vifibles.

8°. Si les malades paffent les nuits
dans l'agitation & fans dormir , s'ils
fouffrent des douleurs cruelles , fi les
autres remédes ont été inutiles , il
faudra mettre en ufage les narcotiques dont on a parlé ci-deffus, §. VII,
n°. IV. S'ils ne guériffent pas le Mal,
du moins ils l'adouciront , & ils rendront la vie un peu plus fupportable
aux malades, jufqu'à ce que la douleur , la fièvre & le marafme aient
tout-à-fait épuifé leurs forces, & que
la mort vienne enfin terminer des jours
fi miférables.

§. IX.

PARALYSIE.

La paralyfie
Vérolique fe
guérit rare-

On a vu ci-deffus, au Chapitre III,
§. IX, n°. VIII, que la paralyfie Vé-

rolique reconnoiſſoit deux cauſes : 1°. l'*obſtruction* des nerfs , par l'épaiſſiſſement de la lymphe qui y coule & qui forme les eſprits animaux : 2°. la *compreſſion* des nerfs , par des nodus , des ganglions, des tubercules , &c , qui ſe forment dans les nerfs mêmes , ou tout auprès.

ment ; il faut néanmoins la traiter par les remédes convenables.

Si la paralyſie Vénérienne a été rebelle juſqu'à réſiſter aux frictions Mercurielles , on ne doit guère eſpérer de pouvoir , par d'autres remédes , toujours moins efficaces que le Mercure , diſſiper jamais les cauſes qui entretiennent cette Maladie. Je ne voudrois pourtant pas éloigner perſonne de l'uſage des remédes que l'on croit utiles contre la paralyſie : car ſi ces remédes ne la guériſſent pas, du moins ne ſauroient-ils nuire.

Tels ſont 1°. les décoctions ou bochets ſudorifiques des bois de Guaiac & de ſaſſafras , & des racines de ſquine & de ſalſe-pareille , avec l'antimoine crud. Nous avons déja expliqué pluſieurs fois la maniere de s'en ſervir.

2°. Les bouillons de vipère ou de couleuvre , avec un vieux coq, en ajoutant les feuilles de creſſon de fontaine , de fumeterre , &c, & la raclure de corne de cerf, le tout cuit au bain-marie. On peut donner ces bouillons pendant vingt jours, avec un régime convenable.

3°. Les bains, les embrocations, les douches d'Eaux Thermales; soit muriatiques, comme celles de Bourbon, de Balaruc, &c; soit sulfureuses, comme celles de Bourbonne, de Barèges, d'Aix la-Chapelle, &c.

4°. Le bain de sable de la mer; le demi-bain dans la vendange, lorsqu'elle est échauffée par la fermentation, ou dans le marc d'olives, après qu'elles ont été pressées : car la chaleur de ces matieres & la finesse des parties qui en exhalent, dissipent ordinairement, avec assez de succès, les embarras qui se sont formés dans les nerfs, & qui empéchent le cours des esprits.

5°. Enfin, divers linimens de différente espéce, avec la graisse d'oie, de serpent, de bléreau, de renard, avec la graisse humaine, avec l'huile de renard, de vers de terre, de rue, de camomille, de laurier, de briques ou des Philosophes; avec le baume de GUY DE CHAULIAC, & avec d'autres choses semblables, qui sont fort en usage.

§. X.

Tremblemens des Membres.

On a prouvé, au Chapitre III, §. IX, n°. IX de ce Livre, qu'il y a deux fortes de tremblement des membres : l'un, où la partie fujette à trembler eft foible : l'autre, où elle conferve fa force. Il n'eft pas rare de voir l'une & l'autre efpéce de tremblement fubfifter même après les frictions Mercurielles ; mais il eft rare de réuffir à les guérir, quand elles n'ont pas cédé au Mercure.

La premiere efpéce de tremblement approche beaucoup de la paralyfie (tant par fa nature que par fa caufe) n'en diffère guère que du plus au moins, & l'accompagne ordinairement quand elle commence & quand elle finit ; ainfi cette efpéce de tremblement demande les mêmes remédes, dont nous avons dit qu'on pouvoit fe fervir pour la paralyfie.

Quant au tremblement de la feconde efpéce, qui dépend du battement trop fort des artères & de la trop grande tenfion des fibres nerveufes, la maniere de le traiter n'eft pas si constante. A en croire le gros des Praticiens, il ne faudroit point employer d'autres remédes que des remédes volatils, spiritueux, aromatiques, &c, dont les formules se trouvent par-tout. Mais comme ces remédes ne peuvent qu'augmenter beaucoup la tension & l'éréthisme des nerfs & le battement des artères, ils ne sauroient manquer de nuire dans le cas dont il s'agit, bien loin d'apporter aucun soulagement; & c'est aussi ce que l'expérience confirme.

Ainsi, il vaut mieux suivre une méthode toute contraire, & employer des remédes propres à relâcher & à ramollir les nerfs & les artères, à détremper & à atténuer le sang, & à en rendre par-là la circulation plus facile & le mouvement plus égal. Tels sont les bouillons délayans, les bains d'eau-tiéde, le petit-lait chalybé, les Eaux Minérales acidules, & autres remédes de cette espéce, que l'on doit joindre avec de doux apéritifs & incisifs, tirés du Mars, du Mercure & de l'antimoine. De cette maniere on remédiera en même tems aux deux causes de la maladie; &, si on ne la détruit pas, ce qu'on ne peut guère
espérer,

efpérer, du moins on la diminuera confidérablement, comme je l'ai moi-méme heureufement éprouvé plus d'une fois.

§. XI.

ALOPÉCIE, OU CHUTE DES POILS.

Si l'alopécie ou chûte des poils n'intérefle que les cheveux, le malheur eft léger, parce qu'il eft aifé de cacher ce défaut depuis que les perruques font en ufage. Mais fi elle attaque la barbe, les fourcils, & fur-tout les cils, le malheur eft infiniment plus grand; non-feulement parce que cette difformité faute aux yeux, & dépare infiniment; mais fur-tout parce qu'elle eft honteufe & infâme.

La chûte des poils & fes caufes.

On a fait voir ci-deffus, au Chapitre III, §. II, n°. IV, que l'alopécie pouvoit venir de trois caufes : 1°. de ce que les petits filets ou petites fibres qui forment les cheveux & les poils, étoient coupés au-dedans de leurs glandes ou bulbes, mais pourtant fans que leurs premieres racines fuffent détruites : 2°. de ce que ces premieres racines qui donnent naiffance aux poils & aux cheveux, étoient détruites par l'érofion : 3°. de ce que

Tome IV.   S

les glandes ou bulbes d'où naiſſent les racines des poils & des cheveux, étoient conſumées par les mêmes ulcères qui rongent la peau. La ſeconde & la troiſiéme de ces cauſes ſont ſans remédes ; car il eſt abſolument impoſſible de rétablir des parties organiques qui ont été détruites : ainſi la premiere cauſe eſt la ſeule à laquelle on puiſſe remédier.

Moyen de faire croître les cheveux & les autres poils. Le meilleur moyen d'y réuſſir, c'eſt de raſer de tems en tems les premiers poils ou cheveux que l'on voit renaître : car, comme un bois taillis devient plus épais à meſure qu'on le coupe plus ſouvent, de même áuſſi les cheveux & la barbe qu'on raſe ſouvent, s'épaiſſiſſent, parce que la lymphe nourriciere qui eſt retenue dans les racines des cheveux ou des poils que l'on a raſés, doit non-ſeulement les nourrir davantage & les rendre plus groſſes, mais doit groſſir auſſi une grande quantité de poils follets, que leur petiteſſe & le défaut de nourriture empêchoient d'être apperçus : ainſi les poils & les cheveux, à meſure qu'on les raſe, doivent devenir plus gros & plus épais.

On ne laiſſera pourtant pas de met-

tre en ufage tous les remédes recom·
mandés pour faire croître ou revenir
les cheveux ou les poils; & cela avec
d'autant plus de confiance, qu'on n'en
doit craindre aucun mauvais effet ,
fuppofé même qu'ils n'en produififfent
aucun avantageux.

On compte dans ce nombre , 1°.
les décoctions des feuilles de marrube, d'aurone, de verveine , de cen-
taurée , de capillaire , & celles des
lupins, des féves , &c. dont on fo-
mente la partie.

2°. Les leffives des cendres de co-
ques de noix , ou de noyaux d'amandes amères , de hériffons de terre ou
de mer , d'abeilles , de fouris , &c ,
dont on lave la partie qui eft fans
poil.

3°. Les linimens avec la graiffe
d'ours , de lapin , de taupe , de cerf,
&c ; ou avec l'huile de laurier , de genièvre , &c , dont on frotte la partie.

§. XII.

Affaissement du Nez , &c.

Enfin , il arrive quelquefois , par la
négligence des malades , ou par l'imprudence de ceux qui les traitent ,

Affaiffement
du nez, chû-
te des dents,
perte de la
luette & des
os palatins.

que le Mal, à force de faire des progrès, corrompt & détruit d'une maniere irréparable, plusieurs parties organiques. Ainsi quelquefois la voûte entiere du nez s'affaisse, & le bout du nez s'applatit, par la carie qui a détruit les os spongieux des narines : quelquefois les dents cariées sortent d'elles-mêmes des avéoles : quelquefois la luette ulcérée est consumée par la suppuration : quelquefois le Mal se communique de la luette aux os palatins, qui sont auprès, & les fait tomber en carie : quelquefois la voûte osseuse du palais est percée, par la carie, jusques dans les narines, &c.

Moyens de remédier à ces accidens. 1°. S'il arrive que la carie des os spongieux ait fait affaisser la voûte du nez, le mal est sans reméde, & il n'y a d'autre parti que celui de la patience. Il faut seulement prendre garde qu'il ne reste quelque ulcère caché dans le nez ; c'est pourquoi on nettoyera de tems en tems le dedans des narines avec de l'Eau Thermale, quelle qu'elle soit, comme avec l'Eau de Balaruc, de Barèges ou de Bourbon, &c, que l'on attirera par les narines dans la bouche en reniflant, ou qu'on poussera de la bouche dans les narines en soufflant. Si l'on n'avoit point d'Eau Thermale, on pourra y substituer la décoction d'orge, de feuilles de véronique & d'aigremoine, ou de racines d'aristoloches, avec quelques gouttes d'eau-vulnéraire faite avec le vin blanc; ou même avec quelques gouttes de teinture de myrrhe ou d'aloès, si la nature du mal le demande.

2°. Pour raffermir les dents, qui branlent, on employera utilement les remédes qui guérissent la pourriture des gencives, & qui ont été proposés ci-dessus contre le scorbut, au Chapitre VI, §. I & V, & au Chap. X, §. XI. Celui dont je fais le plus de cas, est une opiate dont on trouvera la formule dans le *Chapitre suivant*. J'ai souvent éprouvé que cette opiate détergeoit, mondifioit & guérissoit très-efficacement les gencives pourries, & les mettoit en état de raffermir les dents ébranlées, en les embrassant plus étroitement. Mais si les dents sont déja sorties de leurs avéoles, il ne reste plus qu'à déterger & à guérir les gencives, pour pouvoir mettre des dents postiches à la place de celles qui sont tombées. On se sert, pour cela, non pas de dents faites d'yvoire, parce qu'elles font fujettes à jaunir; mais de dents faites de dents d'hippopotame, qui confervent plus long-tems leur blancheur.

3°. A l'égard de l'ulcère qui ronge la luette, il faut y remédier de la même maniere qu'aux autres ulcères de la bouche ; fur quoi l'on peut voir le Chapitre VIII, §. III, Art. I de ce Livre, outre plufieurs autres endroits où l'on en a parlé. Mais quand la luette feroit entiérement emportée, il ne faudroit pas beaucoup s'en inquiéter, pourvu qu'on puiffe arréter le progrès de l'ulcère : car l'expérience montre, que la perte de la luette n'empêche ni d'avaler, ni de parler.

4°. Lorfque les os palatins ont été détruits, ou que l'un des os maxillaires fe trouve percé au milieu de la voûte du palais jufqu'aux narines, il ne fuffit pas d'avoir arrêté, par des remédes convenables, le progrès de la carie ; il faut encore remédier en même tems au vice de la voix : car alors le malade a non-feulement la voix rauque & mal articulée, mais il nafille, parce que l'air qui fort de la trachée-artère par l'expiration, va fe perdre dans les concavités des narines, qui lui sont ouvertes ; ainsi il est absolument nécessaire de réparer ce défaut de la partie, en y ajoutant quelque corps étranger. On se servoit autrefois d'une lame d'or ou d'argent, mince & voûtée, qu'on tenoit appliquée contre le trou des os , par le moyen d'une éponge fine, attachée au dos de cette lame , & enfoncée dans le trou : sur quoi l'on peut voir Ambroise Paré (a) , & Guillaume Fabry de Hilden (b). Mais comme cette éponge se corrompt bientôt par la mucosité du nez, & qu'elle contracte une puanteur désagréable , on s'est avisé, il y a déja long-tems , d'appliquer à la lame un petit ressort d'argent , qui étant introduit dans le trou & abandonné à lui-même , tient la lame suspendue ; ainsi qu'on peut voir dans Corneille Solingen (c) & dans Jean Muys (d).

(a) Livre xxxiii , Chapitre 4 *de ses Œuvres.*

(b) Centur. 2 , Observat. 22.

(c) *Operation. Chirurgicar* , Lib. 2 , Cap. 43.

(d) *Praxeos Chirurgic. rational.* Decad. 7, Observat. 10.

CHAPITRE XII.

Quelques remédes particuliers qui font excellens dans les Maladies Véné- riennes, ou du moins que l'on croit tels.

COMME je vais rapporter ici quelques remédes dont je n'ai garde d'être l'Approbateur, je fouhaite qu'on régle le jugement qu'on portera de leur valeur, non fur les vaines promeffes des Charlatans, qui les prônent, mais fur l'expérience qu'on aura de leurs effets, ou, fi l'on n'en a aucune expérience, fur les principes établis dans cet Ouvrage. Je ferois véritablement fâché qu'on crût pouvoir s'autorifer de mon fuffrage en faveur d'aucun des remédes dont je vais parler, à moins que je n'aie marqué expreffément que ce reméde eft utile, ou du moins qu'il eft fans danger. Car, d'ailleurs, tous ces Inventeurs, ces Partifans & ces Diftributeurs de fecrets, ne méritent aucune créance. Ce ne font que des ignorans, des gens fans étude & fans expérience, dont les remédes n'ont ordinairement aucune vertu, font même fouvent nuifibles & pernicieux, & toujours employés témérairement & mal-à-propos : mais ils n'ont pas honte de fe fervir des menfonges les plus impudens, & des artifices les plus indignes, pour tâcher de les mettre en vogue, & de vivre aux dépens de ceux qui veulent bien être leurs dupes.

I.

Panacée (a) de M. de la Vigne, Médecin de la Faculté de Paris, & Médecin du Roi, ou plutôt Mercure Précipité-rouge Solaire & Lunaire.

« Prenez de l'or & de l'argent, de
» chacun une once & demie ;
» Du Mercure crud, trois onces.

» Faites de tout cela un amalga-
» me, qui forme une efpéce de maffe
» blanche & folide.
» Pilez cet amalgame ; car autre-
» ment il refteroit des grains durs,
» qui s'attacheroient aux vaiffeaux

(a) *Pharmacop. Medico-Chymica* Frider. Hoffmanni, Lib. III, Cap. 15, §. 22.

» & qui ne pourroient pas se réduire
» en poudre. A mesure que vous pi-
» lerez l'amalgame, il paroîtra une
» matiere humide ; & on en expri-
» mera à travers un linge une bonne
» partie du Mercure coulant. Quand
» l'amalgame aura été bien broyé, il
» formera une matiere brune & noi-
» râtre. Si on la laisse dans cet état,
» elle redeviendra bientôt blanche &
» solide ; mais dès qu'on la broyera,
» elle reprendra sa noirceur & son
» humidité. Versez sur cette matiere
» le Mercure que vous aurez expri-
» mé, & sur le champ elle s'en im-
» bibera. Ajoutez toujours, à chaque
» fois, de nouveau Mercure ; de telle
» maniere qu'après plusieurs tritura-
» tions & plusieurs expressions, il se
» trouve dix parties de Mercure sur
» une partie de la masse solaire & lu-
» naire, au lieu qu'au commence-
» ment le Mercure n'en étoit que le
» double.

» Mettez ce mélange dans un petit
» matras, & faites-le digérer à un feu
» de lampe continuel, il se formera,
» pendant cinq ou six semaines, un
» arbre hermétique. Il ne faut que
» trois livres d'huile pour entretenir le

» feu pendant un mois, avec une mê-
» che de quatre fils. Il suffira de fer-
» mer légérement le matras avec du
» papier, parce que le Mercure ne
» s'éleve que jusqu'à la moitié du vaif-
» seau, & retombe ensuite ; ce qui
» arrive environ dix fois, & ce sont
» comme autant de douces sublima-
» tions. A la fin il reste une poudre
» rouge, dont une infinité d'expérien-
» ces ont montré la vertu dans tou-
» tes sortes de Maladies, même les
» plus désespérées L'opération entiere
» dure neuf mois, à un feu de lampe
» continuel.

» La dose de cette poudre est de-
» puis un ou deux grains jusqu'à cinq,
» & même jusqu'à douze. M. DE LA
» VIGNE a opéré, par le moyen de
» sa panacée, des espéces de miracles
» dans les Maladies les plus désespé-
» rées » : Voilà le discours de Mon-
sieur HOFFMANN.

Mais il faut bien rabattre de ces
éloges. Cette préparation Mercurielle
est d'une âcreté qui la rend pernicieuse, ainsi que les autres de la même
espéce ; en effet, elle cause des syn-
copes, elle bouleverse furieusement
l'estomac, & il est quelquefois dan-

gereux qu'elle ne l'ulcère ; c'eſt pourquoi les Médecins doivent éviter de s'en ſervir , ou ne doivent du moins en uſer qu'avec beaucoup de précaution , & ſur des ſujets forts & robuſtes , capables d'en ſoutenir la violence , & qui n'ont point le pouvoir ou le loiſir de prendre des remédes plus doux & plus innocens.

I I.

PRÉCIPITÉ SOLAIRE (a) DE GERVAIS UÇAY , Médecin de Touſe.

Prenez de l'or purifié , une partie ;
Du Mercure révivifié du cinnabre , trois
parties.

Faites un amalgame ; & ayant luté exactement le matras où vous l'aurez mis, expoſez-le pendant trois mois à un feu de lampe , qui ſera d'abord léger , & que vous augmenterez enſuite par degrés , juſqu'à ce que l'amalgame ſoit réduit en une poudre d'un rouge obſcur.

______

(a) Traité de la Maladie Vénérienne , *troiſiéme édition* , pag. 90.

L'Auteur vante (*a*) extraordinairement cette préparation, & la donne pour la plus excellente de toutes les préparations du Mercure. Néanmoins, comme elle purge violemment par haut & par bas, & qu'ainſi elle peut être pernicieuſe par ſon âcreté; je ne conſeillerois à perſonne de ſe ſervir légérement d'un pareil reméde, puiſqu'on en a tant d'autres plus doux & ſans aucun danger. Cependant ſi quelqu'un veut abſolument l'employer, il pourra le faire depuis trois grains juſqu'à douze; encore ne faudra-t-il jamais en venir à cette derniere doſe, que dans les ſujets les plus robuſtes; & il ſera bon de mêler ce reméde avec les *pilules Polychreſtes* ou *catholiques*, pour déterminer ſon action vers le bas.

III.

DIFFÉRENTES SORTES D'ÆTHIOPS MINÉRAL.

On peut éteindre le Mercure en le triturant avec toutes ſortes de corps gras & réſineux; & il en réſulte des poudres noires ou brunes, auxquelles on a donné, à cauſe de leur couleur

______

(*a*) A l'endroit qu'on vient de citer.

& de leur matiere, le nom d'*œthiops minéral*.

Il y a autant d'espéces d'*œthiops minéral*, qu'il y a de matieres différentes avec lesquelles on peut unir le Mercure par la trituration.

I. Si on l'éteint avec le Baume sec du Pérou, ou avec le Baume de Copahu, ou celui de Canada, on fait un *œthiops anti-phthisique*.

II. Si on l'éteint avec la gomme de Guaiac, c'est l'*œthiops anti-rhumatique* ou *anti-scorbutique*.

III. Si on l'éteint avec la manne ou ave la résine de jalap, c'est l'*œthiops purgatif*.

IV. Avec la gomme de genièvre ou avec le sel ammoniac, c'est l'*œthiops diurétique*.

V. Enfin, avec les yeux ou la poudre d'écrevisses, ou avec celle d'écailles d'huîtres, c'est l'*œthiops alkalisé* ou *absorbant*.

Ces divers *œthiops* peuvent se donner à une dose convenable, suivant les différentes indications. Mais les Médecins doivent observer, que dans ces sortes de préparations qui se font uniquement par la trituration, les gouttes Mercurielles sont mal liées; ce qui fait

qu'elles fe réuniffent aifément en gouttes, & fe révivifient par la chaleur
des inteftins, & qu'étant révivifiées,
elles ne peuvent point entrer dans les
veines lactées, à caufe de leur maffe
& de leur pefanteur, & font rendues
prefque en entier avec les matieres
fécales : d'où vient que les préparations dont il s'agit, ne méritent point
les grandes louanges qu'on leur donne, qu'elles répondent rarement à ce
qu'on en attend, & qu'elles n'ont le
plus fouvent, que peu, ou même
point d'effet.

I V.

PANACÉE du Sieur **LA BRUNE**,
dont on fe fert à l'Hôtel Royal
des Invalides.

*Prenez du Mercure révivifié du cinna-
bre, ce qu'il vous plaira ; par exemple, une livre.*

Verfez deffus, dans un matras, le
même poids de très-bon efprit de nitre. Faites digérer ces matieres au bain
de fable, jufqu'à ce que le Mercure
foit diffous. Evaporez enfuite jufqu'à
ficcité au même bain de fable, mais
en augmentant le feu.

Prenez la matiere qui reftera ; & l'ayant mêlée avec une livre de vitriol calciné à blancheur , & autant de fel marin décrépité , pilez ces trois drogues enfemble dans un mortier de verre avec un pilon de verre , ou dans un mortier de marbre avec un pilon de bois : puis ayant mis ce mélange dans un matras , faites-en la fublimation , felon l'Art , au feu de fable : après quoi caffez le matras , & retirez-en la matiere cryftalline que vous trouverez adhérente aux côtés. Séparez-la foigneufement des fèces qui font au-deffous , & d'une farine très-volatile qui eft au-deffus ; pilez-la de nouveau , comme auparavant , avec une livre de fel marin décrépité , & demi-livre de vitriol calciné à rougeur ; mettez-la dans un autre matras , & la fublimez une feconde fois au feu de fable.

Ayant caffé de nouveau le matras , & ayant féparé la matiere cryftalline , des fèces & de la farine volatile , on la pilera avec une livre de fel marin décrépité , fans y ajouter de vitriol ; & on en fera enfuite une troifiéme fublimation , fuivant les regles de l'Art , puis une quatriéme , une cinquiéme , une fixiéme & une feptiéme , ajou=

tant à chaque fois la même quantité de fel marin. Pour lors on pilera la matiere feule, & on la fublimera une huitiéme fois, fans aucune addition de fel marin.

Vous aurez de cette façon un fublimé corrofif, que vous partagerez en deux parties égales. Prenez une de ces moitiés, que je fuppofe être de deux livres; réduifez-la en poudre dans un mortier de verre avec un pilon de verre, & l'ayant mêlée avec une livre de régule d'antimoine pulvérifé de même, faites-en la diftillation par la cornue, au feu de réverbere, augmentant le feu par degrés, jufqu'à ce qu'il tombe dans le récipient, qui fera à demi-plein d'eau, un Mercure révivifié du fublimé corrofif, que vous laverez, & que vous fécherez avec foin.

Quant à l'autre moitié du fublimé, que vous avez mife à part, & qui eft de deux livres, autrement vingt-quatre onces, ajoutez-y deux tiers; c'eft-à-dire, feize onces de ce Mercure révivifié du fublimé, & broyez exactement le tout enfemble, dans un mortier de verre avec un pilon de verre, en telle forte qu'il ne paroiffe pas le moindre atome de Mercure crud.

Sublimez ensuite la masse, qui est formée par l'union du Mercure crud & du sublimé corrosif : séparez-en les fèces & la farine volatile : mettez en poudre la matiere qui a été sublimée ; & recommencez les sublimations jusqu'à neuf fois.

Enfin, après la derniere sublimation, porphyrisez votre matiere, & versez par-dessus, jusqu'à la hauteur de trois doigts, un esprit-de-vin aromatique ; c'est-à-dire, dans lequel on ait fait infuser quelque aromate, comme de la canelle, du macis, des cloux de gérofle, &c. Puis ayant laissé cela en digestion pendant quelques jours, séparez en l'esprit-de-vin, en le distillant par la cucurbite au bain de sable. Prenez la matiere qui reste séche au fond de la cucurbite, & gardez-la dans un vaisseau de verre exactement bouché. C'est la *panacée Mercurielle.* Après l'avoir passée sur le porphyre, on en forme, avec de la gomme adragan dissoute dans l'eau-rose, des pilules dont les plus grosses ne sont que de quatre grains. La dose de cette panacée, est depuis douze grains, jusqu'à vingt & trente. On la donne chaque jour jufqu'à ce que la falivation paroiffe , ou foit prête de paroître.

On vante cette panacée comme un reméde fouverain dans toutes les Maladies Vénériennes. Mais je ne vois pas en quoi elle furpaffe la panacée ordinaire , dont la préparation eft plus courte & plus facile , mais qui dans le fond revient à-peu-près au même. Au contraire , je croirois qu'on devroit donner la préférence à la panacée ordinaire , parce qu'elle eft plus douce , puifque dans fa compofition, il entre fur fix onces de fublimé corrofif , quatre onces & demie de Mercure crud; au lieu que dans la panacée en queftion , il n'y a que quatre onces de Mercure fur fix de fublimé : par où l'on voit que les pointes acides & corrofives du fublimé , y font plus à découvert.

V.

Maniere de soûler de Préparations Mercurielles la Tisane Sudorifique, ou quelqu'autre Tisane que ce soit.

On croit communément que le Mercure-doux & la panacée Mercurielle ne peuvent point se dissoudre dans les fluides aqueux. Néanmoins l'expérience montre clairement qu'il s'en fait une dissolution entiere, si on les fait bouillir, à plusieurs reprises, dans la tisane sudorifique des bois de Guaiac & de Sassafras & de racine de Squine & de Salse-pareille, ou dans toute autre tisane. Voici la maniere d'y procéder.

Prenez un gros, par exemple, de Mercure-doux, ou de panacée Mercurielle.

Après l'avoir porphyrisé, jettez-le dans deux livres de tisane sudorifique, ou de quelque autre tisane bouillante. Après un quart-d'heure d'ébullition, retirez le pot du feu, & laissez tiédir la tisane, afin que la partie du Mercure-doux, ou de la panacée, qui n'a pas été dissoute, tombe au fond. Versez ensuite la liqueur par inclination : faites sécher ce qui reste au fond, & l'ayant porphyrisé de nouveau, mêlez-le dans la tisane, que vous ferez bouillir une seconde fois. Recommencez ce procédé trois ou quatre fois, jusqu'à ce qu'il ne reste pas un atome des préparations Mercurielles au fond du vaiſſeau.

On peut ainſi ſoûler de préparations Mercurielles , juſqu'à un certain point , toutes ſortes de tiſanes , & principalement les tiſanes ſudorifiques ; de ſorte que, par ce moyen , elles exciteront aiſément la ſalivation, ſans qu'il ſoit beſoin d'autre reméde. Mais cette méthode de traiter le Mal Vénérien , n'eſt aucunement comparable à celle des frictions Mercurielles bien conduites , laquelle eſt, ſans contredit, plus ſûre , plus efficace , plus éprouvée, & en méme tems beaucoup moins dangereuſe.

V I.

Mercure violet diaphorétique, autrement Fleurs ammoniacales et Mercurielles.

Prenez de l'œthiops minéral préparé par le feu , ce que vous voudrez , & pareille quantité de ſel ammoniac.

Pulvériſez - les enſemble ; & les ayant mis dans un matras de verre , dont les deux tiers reſteront vuides , procédez à la ſublimation , que vous ferez au feu de ſable.

Séparez avec soin la partie violette, des fèces qui restent au fond, & des crystaux transparens qui occupent le haut du vaisseau ; & gardez-la dans une bouteille de verre bien bouchée.

Cette préparation de Mercure est composée des parties les plus fines de l'æthiops minéral , sublimées avec quelques parties de sel ammoniac : ainsi elle est anti-Vénérienne & diaphorétique.

Elle convient lorsqu'on veut corriger le levain Vérolique , atténuer la lymphe trop épaisse , & augmenter la transpiration , sans avoir à craindre la salivation.

La dose est depuis dix grains jusqu'à vingt , en bols ou en pilules , comme les autres remédes Mercuriels.

VII.

SOLUTION DE MERCURE PAR DÉFAILLANCE, qu'on peut mêler avec toutes sortes de tisanes.

Prenez de sel ammoniac ce que vous voudrez , par exemple , deux onces.

Réduisez-les en poudre impalpable dans un mortier de marbre , avec un pilon de bois.

Ajoutez enfuite goutte à goutte une once de Mercure crud, & triturez bien le tout enfemble, jufqu'à ce que le Mercure foit parfaitement éteint, & forme, avec le fel ammoniac, une poudre tirant fur le brun.

Mettez cette poudre fur un marbre qui ait de la pente, & laiffez-la fondre peu-à-peu dans une cave, ayant foin de placer au deffous un vaiffeau, pour recevoir la liqueur qui découlera. Vous verrez au fond du vaiffeau quelques gouttes de Mercure, qui fe feront ré-vivifiées.

Verfez par inclination la liqueur qui furnage. Triturez, avec de nouveau fel ammoniac, le Mercure qui refte au fond du vaiffeau. Prenez la poudre qui proviendra de cette trituration, & mettez-la fondre par défaillance, de la même façon que la premiere fois.

Verfez de nouveau cette liqueur, par inclination; & s'il refte encore du Mercure, triturez-le pour la troi-fiéme fois avec du fel ammoniac, & le mettez à fondre par défaillance, répétant cette opération autant de fois qu'il fera néceffaire, pour que l'once entiere de Mercure devienne, avec le sel ammoniac, une liqueur transparente.

On peut mêler cette solution de Mercure avec toutes sortes de tisanes ; par exemple, avec les tisanes sudorifiques, à une dose convenable, & la faire boire sans danger, & même le plus souvent avec fruit, de la même façon qu'on fait boire les tisanes où l'on a dissous, par l'ébullition, quelque préparation Mercurielle ; comme on a dit ci-dessus dans l'Article V. Mais on ne réussit pas plus sûrement d'une maniere que d'une autre : ces sortes de remédes ne font presque jamais assez efficaces, & par conséquent n'approchent pas de l'utilité des frictions Mercurielles bien administrées.

VIII.

TISANE SUDORIFIQUE ET PURGATIVE du Sieur CALLAC, Chirurgien Empirique, qui s'est fait une certaine réputation par ce prétendu SECRET.

Prenez du Mercure-doux réduit en poudre impalpable, une once ;
Du séné mondé, & partagé également en deux nouets, deux onces ;
De

De la graine de coriandre enfermée pareillement dans un nouet, un gros.

De la meilleure salse-pareille (a), coupée par petits morceaux, une livre & demie.

Mettez le tout ensemble dans une bassine de laiton, qui tienne soixante livres d'eau : versez par dessus quarante-huit livres d'eau de riviere ou de fontaine bien claire. Faites-les bouillir sur un feu clair, jusqu'à ce qu'il n'en reste plus que vingt - neuf livres. Il faudra, dans le commencement, prendre garde que l'eau bouillante ne se répande par-dessus, en remuant avec le reste de la décoction, l'écume qui vient à la superficie, au moyen d'une spatule de bois.

Sur la fin de la cuisson, jettez dans la bassine *deux gros & demi d'alun*

(a) Vous observerez 1°. que la salse-pareille qu'on nous apporte de la Vera-Crux, est la meilleure, parce qu'elle est grosse, grasse & succulente ; 2°. que les racines de salse-pareille sont également bonnes, & qu'on peut les employer en décoction tout de même que les tiges ; 3°. qu'on peut augmenter ou diminuer de quelques onces la dose de salse-pareille, suivant le tempérament pituiteux ou bilieux du malade.

calciné & renfermé dans un nouet, que vous laifferez bouillir avec les autres drogues pendant quelques minutes.

Otez enfuite la baffine de deffus le feu ; & dès que la décoction fera refroidie, paffez-la à travers un tamis. Exprimez féparément les morceaux de falfe-pareille reftés au fond de la baffine, & les nouets de féné, verfant le fuc que vous en aurez exprimé dans la décoction après la colature ; ce qui fait *la premiere décoction*.

Après cela remettez le tout dans la baffine comme la premiere fois, & verfez encore par-deffus quarante-huit livres d'eau commune, que vous ferez bouillir de nouveau fur un feu clair, jufqu'à les réduire à trente ou trente - deux livres. Cette décoction paffée à travers le tamis, & chargée du fuc exprimé, tant de la falfe-pareille que du féné, s'appelle *la feconde décoction*.

Gardez ces deux décoctions pour vous en fervir au befoin, dans des bouteilles de grès fans les boucher. On donne deux ou trois verres de la *premiere*, tous les jours ; favoir, le matin à jeun, à quatre ou cinq heures après midi, & le foir avant que le malade se mette au lit. Quant à la *seconde* décoction, elle se donne pour boisson ordinaire, comme on a coutume de donner toute autre tisane sudorifique.

Cette tisane étoit autrefois fort en vogue à Paris, & elle a fait gagner bien de l'argent à son Auteur, ou plutôt à son Possesseur, tant qu'elle a été inconnue, comme il arrive à tous les autres secrets, lesquels ne font jamais plus de bruit que lorsqu'ils demeurent cachés : car on ne les a pas plutôt révélés, qu'ils perdent leur réputation, parce que dès-lors on en connoît le faux.

La tisane de CALLAC n'a pas eu un sort plus heureux. Elle a été avilie, si-tôt qu'elle a été découverte ; parce qu'on a reconnu qu'elle n'étoit ni nouvelle, ni efficace pour la guérison de la Vérole. Je dis en premier lieu qu'*elle n'est pas nouvelle :* car on savoit déja, il y avoit long tems, faire la décoction de salse-pareille, faire bouillir du séné dans cette décoction, & la soûler de préparations Mercurielles. Je dis en second lieu qu'*elle n'est point efficace :* car ceux mêmes qui ont le plus vanté la salse-pareille, conviennent que la vertu de cette racine n'égale pas la vertu du Guaiac, qui de l'aveu de tout le monde, n'approche pas de l'efficacité du Mercure.

Néanmoins, sachant que les hommes pensent bien différemment les uns des autres, je n'ai pas voulu taire la vraie maniere de préparer cette tisane, pour ne pas encourir le reproche d'avoir frustré mes Lecteurs d'un reméde, qui pourroit avoir son utilité, si on l'employoit à tems & avec précaution.

IX.

REMÉDES du Sieur ROTROU, POUR GUÉRIR LES ECROUELLES, communément appellées HUMEURS FROIDES.

I.

TEINTURE AURIFIQUE.

Prenez du nitre fixé par les charbons, trois livres, que vous ferez fondre dans quatre livres d'eau bouillante.

Prenez ensuite trois livres de bon antimoine pulvérisé.

Mettez l'antimoine dans une cucurbite de verre, & versez par-desfus la liqueur de nitre fixé. Fermez la cucurbite d'un vaiffeau de rencontre. Faites digérer ce mélange, pendant huit jours, au bain de fable, dont vous augmenterez peu-à-peu la chaleur, jufqu'à ce que la matiere foit fur le point de bouillir.

Après cette digeftion, retirez la teinture; filtrez-la par le papier gris, & gardez-la dans une bouteille de verre.

Cette teinture, que Rotrou appelloit *aurifique*, eft d'une odeur très-puante, & a beaucoup de rapport avec la décoction des fcories de régule d'antimoine, qui donne le *foufre doré d'antimoine*, dès qu'on y verfe du vinaigre.

La dofe de la *teinture aurifique* eft depuis dix gouttes jufqu'à trente.

I I.

Elixir Aurifique.

Prenez la chaux d'antimoine qui refte dans la cucurbite après l'opération précédente; & l'ayant fait fécher, verfez par-deffus de l'efprit-de vin bien rectifié, à la hauteur de cinq ou fix doigts.

Fermez la cucurbite d'un vaiffeau de rencontre, & laiffez les matieres en digeftion, pendant un mois, au bain de fable, donnant une chaleur modérée. Délutez enfuite vos vaiffeaux, & retirez une teinture rouge, en la verfant par inclination dans une bouteille, que vous boucherez bien.

Verfez de nouvel efprit-de-vin fur la même chaux d'antimoine, à la hauteur de quatre doigts. Mettez le tout en digeftion, comme la premiere fois, jufqu'à ce que l'efprit-de-vin ait tiré une nouvelle teinture, que vous joindrez à la premiere.

Diftillez enfuite ces teintures, dans une cucurbite, au bain de fable, & retirez la moitié ou les deux tiers de l'efprit-de-vin. Ce qui reftera au fond de la cucurbite, fera l'*élixir aurifique*. Il eft moins puant que la teinture ; mais il agit auffi avec moins de force. La dofe eft depuis vingt gouttes jufqu'à foixante dans un véhicule convenable.

Cet élixir eft une pure teinture de foufre doré d'antimoine, tirée par l'efprit-de-vin.

III.

POUDRE FONDANTE.

Prenez du régule d'antimoine bien pré-
paré, & du salpêtre raffiné, de cha-
cun une livre & demie.

Mettez en poudre subtile le salpêtre & l'antimoine séparément. Mêlez exactement ces deux poudres ,
& faites en la projection , par cuillerées , dans un creuset rougi entre les
charbons : la projection étant finie ,
calcinez la matiere pendant six heures.

Ayant retiré la matiere du creuset,
pilez-la tandis qu'elle est encore chaude , passez-la promptement par le tamis , & mettez-la dans une bouteille ,
que vous boucherez exactement ,
parce que cette poudre se fond très-
aisément à l'air.

Prenez ensuite cette poudre , met-
tez-en une livre dans une terrine ,
faites-la chauffer à une douce chaleur , & versez dessus peu-à-peu , six
onces d'eau de canelle spiritueuse ,
remuant la matiere continuellement ,
jusqu'à ce que l'eau de canelle soit
entiérement dissipée.

T iv

Cette poudre ainsi préparée est fort peu différente de l'antimoine diaphorétique non lavé. Rotrou l'appelloit son *fondant* ; & il y mêloit de la poudre de coquilles d'œufs porphirisée, qu'il appelloit son *alkali*.

Il donnoit aux enfans, les premiers jours, trois grains de *fondant*, & deux grains de l'*alkali*. Aux adultes il donnoit d'abord six grains du *fondant*, & cinq grains de l'*alkali*.

Ensuite il augmentoit la dose par degrés, dans les uns & dans les autres.

I V.

Pilules alexitéres, ou plutôt purgatives.

Prenez des pignons d'inde mondés de leur écorce, une livre & demie.

Réduisez-les en une pâte très-fine, en les pilant dans un mortier de marbre avec un pilon de bois. Mettez cette pâte dans un linge, & l'exprimez fortement, pour en séparer la partie huileuse.

Pilez la pâte une seconde fois, versant par-dessus quelques gouttes d'esprit de soufre tiré par la cloche,

& exprimez-la de nouveau ; ce que vous réitérerez , jufqu'à ce que la pâte vous paroiffe totalement déchargée d'huile.

Laiffez fécher cette pâte à l'air , mettez-la en poudre fine , & la paffez par le tamis.

Enfuite prenez fix onces de cette poudre ; quatre onces de racine de vipérine de Virginie , ou contrayerva ; une once de tartre blanc , tous deux pulvérifés. Mêlez ces poudres exactement enfemble dans un vaiffeau qui foit plat & large ; couvrez-le d'un linge fin , & laiffez-le pendant un mois ou deux , expofé au grand air, dans un lieu où le foleil ne puiffe pas atteindre , ayant foin de remuer ce mélange plufieurs fois le jour. Plus cette poudre reftera expofée à l'air , plus elle s'adoucira.

On mêle cette poudre avec un peu de vin d'Efpagne , & on en forme des pilules ou de petits bols de deux ou trois grains , que l'on fait fécher à l'air & que l'on garde dans une bouteille de verre bien fermée , pour s'en fervir au befoin.

La vertu purgative des pignons d'inde , réfide principalement dans

T v

leur partie huileuse. C'eſt pourquoi lorſque l'huile en a été ſoigneuſement exprimée, les fèces qui reſtent ſont beaucoup moins âcres. Il faut néanmoins les employer avec précaution: & ce reméde demande encore plus de prudence dans celui qui l'employe, qu'aucun de ceux dont on vient de parler.

La doſe eſt depuis deux grains juſqu'à ſeize, dans quelque conſerve ou quelque ſyrop. Il faut toujours commencer par une petite doſe, comme de deux ou trois grains. Cette poudre purge ſi doucement, qu'il eſt beſoin de donner le même jour un lavement émollient, ou même une autre purgation le lendemain.

Au reſte, on doit garder le même régime pour cette eſpéce de médecine, que pour les purgations ordinaires; c'eſt-à-dire, prendre un bouillon trois heures après, ſe tenir chaudement, & boire le long de la journée beaucoup de tiſane tiéde.

V.

MANIERE D'EMPLOYER LES REMÉDES PRÉCÉDENS.

I. On prépare le malade suivant le tempérament, par la saignée & la purgation, & par des apozèmes tempérans & délayans, qu'on fait prendre durant quelques jours, & auxquels on fait joindre un régime humectant.

II. On donne un, deux ou trois grains de pilules purgatives, le matin à jeun, faisant observer le régime, comme dans un jour de médecine ; & si les selles ne sont pas assez copieuses, on donne le soir un lavement purgatif.

III. On recommence l'usage des pilules, d'abord de cinq en cinq jours, ensuite de huit en huit jours, de quinze en quinze, enfin de mois en mois.

IV. On augmente à chaque fois la dose des pilules, mais avec prudence, & suivant l'effet qu'aura produit la dose précédente.

V. Si les pilules ne purgent pas assez, il faudra donner le lendemain une médecine légere.

VI. Les jours qu'on ne donne pas

de pilules, on fera prendre trois grains
de la poudre fondante, & deux grains
de la poudre abforbante, pour les enfans ; fix grains de la premiere, &
vingt grains de la feconde, pour les
enfans de douze ans ; dont on formera un bol avec quelque conferve
ou quelque fyrop, ou avec de la pulpe
de pomme cuite.

VII. Cette poudre fe donne deux
fois par jour ; favoir, le matin à jeun,
& quatre heures après le dîné. On peut
même, fi le mal eft preffant, donner
une troifiéme prife, trois heures après
le foupé.

VIII. Chaque fois qu'on ufera des
pilules purgatives, on augmentera la
dofe de la poudre fondante & de la
poudre alkaline, de quelques grains,
fuivant le degré de la maladie, &
l'effet qu'auront produit ces poudres.

IX. Après chaque prife du fondant,
on boira de la tifane, ou un léger
bouillon de veau, ou un verre de
décoction de fquine, laquelle eft préférable en cette occafion.

X. Les mémes jours on prendra,
après le repas, foit le dîné, foit le
foupé, douze ou quinze gouttes de la
teinture aurifique, ou bien vingt ou

ving-cinq gouttes de l'élixir aurifique, dans une cuillerée de vin, ou
d'une légere décoction de fquine.

XI. On peut interrompre ces remédes en quelque tems que ce foit,
fi on le juge néceffaire.

XII. Après qu'on les a ceffés, il
eft à propos d'ordonner les Eaux Minérales ferrugineufes, comme celles
de Forges ou de Paffy; ou bien le lait
d'âneffe ou de chèvre, fuivant le tempérament du malade.

XIII. On pourra même, fi l'on
veut, joindre ces remédes à l'ufage
des Eaux Minérales, ou du lait,
pourvu que le jour qu'on prendra les
pilules purgatives, on s'abftienne de
tout autre reméde. Les autres jours,
on ne prendra de fondant que l'après-
dînée, & le foir principalement fi on
prend le lait.

XIV. S'il y a quelque foupçon de
Vérole, rien n'empêche d'allier les
remédes anti-Vénériens à ceux dont
on vient de parler; favoir, l'*aquila-
alba* aux pilules, & la panacée Mercurielle à la poudre fondante, en une
dofe convenable.

XV. On peut de même, s'il eft
befoin, y joindre fans danger toutes

fortes d'autres remédes , comme les trochifques d'agaric , ceux d'alhandal, la fcammonée , le jalap, la rhubarbe, l'ipécacuanha, &c ; à une dofe qui foit proportionnée à l'âge & aux forces du malade , à la nature & à la violence de la maladie.

XVI. Enfin , fi la perfonne attaquée d'écrouelles a des glandes ulcérées ou fiftuleufes , il faut y feringuer de la teinture aurifique , ou de l'élixir; ou bien y appliquer ces liqueurs avec de la charpie , afin de réfoudre les duretés , de confumer les mauvaifes chairs , de déterger les ulcères & de les cicatrifer.

X.

EAU DE RABEL , ainfi appellée d'un Empirique de ce nom.

Prenez de bonne huile de vitriol , une partie ;
De l'efprit-de-vin rectifié , trois parties.

Ayant mis l'huile de vitriol dans un matras , verfez deffus peu-à-peu l'efprit-de-vin. Adaptez au matras un vaiffeau de rencontre , & faites circuler , d'abord par la feule chaleur que caufe le mélange , puis par la chaleur d'un feu de sable très-doux. Distillez ensuite la matiere au bain de sable, & vous aurez l'*Eau* de Rabel.

La maniere de faire cette Eau, ou plutôt la maniere de dulcifier l'huile de vitriol, en y ajoutant de l'esprit-de-vin, avoit été décrite long-tems auparavant par Pierre-Marie Canepario, de Crème en Italie, & Médecin à Venise, dans son Ouvrage qui a pour titre : *De Atramentis cujuscumque generis* (a).

Elle est bonne pour arrêter toutes sortes d'hémorrhargies, même les internes, pourvu qu'il n'y ait pas d'inflammation. Elle est encore utile dans les fièvres ardentes. On la met par gouttes, jusqu'à une agréable acidité, dans un véhicule convenable.

On la mêle aussi avec succès dans les tisanes rafraîchissantes, que l'on ordonne au commencement de la Gonorrhée, sur-tout quand il y a une violente ardeur d'urine.

(a) Descript. VI, cap. 18 & 42, pag. 477 & 547 de l'*Edition de Londres* : Et même cet Auteur en parle comme d'une opération déja connue & pratiquée par d'autres.

XI.

TEINTURE D'AMBRE - GRIS AVEC L'EAU DE RABEL.

Prenez de l'Ambre-gris réduit en poudre très-fine, ce que vous voudrez, par exemple, deux gros.

Mettez les dans un matras à long col. Versez par-dessus de l'Eau de RABEL, à la hauteur d'un doigt. Faites digérer ces matieres sur des cendres chaudes, jusqu'à ce que la liqueur soit bien colorée. Alors versez-la par inclination : remettez sur l'ambregris de nouvelle Eau de RABEL : laissez-la en digestion : versez-la ; & l'ayant mélée avec la premiere, gardez cette liqueur dans une bouteille bien bouchée, pour vous en servir au besoin.

Cette teinture peut se donner avec grand succès, dans une Gonorrhée habituelle & opiniâtre : on en fait avaler quatre, six, huit ou dix gouttes, soit en liqueur dans quelque véhicule, soit en bol avec la poudre de réglisse & la conserve séche de roses. Je tiens cela d'un homme également recommandable par fon efprit & par fes lumieres, lequel en a fait l'expérience.

On peut tirer de même, avec l'Eau de Rabel, des teintures de la myrrhe, de la gomme lacque, &c. Ces teintures peuvent être employées dans les mêmes cas, & de la même façon, avec un fuccès à peu près égal.

XII.

Eau de Menthe (a) de Quercetan, excellente dans la Gonorrhée Virulente et invétérée.

Prenez des poudres de menthe féche, de dictame & de racine d'iris de Florence, de chacune une once ;

Des poudres de femences d'agnus-caftus, de rue & de laitue, de chacune un gros ;

De la térébenthine de Venife, quatre onces ;

Du vin blanc, vingt onces.

Mettez tout cela dans un alambic, & diftillez-le au bain de vapeur.

____

(a) *Pharmacopœa Dogmaticorum reftituta* Josephi Quercetani, *Cap.* 7. *De Aquis.*

On donne deux cuillerées de cette eau, le matin, pendant quelques jours, après avoir purgé d'une maniere convenable, c'est-à-dire, avec quelque préparation Mercurielle. « Je l'ai éprou-» vée cent fois », dit QUERCETAN : elle est encore bonne pour les ulcères des reins.

XIII.

PIERRE MÉDICAMENTEUSE de CROLLIUS.

Prenez de l'alun de roche, de la litharge d'or, du bol d'arménie & de la céruse, de chacun une once ;
Du colcothar de vitriol, six gros.

Mettez toutes ces drogues en poudre, & faites-les bouillir dans une suffisante quantité de vinaigre, jusqu'à ce qu'elles soient réduites en consistance de pierre.

Prenez deux gros de cette pierre : faites-les dissoudre dans huit onces de décoction de racine de guimauve, ou d'infusion de graine de lin, & seringuez tous les jours une once de cette liqueur tiéde dans l'urèthre ou dans le vagin, pour détruire les restes d'une Gonorrhée habituelle. Mais, comme cela peut aifément arrêter le flux de la matiere virulente, ce qui feroit d'une pernicieufe conféquence, je confeille de n'employer prefque jamais un reméde fi dangereux.

On trouve dans les Difpenfaires, d'autres préparations de cette pierre, fort différentes de celle que nous venons de rapporter : mais je penfe qu'on ne doit jamais s'en fervir pour faire des injections dans l'urèthre, parce que la pierre médicamenteufe, faite fuivant ces autres préparations, eft trop âcre.

XIV.

PILULES DE CRAIE (a) de JULIEN PAULMIER.

Prenez du meilleur aloès, une once ;
De la craie bien blanche, du fuccin
*   blanc, de la gentiane, de la myrrhe,*
*   & de la racine de fraxinelle, de cha-*
*   cun un gros ;*
Du mithridat, quatre fcrupules ;
De la térébenthine lavée, deux gros ;
Du fyrop de guimauve, ce qu'il en
*   faut.*

(a) *Pharmacop. Batean.*

Faites de tout cela une maffe.

« Quelques-uns ajoutent demi-once
» ou fix gros de *calomelas*. La dofe
» de ces pilules eft depuis deux fcru-
» pules jufqu'à un gros, le foir en fe
» couchant, pendant quinze jours de
» fuite. C'eft un bon reméde (dit
» BATES) dans la Gonorrhée; comme
» auffi dans les fleurs - blanches des
» femmes ».

XV.

POUDRE ASTRINGENTE de VERNY, ainfi appellée d'un Empirique de ce nom.

Prenez de l'alun de roche, de la cérufe, de la terre-figillée de Blois, de la craie de Briançon, du vitriol verd & du vitriol bleu, de chacun parties égales.

Jettez toutes ces matieres, par cuillerées, dans un creufet rougi entre les charbons; & calcinez-les jufqu'à ce qu'elles foient d'un bleu qui tire fur le blanc. Pulvérifez-les enfuite dans un mortier de marbre ou de verre; & les ayant mifes dans une bouteille de verre, que vous boucherez exactement, gardez-les pour l'ufage.

On délaye cette poudre dans un
véhicule approprié ; par exemple ,
dans l'eau-rose , dans l'eau de plantain , &c ; ou dans une décoction de
racines de guimauve , de nénuphar ,
&c ; ou dans le petit-lait , ou dans
une émulsion cuite, &c, depuis quinze
grains jusqu'à un scrupule , pour une
seule injection. Mais ce remède a les
mêmes inconvéniens que la pierre médicamenteuse , dont on a parlé ci-
dessus,

XVI.

Baume d'Acier.

Prenez de la bonne eau-forte , trois
onces,

Jettez-y quelques aiguilles qui soient
d'acier pur ; ce que vous connoîtrez
aisément par la facilité qu'elles auront
à se casser.

Dès qu'il se fera la plus légere ébullition , ajoutez-y ,

De la meilleure huile d'olive , trois ou
quatre onces.

Mêlez tout cela ensemble ; il s'en
formera un onguent ou un baume.

Quand il fera refroidi, lavez-le plufieurs fois pour l'adoucir.

Ce baume eft bon pour confumer
les chairs fongueufes des cancers, &
des ulcères chancreux. On peut, fi
l'on veut, le rendre moins corrofif,
par de nouvelles lotions, qui empor-
teront une grande partie des pointes
acides de l'eau-forte.

XVII.

ONGUENT POUR LES ECROUELLES (a).

*Prenez la racine de bryone bien nourrie,
une demi-livre.*

Coupez-la par tranches très-min-
ces; & faites-les frire dans trois livres
de bonne huile d'olives. Coulez la
liqueur, & ajoutez-y

*De la térébenthine, demi-livre;
De la cire, cinq onces.*

Otez le vaiffeau de deffus le feu; &
faites un onguent, qu'on étendra fur
un linge, & qu'on appliquera fur les
écrouelles deux fois par jour.

____

(a) ZACUTUS LUSITANUS, *Prax. Medic.
admiranda*, Lib. 1, *Obfervat.* 101.

On vante encore, pour le même Mal, l'onguent de Digitale, dont la préparation se trouve dans la plupart des Dispensaires.

XVIII.

OPIATE (*a*) POUR AFFERMIR LES DENTS ET NETTOYER LES GENCIVES.

Prenez de la poudre de feuilles d'ancolie, de sauge frisée & de menthe, de chacune deux gros ;
De la noix-muscade, de la myrrhe & de l'alun de roche, de chacun deux gros & demi ;
Du miel de Narbonne, demi-livre.

Mêlez ces drogues avec le miel, sur un feu doux, & remuez-les pendant long-tems, afin que le mélange soit parfait.

Ayant étendu cette opiate sur une petite bande de linge, on l'applique sur les gencives fongueuses, ulcérées,

---

(*a*) DANIEL SENNERT, *Pract. Medic.* Lib. III, *Part.* 5, *Sect.* 2, *Cap.* 7.

ou qui commencent à se pourrir. On l'y laisse pendant quelques heures, & même tout le jour, jusqu'à ce que les gencives ayant suppuré, & s'étant détergées, guérissent enfin parfaitement.

Fin du quatriéme Tome.

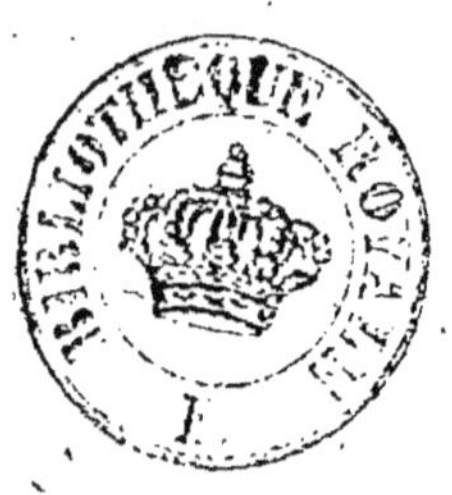

TABLE

TABLE

Des Auteurs cités dans le quatriéme Tome.

A

B

C

Tome IV.   V

T

TARANTA (*Valescus* DE) 109

V

UÇAY (*Gervais*) 420
VELSCHIUS (*George-Jérôme*) 69
VERNY, 330, 354
VIGO (*Jean* DE) 334
VILLENEUVE (*Arnaud* DE) 369

Z

ZACUTUS LUSITANUS, 369,
403, 454

*Fin de la Table des Auteurs cités dans
le quatriéme Tome.*

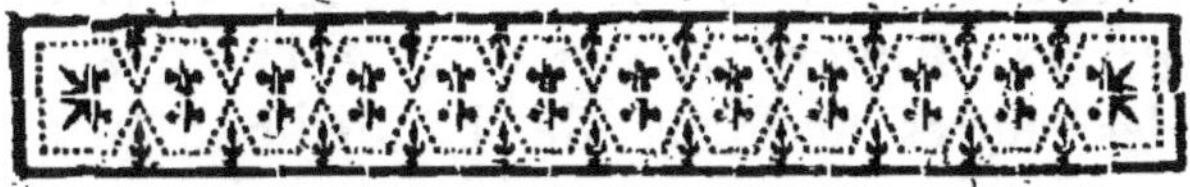

TABLE
DES MATIERES

Contenues dans le quatriéme Tome.

A

B

C

V iv

V v

F

V vj

H

Elle sert de véhicule au *Virus* Vérolique, avec lequel elle a beaucoup d'affinité, 73. Vices qui lui surviennent quand
elle est affectée de ce *Virus* ; Maladies
qui en résultent, 74, 75. Voyez *Tumeurs Vénériennes Glanduleuses & Lymphatiques*.

M

N

O

Fin de la Table des Matieres du quatrieme Tome.